# 小兒藥證直訣

소아약증직결

국립중앙도서관 출판시도서목록(CIP)

(原文對譯)소아약증직결 / 전을 著 ; 청담아이누리한의원 譯. — 서울 : 여강출판사, 2002
　　p. ;　　cm

상, 중, 하권 합본임
附方으로 '閻氏小兒方論'과 '董氏小兒斑疹備急方論'이 있음
원서명: 小兒藥證直訣
전을(錢乙)의 한글음은 '첸이'임
색인수록
ISBN　89-7448-202-9 92510 : ₩25000

519.69-KDC4
618.92-DDC21　　　　　　　　　　　　　CIP2002000169

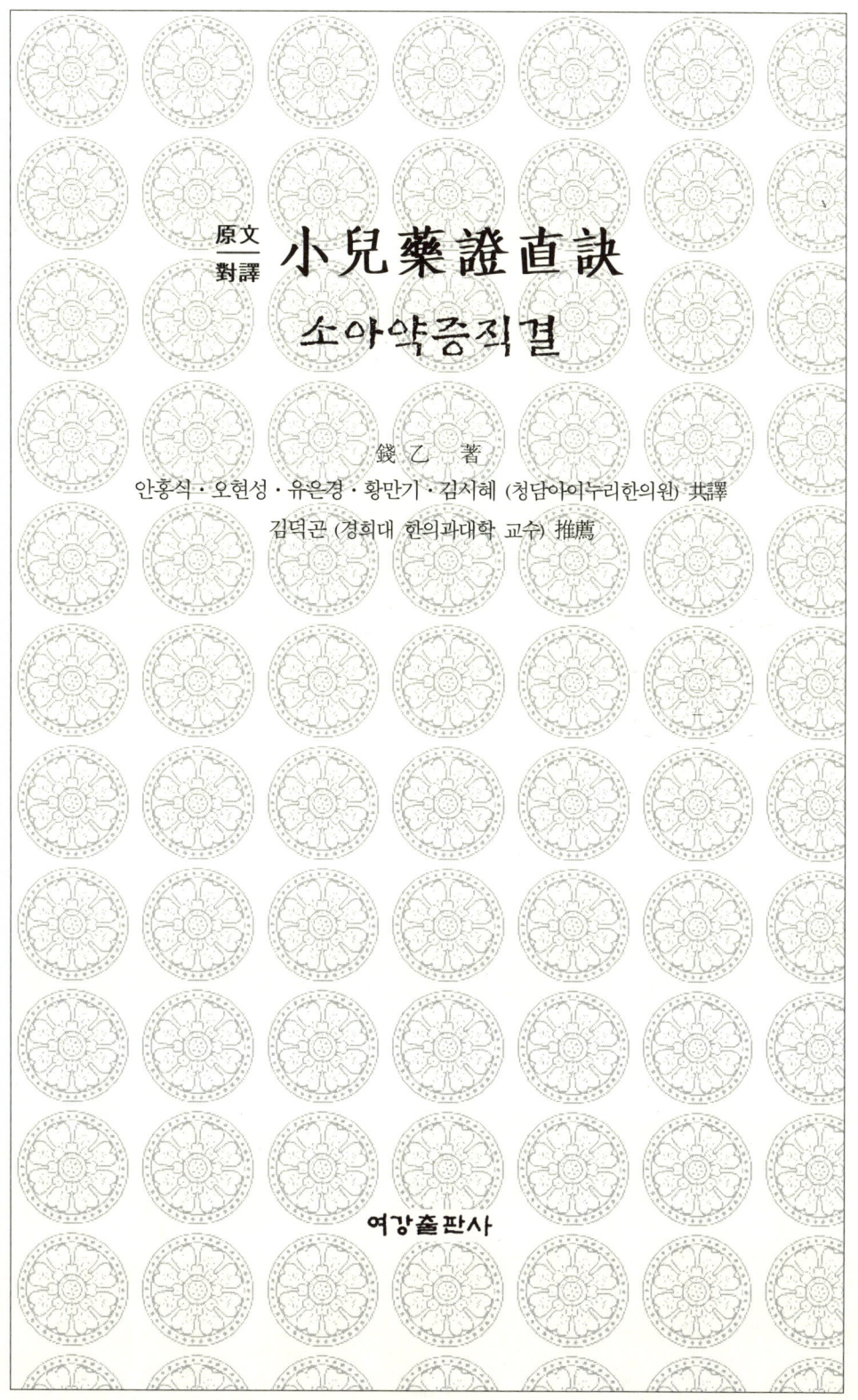

原文/對譯 小兒藥證直訣
소아약증직결

錢乙 著

안홍석·오현성·유은경·황만기·김지혜 (청담아이누리한의원) 共譯

김덕곤 (경희대 한의과대학 교수) 推薦

여강출판사

# 추천사

『小兒藥證直訣』은 北宋의 명의 錢乙이 저술한 최초의 한방소아과 전문서적으로 수제자인 閻季忠이 정리하여 간행한 것이며, 상권은 論證, 중권은 醫案, 하권은 처방을 내용으로 하여 3권으로 구성되어 있다.

상권에는 "小兒時期 五臟六腑 成而未全 全而未壯"라고 하는 소아의 생리적 특이성과 "易虛易實易寒易熱"이라고 하는 소아의 병리적 특이성을 한마디로 귀납 정리하였다. 또한 "小兒純陽 無煩益火"라 하여 후대의 의사들이 소아 환자들에게 약을 처방함에 있어서의 기본적인 지침을 정하였다. 중권에서 醫案은 임상에서 활용할 수 있는 證例를 열거하였으며, 하권에서는 한방 최고의 名方으로서 현재에도 많은 임상적 유효성과 통계적 유의성을 검증받은 바 있는 六味地黃丸을 비롯하여 소아과의 전문 方劑인 瀉白散과 導赤散 등 주옥같은 방제들을 創方하였다.

晚時之歎의 느낌이 없지는 않지만, 한의학의 학문적 가치와 특히 소아과 분야의 발전에 한 획을 긋는 역할을 할 수 있는 서적인 『小兒藥證直訣』을 어린이 전문 한의원 개원 2년 만에 완역하여 세상에 내놓게 되었음을 진심으로 치하하고 싶다. 원문에 대한 정교한 방점 작업 뿐 아니라 개별적인 처방 하나하나까지도 일일이 상세한 해설을 달아 놓음으로써, 한의학에 입문하는 한의과대학 학생뿐 아니라 소아과학을 전공으로 하는 대학원생, 그리고 임상가들에게 있어서도 필독서로서 활용될 수 있을 것으로 기대한다. 소아 환자들을 진료하는 바쁜 일정 속에서도 짬을 내어 번역한 <청담아이누리한의원> 원장들의 수고로움은 고스란히 이 땅의 질병에 고통받는 어린이들의 건강 증진과 한방소아과학 발전이라는 풍요로운 결실로 활짝 꽃 피울 수 있을 것으로 확신하는 바이다. 그 동안 어려운 작업을 묵묵히 수행한 젊은 원장들에게 다시 한번 그간의 노고를 치하하며 격려의 박수를 보낸다.

2002. 10. 10
경희대학교 한의과대학 소아과교실
주임교수 김 덕 곤

# 역자 서문

『小兒藥證直訣』을 지으신 錢乙(1032~1113) 선생은 송나라 사람으로 후세 소아과학의 발전에 많은 영향을 준 분으로 평가받고 있습니다. 전을 선생께서는 "어린아이의 생리 병리는 성인과 달라 오장육부는 成而未全하고 全而未壯하여 易虛, 易寒, 易熱해지는 것이 특징"이라고 하셨습니다. 이 말은 어린아이를 어른과 다른 생리 병리를 가진 존재로 본 의미로, 의학계에서 소외된 존재였던 소아를 당당히 독립된 개체로 보고 여기에 따른 특별한 치료를 해야 한다는 것입니다. 이러한 면이 역자에게 많은 감동을 주었습니다.

역자가 이러한 감동을 받고 소아과학에 관심을 가지게 되었을 때, 오현성 학우가 『小兒藥證直訣』의 번역을 제의해 이 번역이 이루어지게 되었습니다. 번역을 통해서 좀더 『小兒藥證直訣』의 의미를 잘 알고자 하는 것이 이 번역의 취지였습니다. 처음에는 상권 부분만 번역하기로 했지만 유은경, 황만기, 김시혜 선배의 참여로 전체를 번역할 수 있게 되었습니다.

번역을 하긴 했지만 아직 『小兒藥證直訣』의 의미 이해는 멀기만 합니다. 훨씬 더 많은 공부가 필요하다고 생각됩니다. 저희의 부족한 번역이지만 『小兒藥證直

訣』을 이해하는 데에 있어 조금이나마 도움이 된다면 저희는 이것으로 충분히 만족할 것입니다.

2002년 10월

번역자를 대표하여 안홍식

# 차례

추천사 · 5
역자 서문 · 7
소아약증직결원서(小兒藥證直訣原序) · 20
전중양전(錢仲陽傳) · 24

## 소아약증직결 상권〔小兒藥證直訣 卷上〕······ 33
### 맥증 치료법〔脈證治法〕······ 35

小兒脈法〔어린아이의 맥법〕· 35
變蒸(변증) · 35
五臟所主〔五臟이 주관하는 것〕· 38
五臟病〔五臟이 병들었을 경우〕· 39
肝外生感風〔外感으로 간에 風이 들었을 경우〕· 40
肝熱〔간의 熱病〕· 40
肺熱〔폐의 熱病〕· 40
肺盛復有風冷〔肺에 邪氣가 盛하고 風冷까지 겹친 경우〕· 41
肺虛熱〔폐의 虛熱病〕· 41
肺臟怯〔폐장이 怯弱한 경우〕· 41
心熱〔심의 熱病〕· 42
心實〔심이 實한 경우〕· 42
腎虛〔腎이 虛한 경우〕· 42

面上證〔얼굴에서 五臟의 병증을 변별하는 경우〕· 43
目內證〔眼球를 보아 五臟의 병증을 변별하는 경우〕· 43
肝病勝肺〔간이 병들어 폐를 이기는 경우〕· 44
肺病勝肝〔폐가 병들어 간을 이기는 경우〕· 44
肝有風〔간에 風이 들었을 경우〕· 45
肝有熱〔간에 熱이 들었을 경우〕· 45
肝有風甚〔간에 風이 심하게 들었을 경우〕· 45
驚癇發搐〔驚風으로 경련이 발생하는 경우〕· 46
早晨發搐〔이른 새벽에 경련이 발생하는 경우〕· 47
日午發搐〔대낮에 경련이 발생하는 경우〕· 47
日晚發搐〔저녁에 경련이 발생하는 경우〕· 47
夜間發搐〔야간에 경련이 발생하는 경우〕· 48
傷風後發搐〔風에 상한 후에 경련이 발생하는 경우〕· 48
傷食後發搐〔음식에 상한 후에 경련이 발생하는 경우〕· 49
百日內發搐〔생후 100일 안에 경련이 발생하는 경우〕· 49
急驚〔급경풍의 경우〕· 50
慢驚〔만경풍의 경우〕· 50
五癇〔다섯 가지 癇證〕· 51
瘡疹候〔瘡疹의 증후〕· 52
傷風〔風에 상한 경우〕· 57
傷風手足冷〔風에 상하고 손발이 차가운 경우〕· 58

傷風自利〔風에 상하고 설사하는 경우〕· 58
傷風腹脹〔風에 상하고 배가 부풀어 팽만하고 더부룩한 경우〕· 58
傷風兼臟〔風에 상하고 五臟病의 증상을 겸한 경우〕· 59
傷風下後餘熱〔風에 상하고 下法을 쓴 후에 餘熱이 있는 경우〕· 59
傷寒瘡疹同異〔寒에 상한 것과 瘡疹에 걸린 것의 차이〕· 59
初生三日內吐瀉壯熱〔생후 3일 내에 吐瀉하고 壯熱하는 경우〕· 60
初生三日已上至十日吐瀉身溫凉〔생후 3~10일 사이에 吐瀉하고 몸이 따뜻하거나 서늘한 경우〕· 60
初生下吐〔신생아가 태어나자마자 토하는 경우〕· 61
傷風吐瀉身溫〔風에 상하여 吐瀉하고 몸이 溫한 경우〕· 61
傷風吐瀉身熱〔風에 상하여 吐瀉하고 몸이 熱한 경우〕· 62
傷風吐瀉身凉〔風에 상하여 吐瀉하고 몸이 凉한 경우〕· 62
風溫潮熱壯熱相似〔風熱, 溫狀, 潮熱, 壯熱의 차이〕· 63
腎怯失音相似〔腎怯과 失音의 차이〕· 63
黃相似〔황색을 띠는 병의 차이〕· 64
夏秋吐瀉〔여름과 가을에 토하고 설사하는 경우〕· 64
吐乳〔젖을 토할 경우〕· 66
虛羸〔허약하고 파리해지는 虛羸證의 경우〕· 66
咳嗽〔기침하는 경우〕· 67
諸疳〔여러 가지 疳疾〕· 68
胃氣不和〔胃의 氣가 不和한 경우〕· 72

胃冷虛〔胃가 冷하고 虛한 경우〕·72
積痛〔적취로 인한 복통의 경우〕·73
蟲痛〔기생충으로 인한 복통의 경우〕·73
蟲與癇相似〔蟲痛과 驚癇의 차이〕·74
氣不和〔氣가 不和한 경우〕·74
食不消〔음식을 제대로 소화시키지 못할 경우〕·74
腹中有癖〔뱃속에 癖積(덩어리)가 있을 때〕·74
虛實腹脹 腫附〔배가 부풀어 팽만한 증상에도 虛實이 있다〕·75
喜汗〔땀을 잘 흘리는 경우〕·78
盜汗〔잘 때 땀을 흘리는 경우〕·78
夜啼〔밤에 자지 않고 울며 보채는 경우〕·78
驚啼〔자다가 놀라서 일어나 보채는 경우〕·78
弄舌〔혀를 날름거리는 경우〕·79
丹瘤〔붉은색 종기가 피부에 나타난 경우〕·79
解顱〔숫구멍이 아직 닫히지 않고 열려 있는 경우〕·80
太陽虛汗〔머리 부위에 식은땀이 흐르는 太陽虛汗의 경우〕·80
胃怯汗〔胃가 허약하며 땀이 나는 경우〕·80
胃啼〔胃啼의 경우〕·80
胎肥〔胎肥의 경우〕·81
胎怯〔胎怯의 경우〕·81
胎熱〔胎熱의 경우〕·81

急欲乳不能食〔젖을 빨려고는 하지만 먹지 못하는 경우〕· 82
　　龜背龜胸〔가슴과 등이 거북 같은 경우〕· 82
　　腫病〔부종병의 경우〕· 83
　　五臟相勝輕重〔五臟의 상극관계, 病症의 輕重을 보아야 하는 경우〕· 83
　　雜病證〔여러 잡병 증상의 경우〕· 85
　　不治證〔치료하지 못하는 병증의 경우〕· 88

## 소아약증직결 중권〔小兒藥證直訣 卷中〕 …………………………………… 91
　　記嘗所病二十三證〔(일찍이 치료한) 23가지 병증의 치험례〕 …………………… 93

## 소아약증직결 하권〔小兒藥證直訣 卷下〕 …………………………………… 119
　　大靑膏(대청고) · 121
　　凉驚圓(양경원) · 122
　　粉紅圓(又名 溫驚圓)〔분홍원(또는 온경원)〕· 122
　　瀉靑圓方(사청원방) · 123
　　地黃圓(지황원) · 124
　　瀉白散(又名 瀉肺散)〔사백산(또는 사폐산)〕· 124
　　阿膠散(又名 補肺散)〔아교산(또는 보폐산)〕· 125
　　導赤散(도적산) · 125
　　益黃散(又名 補脾散)〔익황산(또는 보비산)〕· 126

瀉黃散(又名 瀉脾散)〔사황산(또는 사비산)〕· 126
白朮散(백출산) · 127    塗顖法〔숫구멍 칠하는 법〕· 128
浴體法(욕체법) · 128    甘桔湯(감길탕) · 129
安神圓(안신원) · 129    當歸散(당귀산) · 130
瀉心湯(사심탕) · 130    生犀散(생서산) · 131
白餅子(又名 玉餅子)〔백병자(또는 玉餅子)〕· 131
利驚圓(이경원) · 132    栝蔞湯(과루탕) · 133
五色圓(오색원) · 133    調中圓(조중원) · 134
塌氣圓(탑기원) · 134    木香圓(목향원) · 134
胡黃連圓(호황련원) · 135    蘭香散(난향산) · 136
白粉散(백분산) · 136    消積圓(소적원) · 136
安蟲散(안충산) · 137    紫霜圓(자상원) · 137
止汗散(지한산) · 138    香瓜圓(향과원) · 139
花火膏(화화고) · 139    白玉散(백옥산) · 140
牛黃膏(우황고) · 140    牛黃圓(우황원) · 141
玉露散(又名 甘露散)〔옥로산(또는 감로산)〕· 141
百祥圓(一名 南陽圓)〔백상원(또는 남양원)〕· 142
牛李膏(一名 必勝膏)〔우이고(또는 필승고)〕· 142
宣風散(선풍산) · 143    麝香圓(사향원) · 143
大惺惺圓(대성성원) · 144    小惺惺圓(소성성원) · 145
銀砂圓(은사원) · 145    蛇黃圓(사황원) · 146

| | |
|---|---|
| 三聖圓(삼성원)·146 | 鐵粉圓(철분원)·147 |
| 銀液圓(은액원)·148 | 鎭心圓(진심원)·148 |
| 金箔圓(금박원)·149 | 辰砂圓(진사원)·150 |
| 翦刀股圓(전도고원)·150 | 麝蟾圓(사섬원)·151 |
| 軟金丹(연금단)·152 | 桃枝圓(도지원)·152 |
| 蟬花散(선화산)·153 | 鉤藤飮子(구등음자)·153 |
| 抱龍圓(포룡원)·154 | 豆卷散(두권산)·155 |
| 龍腦散(용뇌산)·156 | 治虛風方〔虛·風을 다스리는 처방〕·156 |
| 虛風又方〔虛·風을 다스리는 다른 처방〕·157 | |
| 褊銀圓(편은원)·157 | 又牛黃膏(우우황고)·158 |
| 五福化毒丹(오복화독단)·159 | 羌活膏(강활고)·159 |
| 郁李仁圓(욱리인원)·160 | 犀角圓(서각원)·161 |
| 異功散(이공산)·162 | 藿香散(곽향산)·162 |
| 如聖圓(여성원)·163 | 白附子香連圓(백부자향련원)·163 |
| 豆蔲香連圓(두구향련원)·164 | 小香連圓(소향련원)·165 |
| 二聖圓(이성원)·165 | 沒石子圓(몰석자원)·166 |
| 當歸散(당귀산)·166 | 溫白圓(온백원)·166 |
| 豆蔲散(두구산)·167 | 溫中圓(온중원)·168 |
| 胡黃連麝香圓(호황련사향원)·168 | 大胡黃連圓(대호황련원)·169 |
| 楡仁圓(유인원)·170 | 大蘆薈圓(대로회원)·170 |
| 龍骨散(용골산)·171 | 橘連圓(귤련원)·171 |

龍粉圓(용분원)·172　　　香銀圓(향은원)·172
金華散(금화산)·173　　　安蟲圓(안충원)·173
蕪荑散(무이산)·174　　　膽礬圓(담반원)·174
眞珠圓(진주원)·176　　　消堅圓(소견원)·176
百部圓(백부원)·177　　　紫草散(자초산)·177
秦艽散(진구산)·178　　　地骨皮散(지골피산)·178
人參生犀散(인삼생서산)·179　　　三黃圓(삼황원)·180
治顖開不合, 鼻塞不通方〔대천문이 닫히지 않고 코가 막혀 통하지 않는 것을 치료하는
　처방〕·180　　　黃芪散(황기산)·181
虎杖散(호장산)·181　　　捻頭散(염두산)·181
羊肝散(양간산)·182　　　蟬蛻散(선태산)·182
烏藥散(오약산)·183　　　二氣散(이기산)·183
葶藶圓(정력원)·184　　　麻黃湯(마황탕)·184
生犀磨汁(생서마즙)·185　　　大黃圓(대황원)·185
史君子圓(사군자원)·186　　　靑金丹(청금단)·187
燒靑圓(소청원)·187　　　敗毒散(패독산)·188
木瓜圓(목과원)·188　　　大黃圓(대황원)·189

후서(後序) ················································································· 190

■ 부방(附方)

## 염씨소아방론(閻氏小兒方論) ·········································· 193

### 치법(治法) ··········································································· 195

治小兒急慢驚〔어린아이의 급·만경을 치료한다〕· 195
治小兒吐瀉〔어린아이의 구토·설사를 치료한다〕· 196
金液丹治小兒吐瀉虛極〔금액단은 어린아이가 토하고 설사하며 심하게 虛한 것을 치료한다〕· 197
驚風或泄瀉 等〔경풍 혹은 설사 등〕· 197
治小兒急驚方搐〔어린아이가 急驚하여 곧 오그라드는 것을 치료한다〕· 198
治急慢驚〔급·만경을 치료한다〕· 198
治小兒實熱疏轉〔어린아이의 實熱이 사라진 후의 치료〕· 199
治小兒驚風痰熱〔어린아이의 驚風·痰熱을 치료한다〕· 199
治小兒瘡疹傷食相似〔어린아이의 瘡疹·傷食을 치료하는 것은 서로 유사하다〕· 199
治小兒瘡疹〔어린아이의 瘡疹을 치료한다〕· 200
治小兒脾胃虛弱〔어린아이의 脾胃가 허약한 것을 치료한다〕· 200
小兒治法〔어린아이의 치료법〕· 201

### 약방(藥方) ··········································································· 202

升麻葛根湯(승마갈근탕) · 202
消毒散(소독산) · 203
惺惺散(성성산) · 203
黃蘗膏(황벽고) · 204

胡荽酒(호유주)·204
治瘡疹出不快及倒黶四聖散〔瘡疹出不快 및 손으로 퍼져나가는 것을 다스리는 四聖散〕·205
又方 藍根散〔다른 처방(남근산)〕·205
治瘡疹倒黶黑陷〔瘡疹이 도리어 꺼멓게 함몰되는 것을 다스린다〕·206
又方〔다른 처방〕·206　　　　　甘露飮子(감로음자)·207
白虎湯(백호탕)·208
治瘡疹入眼〔瘡疹이 눈으로 들어간 것을 치료한다〕·209
又方〔다른 처방〕·210
治口瘡〔구창을 치료한다〕·210　　治膿耳〔膿耳를 치료한다〕·210
治蟲咬心痛欲絶〔벌레에 물려 心痛이 있으며 숨이 끊어질 듯한 것을 치료한다〕·211
治脾胃虛寒吐瀉等病, 及治冷痰〔脾胃의 虛寒, 吐瀉 등의 병 및 冷痰을 치료한다〕·212
治外腎腫硬成疝〔성기 부위가 부어오르면서 딱딱해져 疝痛이 생기는 경우를 치료한다〕·212
魏香散(위향산)·213　　　　　地黃散(지황산)·213
治熱痢下血〔열로 인한 설사와 허혈을 치료한다〕·214
雞頭圓(계두원)·215　　　　　和中散(화중산)·217
紫蘇子散(자소자산)·218　　　赤石脂散(적석지산)·219
蘗墨散(벽묵산)·219　　　　　至寶丹(지보단)·220
紫雪(자설)·221　　　　　　　理中圓(이중원)·223
五苓散(오령산)·223　　　　　附子理中圓(부자이중원)·224
金液丹(금액단)·224　　　　　又方 范文正宅〔다른 처방(범문정택)〕·225

靑州白圓子(청주백원자)·227　　小柴胡湯(소시호탕)·228

■ 부방(附方)

**동씨소아반진비급방론(董氏小兒斑疹備急方論)** ......................................... 229
　서문〔董氏小兒斑疹備急方論序〕 ............................................................. 231
　추가서문〔又〕 ............................................................................................... 233
　총론(總論) ..................................................................................................... 235
　약방(藥方) ..................................................................................................... 240

　　升麻散(승마산)·240　　　　白虎湯(백호탕)·241
　　紫草散(자초산)·241　　　　抱龍圓(포룡원)·242
　　救生散(구생산)·243　　　　牛李膏(우이고)·243
　　玳瑁散(대모산)·244　　　　利毒圓(이독원)·245
　　如聖湯(여성탕)·246　　　　甘露飮(감로음)·246
　　神仙紫雪(신선자설)·247　　調肝散(조간산)·248
　　護目膏(호목고)·249　　　　胡荽酒方(호유주방)·250
　　蛇蛻散(사태산)·251　　　　眞珠散(진주산)·251

찾아보기(처방명·약재명) ............................................................................... 253

# 소아약증직결원서(小兒藥證直訣原序)

　　醫之爲藝誠難矣, 而治小兒爲尤難. 自六歲以下, 黃帝不載其說. 始有『顖顱經』, 以占壽夭死生之候, 則小兒之病, 雖黃帝猶難之, 其難一也. 脈法雖曰八至爲和平, 十至爲有病, 然小兒脈微難見, 醫爲持脈, 又多驚啼, 而不得其審, 其難二也. 脈旣難憑, 必資外證, 而其骨氣未成, 形聲未正, 悲啼喜笑, 變態不常, 其難三也. 問而知之, 醫之工也, 而小兒多未能言, 言亦未足取信, 其難四也. 臟腑柔弱, 易虛易實, 易寒易熱, 又所用多犀珠龍麝, 醫苟難辨, 何以已疾? 其難五也. 種種隱奧, 其難固多, 余嘗致思於此, 又目見庸醫妄施方藥而救之者, 十常四五, 良可哀也. 蓋小兒治法, 散在諸書, 又多出於近世臆說, 汗漫難據, 求其要妙, 豈易得哉! 太醫丞錢乙, 字仲陽, 汶上人. 其治小兒, 該括古今, 又多自得, 著名於時, 其法簡當精審, 如指諸掌. 先子治平中登第, 調須城尉識之. 余五六歲時, 病驚疳·癖痃, 屢至危殆, 皆仲陽拯之, 良愈. 是時仲陽年尚少, 不肯輕傳其書, 余家所傳者, 纔十餘方耳. 大觀初, 余筮仕汝海, 而仲陽老矣, 於親舊間, 始得說證數十條. 後六年, 又得雜方, 蓋晚年所得益妙. 比於京師, 復見別本. 然旋著旋傳, 皆雜亂, 初無紀律, 互有得失, 因得參校焉. 其先後則次之, 重復則削之, 訛謬則正之, 俚語則易之. 上卷脈證治法, 中卷記嘗所治病, 下卷諸方, 而書以全. 於是古今治小兒之法, 不可以加矣. 余念博愛者, 仁者之用心, 幼幼者, 聖人之遺訓, 此惠可不廣耶. 將傳之好事者, 使幼者免橫夭之苦, 老者無哭子之悲, 此余之志也. 因以明仲陽之術於無窮焉.

**宣教郎大梁閻孝忠序**

　　의술이라는 기예는 진실로 어려운 것인데, 어린아이를 치료하는 것은 더욱 어렵다. 6세 이하의 치료는 『黃帝內經』에 실려 있지 않다. 비로소 『顱顖經』이 있고서 그 壽夭死生의 징후를 점쳤으니, 어린아이의 병은 비록 黃帝라도 그것을 어려워했으니 이는 첫 번째 어려움이다. 脈法은 비록 (一呼一吸에) '여덟 번 뛰면 (병이 없이) 和平한 것이고, 열 번 뛰면 병이 있는 것이다'라고 했으나, 어린아이의 脈은 미약하여 알기 어렵고 의사가 脈을 짚으려 할 때 놀라 울어 그 자세함을 얻기 어려운 경우가 많으니 이는 두 번째 어려움이다. 맥에 이미 의지하기 어려우니 반드시 外部 形證에 근거해야 하나, 골격의 발육이 충분히 이루어지지 않았고, 몸의 생김새와 목소리가 완전히 발육되지 않아 한결같이 나오지 못하여, 悲啼喜笑의 변화가 많으니 이는 세 번째 어려움이다. 물어보아 아는 것이 의사의 工[1]인데, 어린아이는 아직 말을 하지 못하는 경우가 많고 말 역시 믿기에는 어려우니 이는 네 번째 어려움이다. 臟腑가 유약하고 쉽게 虛하고 쉽게 實하며 쉽게 寒하고 쉽게 熱하며, 또 犀珠龍麝(犀角, 珍珠, 龍腦, 麝香 등의 귀한 약재)를 이용하는 바가 많아 의사가 진실로 변별하기 어려우니 어찌 병을 낫게 하겠

---

1) 환자의 안색을 보고 病情을 파악하는 것을 '明'이라 하고 맥상을 살펴서 病情을 파악하는 것을 '神'이라 하고, 病情을 물어 질병의 소재를 파악하는 것을 '工'이라 한다.(『黃帝內經靈樞』 「邪氣藏府病形」)

는가? 이는 다섯 번째 어려움이다.

　종종 은밀하고 심오하여 그 어려움이 진실로 많으니 내가 일찍이 이러한 것을 생각하였고, 또한 庸醫(의술이 변변치 못한 의사)가 함부로 방약을 투여하여 어린아이를 죽게 만드는 것을 본 적이 열 번 중 너덧 번이었으니 슬픈 일이다. 무릇 어린아이의 治法이 여러 책에 흩어져 있고 또 근세에 나오는 것도 많아 산만하여 근거로 삼기 어렵고, 그 요점과 묘를 찾으려 해도 어찌 쉽게 얻겠는가!

　太醫丞 錢乙은 字가 仲陽이고 汶上(지금의 山東省 汶上縣 사람이다. 어린아이를 치료함에 고금을 다 통달하고, 또한 스스로 얻은 것도 많아 당시에 著名했는데, 그의 치법이 간단하고 정확함이 손바닥을 보는 듯 훤하였다. 우리 아버지가 治平 연간(宋代 英宗趙曙의 연호로 A.D. 1064~1067)에 과거에 급제한 후, 須城(지금의 山東省 東平 부근)의 尉官職에 부임하여 仲陽을 알게 되었다. 내가 대여섯 살이었을 때 驚疳·癖瘕를 앓아서 위태로운 지경에 이르렀는데, 모두 仲陽이 구해주어 곧 나았다. 이때 중양은 아직도 나이가 적다 하여 자신의 저서를 가벼이 전하려 하지 않았고, 나의 집에 전해지는 바가 겨우 10여 方 정도였다.

　大觀(송대 휘종 조길의 연호로, A.D. 1107~1110년) 연간 초에 내가 汝海에서 관리가 되어 일할 때 仲陽이 나이가 많았는데, 친척, 친구에게서 비로소 說證 수십 조를 얻었다. 6년 뒤에 또 雜方을 얻었는데 무릇 만년(晚年)에 얻은 바가 더욱 묘하였다. 京師(임금의 宮城이 있는 곳)에서는 여러 번 別本이 나타난 것을 볼 수 있었다. 그러나 빠르게 적고 빠르게 진술한 것이어서 모두 복잡하고 산만했다. 처음에는 모범이 될 만한 규율이 없었고, 각각의 別本이 서로간에 득실이 있으니, 참고하여 교정하였다. 그 앞뒤의 순서를 잡고, 중복되면 삭제하고 그릇된 것은 바로잡고 속된 말은 바꾸었다. 상권은 脈證과 治法이고 중권은 일찍이 치료한 병을 기록한 것이며 하권은 諸方(여러 처방을 모은 것)으로, 책을 완성하였다. 이때에 고금의 어린이를 치료하는 법으로서는 더할 것이 없었다.

　내가 생각하기에 박애는 仁者의 마음이요 어린아이를 사랑으로 대하는 것은 성인에게 물려받은 교훈이니, 仲陽의 은혜를 두루 세상에 알려야 하지 않겠는가? 장차 전하려는 이 기쁜 내용은, 어린아이에게는 橫夭의 고통을 면케 하고 부모에게는 자식으로 인해 우는 슬픔이 없게 할 것이니, 이것이 내 뜻이다. 이에 仲陽의 의술을 밝혀 영원무궁토록 전하려 한다.

 宣敎郞[2] 대량 閻孝忠[3] 서문을 쓰다.

---

2) 조선에서는 종6품 문반계 벼슬인데. 송나라 때 품계는 조선과 마찬가지로 수·당나라 품계를 따랐으므로 비슷하리라 생각된다.
3) 다른 책에는 閻季忠이라고 된 것도 있다.

# 전중양전(錢仲陽傳)

　錢乙, 字仲陽, 上世錢溏人, 與吳越王有屬, 俶納土, 曾祖斌隨以北, 因家於鄆. 父顥善鍼醫, 然嗜酒喜游. 一旦匿姓名, 東游海上不復返. 乙時三歲. 母前亡, 父同産姑嫁醫呂氏, 哀其孤, 收養爲子. 稍長, 讀書, 從呂君問醫. 呂將歿, 乃告以家世, 乙號泣請往跡父, 凡五六返, 乃得所在. 又積數歲, 乃迎以歸, 是時乙年三十餘. 鄕人驚嘆感慨爲泣下, 多賦詩詠其事. 後七年, 父以壽終, 喪葬如禮. 其事呂君猶事父, 呂君歿, 無嗣, 爲之收葬行服, 嫁其孤女, 歲時祭享皆與親等. 乙始以顱顖方著山東. 元豊中, 長公主女有疾, 召使視之, 有功. 奏授翰林醫學, 賜緋. 明年, 皇子儀國公病瘛瘲, 國醫未能治, 長公主朝, 因言錢乙起草野, 有異能, 立召入, 進黃土湯而愈. 神宗皇帝召見褒諭, 且問黃土所以愈疾狀, 乙對曰; 以土勝水, 木得其平, 則風自止, 且諸醫所治垂愈, 小臣適當其愈. 天子悅其對, 擢太醫丞, 賜紫衣金魚. 自是戚里貴室, 逮士庶之家, 願致之無虛日. 其論醫, 諸老宿 莫能持難, 俄以病免. 哲宗皇帝復召, 宿直禁中. 久之, 復辭疾賜告, 遂不復起. 乙本有贏疾, 性簡易嗜酒, 疾屢攻, 自以意治之輒愈, 最後得疾憊甚, 乃嘆曰; 此所謂周痺也. 周痺入臟者死, 吾其已夫. 已而曰; 吾能移之, 使病在末. 因自製藥日夜飲之, 人莫見其方, 居亡何, 左手足攣不能用. 乃喜曰; 可矣. 又使所親登東山, 視菟絲所生, 籌火燭其下, 火滅處㘌之, 果得茯苓, 其大如斗. 因以法噉之, 閱月而盡. 繇此, 雖偏廢而氣骨堅悍如無疾者, 退居里舍, 杜門不冠屨, 坐臥一榻上, 時時閱史書雜說, 客至酌酒劇談. 意欲之適, 則使二僕夫輿之, 出沒閭巷. 人或邀致之, 不肯往也. 病者日造門, 或扶携襁負纍纍滿前. 近自鄰井, 遠或百數十里, 皆授之藥, 致謝而去. 初長公主女, 病泄利將殆, 乙方醉, 曰; 當發疹而愈. 駙馬都尉以爲不然, 怒責之, 不對而退. 明日疹果出, 尉喜以詩謝之. 廣親宗室子病, 診之曰; 此可無藥而愈. 顧其幼曰; 此兒旦夕暴病驚人. 後三日過午, 無恙. 其家恚曰; 幼何疾? 醫貪利動人乃如此. 明日果發癎甚, 急復召乙治之, 三日愈. 問; 何以無疾而知? 曰; 火急直視, 心與肝俱受邪. 過午者, 心與肝所用時, 當更也. 宗室王子, 病嘔泄, 醫以藥溫之加喘. 乙曰; 病本中熱, 脾且傷, 奈何以剛劑燥之, 將不得前後溲. 與石膏湯, 王與醫皆不信. 謝罷, 乙曰; 毋庸復召我. 後二日, 果來召. 適有故, 不時往, 王疑且怒, 使人十數輩趣之, 至曰; 固石膏湯證也, 竟如言而效. 有士人病欬, 面青而光, 其氣哽哽. 乙曰, 肝乘肺, 此逆候. 若秋得之可治, 今春不可治. 其家祈哀, 彊之與藥. 明日, 曰; 吾藥再瀉肝而不少郤, 三補肺而益虛, 又加唇白, 法當三日死, 然安穀者過期, 不安穀者不及期. 今尙能粥, 居五日而絕. 有妊婦得疾, 醫言胎且墮. 乙曰; 娠者, 五臟傳養, 率六旬乃更, 誠能候其月偏補之, 何必墮? 已而子母皆得全. 又乳婦因大恐而病, 病雖愈, 目張不得瞑. 人不能曉, 以問乙, 乙曰; 煮郁李酒飲之, 使醉則愈. 所以然者, 目系內連肝膽, 恐則氣結, 膽恆不下, 惟郁李去結, 隨酒入膽, 結去膽下, 目則能瞑矣. 如言而效. 一日, 過所善翁, 聞兒啼, 愕曰; 何等兒聲? 翁曰; 吾家孿生二男子. 乙曰; 謹視之, 過百日乃可保. 翁不懌. 居月餘, 皆斃. 乙爲方博達, 不名一師, 所治種種皆通, 非但小兒醫也. 於書無不闚, 他人靳靳守古, 獨度越縱舍, 卒與法合, 尤邃本草, 多識物理, 辨正闕誤, 人或得異藥, 或持疑事問之, 必爲言出生本末, 物色名貌, 退而考之皆中. 末年, 攣痺浸劇, 其嗜酒喜寒食, 皆不肯禁. 自診知不可爲, 召親戚訣別, 易衣待盡, 享年八十二, 終於家. 所著書有;『傷寒論指微』五卷, 『嬰孺論』百篇. 一子早世, 二孫今見爲醫.

劉跂曰; 乙非獨其醫可稱也, 其篤行似儒, 其奇節似俠, 術盛行而身隱約, 又類夫有道者. 數謂余言; 曩學六元五運, 夜宿東平王家巔, 觀氣象至逾月不寐. 今老且死, 事誠有不在書者, 肯以三十日暇從我, 當相授. 余笑謝弗能, 是後遂不復言. 嗚呼! 斯人也, 如欲復得之, 難哉! 沒後, 余聞其所治驗尤衆, 東州人人能言之, 剟其章章者, 著之篇. 異時史家序方術之士, 其將有考焉.

　　錢乙은 字가 仲陽이고, 윗조상은 錢溏(浙江 부근) 사람으로, 오월왕과 혈족관계이다. 錢俶이 땅을 송나라에 헌납하여 증조부 때 북쪽으로 옮겨 집이 鄆州에 살게 되었다. 아버지인 顥는 좋은 鍼醫였으나 술 마시고 놀기를 즐겼다. 어느 날 아침 이름을 숨기고 동쪽으로 바다에 놀러가서 돌아오지 않았다. 乙이 이때 3세였다. 어머니는 예전에 돌아가신 터라 의원이었던 고모부 여 씨가 고아가 된 錢乙을 불쌍히 여겨 양자로 삼았다. 조금 나이를 먹자 책을 읽고 고모부를 따라 의술을 배웠다. 여 씨가 장차 죽게 되어서야 집안 내력을 말해주어, 乙이 울며 아버지를 찾으러 가기를 청하고, 대여섯 차례 떠돌아다니고 나서야 아버지가 있는 곳을 알았다. 또 여러 해 지나서야 비로소 맞이하여 돌아오니, 이때

乙의 나이가 30세 가량 되었다. 고향 사람들이 매우 놀라고 눈물을 흘릴 정도로 감동했으며, 많은 賦와 詩로 그 일을 노래하였다. 7년 후에 아버지가 돌아가시자 예법에 맞게 장사지냈다. 고모부 섬기기를 아버지와 같이 했으며, 고모부가 죽을 때 대를 이을 아들을 남기지 않았기 때문에 상복으로 갈아입고 장사를 지내고 고아가 된 딸을 시집보내고 모든 친지들과 함께 해마다 제사를 지냈다.

乙은 처음에 '顱顖方'으로 山東에서 유명하였다. 元豊(宋代 神宗 趙頊의 연호. A.D. 1078~1084) 연간에 長公主의 딸이 병이 들어 乙을 불러 보이니 효과가 있어, 한림의학을 제수받고 명주를 하사받았다. 다음 해에 皇子 儀國公이 瘈瘲을 앓았는데 國醫[4]가 치료하지 못하였다. 長公이 조정에서, 草野에 있는 錢乙이라는 이가 뛰어난 능력이 있다 말하여 곧 불러들였고, 乙이 황토탕을 먹여 낫게 하였다. 신종황제가 불러 칭찬하며 황토가 질병을 낫게 한 이유를 물었는데, 乙이 대답하기를 '土가 水를 이겨 木이 안정을 얻은 즉 風이 스스로 그칩니다. 또한 여러 의사가 장차 나으려는 정도로 치료하였고, 小臣이 그 나으려는 때에 맞추어 치료한 것입니다' 하였다. 천자(황제)가 그 대답에 기뻐하여 太醫丞에 발탁하였고, 紫衣와 金魚를 하사하였다. 이로부터 황제의 외척과 지위가 높은 집안 및 일반 백성이 그를 공손히 모셔가 치료를 받으려 하니, 쉬는 날이 없을 정도로 되었다. 의술을 논함에 여러 老宿(나이 먹고 경험이 많은 의사)들에 비하여 어려울 것이 없었으나 갑자기 병을 핑계대고 사직하였다. 철종 황제가 다시 불러 곧 禁中(황제가 거처하는 곳)에 숙직을 섰는데, 오래 지나 다시 사양하여 질병이 있다고 고하고는 마침내 다시 관직에 나아가지 않았다.

乙이 본래 몸에 병이 있어 수척하였으나 성격이 단순하고 술을 좋아하여 질병이 누차 공격했는데, 스스로 치료하여 번번이 나았다. 마지막에 얻은 질병은 매우 심하여, 이에 탄식하여 말하기를 '이것이 이른바 周痺이다. 周痺가 臟에 들어가는 경우 죽는데 내가 나을런지' 하였다. 그 후 얼마 안 되어 말하기를 '내가 능히 그것을 옮겨 병이 수족 말단에 있게끔 하겠다'고 하였다. 그리하여 스스로 지은 약을 낮과 밤으로 먹었는데, 다른 사람들이 그 처방을 보지 못하였다. 오래 지나지 않아 왼쪽 팔다리가 떨려서 사용할 수 없게 되자, 이에 웃으며 말

---

4) 나라 안의 뛰어난 의사들, 또는 太醫(태의원의 의사로 제왕과 궁전관원 등을 치료함).

하기를 '그만하면 되었다' 하였다. 또 친한 이로 하여금 東山에 올라 菟絲가 생기는 곳을 보아 등불〔篝火〕로 菟絲의 밑동에 비추게 하고 불빛이 어른거리는 땅에 괭이질하여 과연 茯苓을 얻었는데, 그 크기가 한 말 정도 되었다. 법제를 하여 먹으니 한 달이 지나서야 다 먹었다. 이 뒤로 비록 한쪽이 마비되었으나 기골이 튼튼하여 질병이 없는 사람과 같았다. 시골집에 머물러 두문불출하고 관직에 나아가지 않고 평상 위에 앉아 때때로 史書雜說을 펼쳐 보고, 손님이 오면 술을 따르며 막힘 없이 술술 이야기를 하였다. 기분이 내키면 두 종복에게 수레를 내게 하여 閭巷(백성들의 살림집이 많이 모여 있는 곳)에 나갔다 오곤 하였다. 다른 사람들이 혹 초청하곤 했으나 가는 것은 좋아하지 않았다. 병자로 매일 문전성시를 이루었는데, 어떤 사람은 부축하여 오고 어떤 사람은 포대기에 아이를 업고 오니, 가까이는 이웃으로부터 멀리는 혹 수백 리 떨어진 곳에까지 모두 약을 받아 감사하며 갔다.

  처음에 長公主의 딸이 泄利를 앓아서 장차 위태롭게 되었는데 乙이 이제 한창 술에 취하여 말하기를 '마땅히 發疹하고 나을 것'이라 하였다. 부마 都尉가 그렇지 않다고 여겨 노하여 꾸중하자 대답도 하지 않고 가버렸다. 다음날에 과연 疹이 나오자 부마 都尉가 詩로써 감사하였다.

  廣親宗室子가 병들어, 진찰하고 말하기를 이는 약이 없어도 나을 것이라고 하였다. 다른 한 아이를 돌아보며 말하기를, 이 아이는 새벽이든지 저녁이든지 갑자기 병을 앓아 사람들을 놀라게 할 것이라고 하였다. 그 후 3일이 지나고 오후에도 병이 생기지 않았다. 그 집안 사람들이 성내며 말하기를 '아이가 무슨 병이 있단 말인가? 의사가 이득을 탐하여 사람을 동요시키기를 이와 같이 하는구나' 하였다. 그 다음날에 과연 癎病을 심하게 앓게 되어, 급히 다시 불러 치료하게 하니 3일만에 나았다. 묻기를 어째서 질병이 없었는데도 그것을 알았느냐고 하니, 錢乙이 말하기를 '火가 급한 기세이면 눈동자를 좌우로 돌리지 못하고 직시하게 되니 心과 肝이 모두 病邪를 얻은 것이다. 오후는 心과 肝이 用事하는 때이니, 이때에 다시 발병한 것이 마땅합니다'라 하였다. 宗室의 王子가 嘔吐, 泄瀉를 앓았는데 의사가 溫藥으로 숨이 찬 증세마저 더 앓게 하였다. 乙이 말하기를 '병이 본래 熱을 맞은 것인데 溫藥을 써서 脾가 또한 손상을 받았으니 어찌 脾를 굳세지게 溫補하는 약제로 腸胃를 건조하게 하는가, 장차 대변과 소변이 막힐 것이다'하였다. 石膏湯을 처방했는데 왕과 의사가 모두 믿지 못하였다. 물러나며 乙이 말하기를 '다시 나를 부르도록 힘쓰지 말라'고 했는데, 그 후 이틀만에 과연 와서 불렀다. 이유를 대고 제때에 가지 않으니 왕이 의심하며 또한 노하여, 십 수 명의 사람을 보내 재촉하니 와서 말하기를 '진실로 石膏湯證이다'라고 하니 끝내 乙의 말처럼 하여 효과를 얻었다.

어떤 선비가 해서병을 앓는데 얼굴이 푸르스름하며 번지르르하고 목이 메어 숨을 헐떡거렸다. 乙이 말하기를 '肝이 肺를 억누르니 이는 (순리대로 낫지 않을) 逆證이다. 만약 가을에 병을 얻었다면 치료할 수 있을 것이나, 지금 봄이니 치료할 수 없다'하였다. 그 집안 사람들이 슬퍼하며 약을 줄 것을 애원하여 내키지 않았으나 약을 주었다. 그 다음날에 말하기를 '내가 약으로 다시 肝을 瀉하였으나 조금도 물러나지 않았고, 肺를 補하였으나 더욱 虛하여 또한 입술이 창백한 증살까지 발생하였다. 일반적인 경우라면 마땅히 3일이면 죽을 것이다. 만약 음식을 먹을 수 있는 경우라면 그 기일을 넘길 것이고 음식을 먹을 수 없는 경우라면 그 기일이 못 미칠 것이다.' 지금 아직도 죽을 먹을 수 있다더니, 5일을 살고 죽었다.

어떤 임신한 부인이 병에 걸렸는데, 의사가 말하기를 '태아를 장차 낙태시켜야 할 것이다'하였다. 乙이 말하기를 "임신 중에는 五臟이 번갈아가며 태아를 기르니 대략 60일이면 양육하는 臟腑가 바뀌니[5] 진실로 그 달을 기다려 한쪽을 보할 수 있으니, 어찌 반드시 낙태시키겠는가?"하였으니, 그 후에 모자가 모두 온전하였다.

또 수유 중인 부인이 크게 두려운 일이 있어서 병이 들었는데, 병은 비록 나았으나 눈을 뜨고 감지 못하였다. 다른 사람들이 이해하지 못하여 물으니, 乙이 말하기를 '郁李酒를 달여 마시고 醉하면 나을 것이다. 目系는 肝膽과 안으로 연결되어 있기 때문이니 두려워하면 기가 맺히고, 膽의 기운이 뻗쳐서 내려가지

---

[5] 임신한 후 태아를 保養하는 경맥은 다음과 같다. 1월: 족궐음간, 2월: 족소양담, 3월: 수궐음심포, 4월: 수소양 삼초, 5월: 족태음비, 6월: 족양명위, 7월: 수태음폐, 8월: 수양명대장, 9월: 족소음신, 10월: 족태양방광.

않으니 오직 郁李가 맺힌 것을 풀고 술을 따라 담에 들어가기 때문이라. 맺힌 것이 풀리고 膽의 기운이 아래로 내려가면 눈이 능히 감길 것이다' 하였다. 말처럼 하여 효과가 있었다.

하루는 아는 노인의 집에 갔다가 아이의 울음소리를 듣고 놀라 말하기를 '이게 대체 어떤 아이의 울음소리인가?' 하니, 노인이 말하기를 '우리 집에 남자아이 쌍둥이가 있다'고 하였다. 乙이 말하기를 '삼가 살펴보니, 100일이 지나야 비로소 가히 생명을 보전할 수 있을 것이다' 하니 노인은 좋아하지 않았다. 과연 한 달여를 살고 모두 죽었다.

乙은 처방에 널리 통달하고, 한 가지 재주로만 유명한 것이 아니어서 다스리는 바가 종종 모두 통했으니 단지 小兒醫일 뿐만은 아니다. 책에서 잠깐 보지 않은 것이 없고, 다른 사람은 근근히 옛것을 지키기에 급급한데 홀로 일반적인 관습을 초월했으나 법도에는 어긋나지 않았고, 本草를 깊이 공부하고, 사물의 이치를 넓게 깨우쳐 잘못된 것을 가려 바로잡았으니, 사람들이 혹 이상한 약을 얻거나 혹 의문 나는 것이 있어 물어보면 반드시 약의 원산지, 약의 처음 재배에서 마지막 채취, 약의 색깔 형태를 말해주었는데, 물러나서 조사해보면 모두 맞았다.

말년에 攣痺6)가 점점 극심했으나 술을 좋아하고 차가운 음식을 즐겨 먹는 것을 모두 금하지 않았다. 스스로 진단하여 치료가 불가함을 알고 친척을 불러 결별하고 옷을 갈아입고 목숨이 다하기를 기다렸으니 향년 82세로, 집에서 생을 마쳤다. 저서로는 『傷寒論指微』5권, 『嬰孺論』100편이 있다. 한 아들은 일찍 세상을 떠났으며, 두 손자는 지금 의사가 되었다.

劉跂가 말하기를 '乙은 오직 의사라고만 칭할 수는 없으니, 그 독실한 행동은 선비와 같았고 그 뛰어난 절개는 협객과 같았으며 그 의술은 널리 퍼졌으나 스스로의 몸은 숨겼으니, 또한 무릇 도를 얻은 자와 같았다'고 하였다. 여러 번 내게 말하기를 '이전에 六元五運을 배워 밤에 東平王 무덤 위에 머물렀는데, 氣象을 관측하며 달이 바뀌도록 잠들지 못하였다. 지금 늙어 죽게 되었으나 (내가 겪은 많은) 일은 진실로 책에 싣지 않는 것도 있으니, 기꺼이 30일 가까이 나를 따

---

6) 수족의 근맥이 땅기고 아프고 저린 증세.

르겠다면 서로 그대에게 아는 바를 전해주겠다'고 하였다. 내가 웃으며 사양하여 하지 않으려 하니 이후로 다시는 말하지 않았다. 오호라! 그 사람이란 참, 만약 다시 하고자 했으면 얻었을 것을…. 어렵구나! 죽은 후에야 나는 그 사람의 치료한 경험이 더욱 많음을 들었으니, 東州의 사람사람이 (전을에게 치료받은 일을) 말해주었고, 그 중에 명백하게 드러난 것들을 모아 책으로 편찬하였다. 다른 시대의 역사가들이 의술로 뛰어난 인물을 서술할 때 그것이 장차 참고할 만한 자료가 될 것이다' 하였다.

# 소아약증직결 상권

## 小兒藥證直訣 卷上

# 맥증 치료법〔脈證治法〕

### 小兒脈法

脈亂不治. 氣不和弦急. 傷食沈緩. 虛驚促急. 風浮. 冷沈細.

#### 어린아이의 맥법

脈象이 어지러워 한결같지 않으면 치료할 수 없다. 氣가 不和하면 脈이 弦急하고, 음식에 상한 경우에는 맥이 沈緩하며, 허약한데 驚氣를 일으키면 맥이 促急하다. 風으로 인한 경우에는 맥이 浮하며, 冷으로 인한 경우에는 맥이 沈細하다.

### 變蒸

小兒在母腹中, 内生骨氣, 五臟六腑成而未全. 自生之後, 卽長骨脈, 五臟六腑之神智也. 變者, 易也. 又生變蒸者, 自内而長, 自下以上, 又身熱. 故以生之日後, 三十二日一變, 變每畢, 卽情性有異於前. 何者? 長生腑臟智意故也. 何謂三十二日長骨添精神? 人有三百六十五骨, 除手足四十五碎骨外, 有三百二十數, 自生下, 骨一日十段, 而上之十日百段, 三十二日, 計三百二十段, 爲一篇, 亦曰一蒸. 骨之餘氣, 自腦分入 中, 作三十二齒, 已下倣此, 但不過三十二之數也. 凡一周遍, 乃發虛熱, 諸病如是. 十周則小蒸畢也. 計三百二十日生骨氣, 乃全而未壯也. 故初三十二日一變, 生腎志, 六十四日再變, 生膀胱, 其發耳與? 冷, 腎與膀胱俱主於水, 水數一, 故先變生之. 九十六日三變, 生心喜, 一百二十八一四變, 生小腸, 其發汗出而微驚. 心爲火, 火數二. 一百九十二日六變, 生肝哭. 一百九十二日六變, 生膽, 氣發目不開而赤. 肝主木, 木數三. 二百二十四日七變, 生肺聲. 二百五十六日八變, 生大腸, 氣發膚熱而汗, 或不汗. 肺屬金, 金數四. 二百八十八日九變, 生脾智. 三百二十日十變, 生胃, 其發不食, 腸痛而吐乳. 此後, 乃齒生, 能言知喜怒, 故云始全也. 太倉云. 氣入四肢長碎骨, 於十變後, 六十四日長其經脈, 手足受血, 故能持物, 足立能行也. 經云. 變且蒸, 謂蒸畢而足一歲之日也. 師曰. 不汗而熱者, 發其汗, 大吐者, 微下, 不可餘治, 是以小兒須變蒸. 齒者, 如花之易苗, 所謂不及三十二齒, 由變之不及, 齒當與變日相合也, 年壯而視齒方明.

## 변증

　어린아이가 어머니의 뱃속에 있을 때에 뼈의 기운이 생겨나고 오장육부가 이루어지나 아직 완전하지는 않다. 출생한 이후부터 骨脈과 五臟六腑의 神智가 자라난다. 變이라는 것은 변한다[易]는 의미이다. 또 變蒸이 나타나는 과정에서 (어린아이는) 안에서부터 자라나되 아래에서 위로 자라며 또 몸에서 열이 난다. 그러므로 태어난 날로부터 32일이 一變이며, 一變을 매번 거치면서 性情이 이전과는 달라지게 된다. 왜 그러한 것인가? 臟腑와 智意를 자라나게 하기 때문일 것이다. 어떻게 32일이 지나면 골이 성장하고 정신이 더욱 더 성숙하게 되는가? 사람에게는 모두 365개의 뼈가 있고 손발의 자잘한 뼈 45개를 제외한 320개의 뼈가 있으니, 태어난 이후에 뼈는 하루에 10개씩 높은 단계로 성숙되는데, 10일에는 100개, 32일에는 320개로, 한 차례 온몸의 뼈가 두루 성숙되는 '一遍'이 되니 또한 一蒸이라 부른다. 뼈의 남은 기운은 뇌로부터 잇몸으로 들어가 32개의 치아가 형성된다. 치아가 32개가 되지 못하는 경우는 變이 정상적인 경우보다 부족한 것(32일을 다 채우지 못한 것)이니, 변증이 28일마다 돌아오면 치아가 28개가 되고 다른 경우도 마찬가지지만, 다만 어떠한 경우라도 치아가 32개를 넘는 경우는 없다.

　　무릇 一遍의 주기를 마칠 때마다 虛熱이 발생하니 일반적인 질병에서의 허열 양상도 이때의 허열 양상과 같다. 일편씩 열 번의 주기를 거치면 小蒸을 마치는 것이다. 총계 320일로 뼈의 기운을 자라나게 하여 온전하다 하여도 (그것만으로는) 아직 완전히 성숙한 것은 아니다. 그러므로 처음 32일 一變에 腎이 발육되어 志가 생기고,[1] 64일의 二變에는 방광이 생겨나며 이것이 귀와 꼬리뼈를 차갑게 한다. 신과 방광은 모두 水을 主하니, 水의 生數는 1이니 먼저 變을 거치게 되는 것이다. 96일의 三變에는 心이 발육되어 喜가 생겨나고, 128일의 四變에는 小腸이 발육되고, 이에 땀이 나고 약간의 驚氣가 유발된다. 心은 火인데 火의 生數는 2이다. 160일의 五變은 肝이 발육되어 哭이 생겨나고, 192일의 六變은 膽이 생겨나니 이에 눈을 뜨지 못하고 눈이 붉은 현상이 유발된다. 肝은 木을 主하니 木의 生數는 3이다. 224일의 七變에는 肺가 발육되어 聲이 생겨나고, 256일의 八變에는 大腸이 발육하게 되니, 이에 피부에 열이 나며 땀이 나거나 혹은 땀을 흘리지 않는 것이 유발된다. 肺는 金에 속하고 金의 生數는 4이다. 288일의 九變에는 脾가 발육되어 智가 생겨나고, 320일의 十變에는 胃가 생겨나니, 이에 음식을 먹지 않고 腸이 아프고 젖을 토하는 증상이 유발된다. 이후에 치아가 생기고 말을 할 수 있고 기쁨과 노여움을 아니, 이를 '始全'이라 한다. 太倉[2]이 말하기를 '氣가 四肢에 들어가 十變하는 동안에 자잘한 뼈를 키운다. 十變 후 64일

---

1) 生腎生志라 하였으나 五臟六腑는 어머니의 뱃속에 있을 때 이미 이루어져 있으므로 生腎을 腎이 발육된다고 해석하였다.
2) 淳于意라는 西漢 시대의 유명한 의사. 太倉長의 직책을 지내어 太倉 또는 倉公이라 한다. 『史記』「편작창공열전」에 치험례가 소개되어 있다.

이면 경맥을 키워서 손발이 血을 공급받아, 물건을 들 수 있게 되고 발로 서서 걸어다닐 수 있게 된다' 하였다. 經典에서 말하기를 '變과 蒸은 (十變을 거쳐 蒸을 마치고) 한 살이 되는 날을 채우는 것을 말한다'고 하였다. 師가 말하기를 '땀을 흘리지 않고 熱이 나는 것은 發汗시키며, 크게 토하는 것은 약간 下法을 사용하고, 더 이상의 치료는 하지 말아야 하는데, 이는 어린아이가 모름지기 變蒸을 하고 있기 때문이다. 어린아이의 치아는 꽃의 새싹과 같으니 32개의 치아에 못 미치는 것은 變이 제대로 되지 않았기 때문이고, 치아의 數는 變이 이루어지는 日數에 해당한다'고 하였다.

## 五臟所主

心主驚, 實則叫哭, 發熱, 飮水而搐, 虛則臥而悸動不安. (熱則外生氣, 濕則內生氣.)[3]

肝主風, 實則目直大叫, 呵欠, 項急, 頓悶, 虛則咬牙, 多欠氣.

脾主困, 實則困睡, 身熱飮水, 虛則吐瀉生風.

肺主喘, 實則悶亂, 喘促, 有飮水者, 有不飮水者, 虛則哽氣, 長出氣.

腎主虛, 無實也. 惟瘡疹, 腎實則變黑陷.

更當別虛實證, 假如肺病又見肝證, 咬牙多呵欠者, 易治, 肝虛不能勝肺故也. 若目直大叫哭, 項急頓悶者, 難治, 蓋肺久病則虛冷, 肝强實而反勝肺也. 視病之新久虛實, 虛則補母, 實則瀉子.

### 五臟이 주관하는 것

心은 놀람을 主하고, 實하면 고함을 치며 울고 發熱이 있고 물을 마시려 들고 경련을 한다. 虛하면 자다가도 가슴이 벌렁벌렁 뛰고 불안해한다.

肝은 風을 主하고, 實하면 눈동자를 좌우로 돌리지 못하며 직시하고 큰소리로 울며 자주 하품을 하고 뒷목이 뻣뻣하고, 아이가 갑자기 (숨쉬기가 답답해지

---

3) 괄호 안의 문장은 잘못 들어간 문장〔衍文〕인 듯하다.

며) 정신이 멍해진다. 虛하면 자다가 이를 갈고 하품을 많이 한다. (熱邪로 인해 병이 되면 外風을 일으키고, 濕邪로 인해 병이 되면 內風을 일으킨다.)

脾는 피곤함을 主하는데, 實하면 피곤하여 자꾸 자려 하고 身熱이 있고 물을 마시려 들며, 虛하면 토하고 설사하며 驚風이 생긴다.

肺는 喘을 主하는데, 實하면 답답하고 어지러우며 숨이 급하고, 물을 마시는 경우와 마시지 않는 경우가 있으며, 虛하면 목이 메이므로 숨을 헐떡이다가 숨을 길게 내쉬게 된다.

腎은 虛를 主하며 實함이 없다. 오직 瘡疹의 경우에 腎이 實하여 검고 움푹 파이게 된다.

虛實證을 마땅히 구별해야 하고, 만약 肺病에 肝證이 보이는 경우, 예를 들면 이를 가는데 하품을 많이 하는 경우에는 치료하기 쉬우니, 肝이 虛하여 능히 肺를 이기지 못하기 때문이다. 만약 눈동자를 좌우로 돌리지 못하여 直視하고 크게 울며 뒷목이 뻣뻣하고 아이가 멍해지는 경우에는 치료하기 어려운데, 肺가 오래 병들면 虛冷하고 肝이 强實하면 반대로 肺를 이기는 까닭이다. 병의 新久와 虛實을 보아, 虛하면 그 어미를 補하고 實하면 그 자식을 瀉한다.


## 五臟病

肝病, 哭叫目直, 呵欠頓悶, 項急.

心病, 多叫哭驚悸, 手足動搖, 發熱飲水.

脾病, 困睡泄瀉, 不思飲食.

肺病, 悶亂哽氣, 長出氣, 氣短喘急.

腎病, 無精光畏明, 體骨重.

### 五臟이 병들었을 경우

肝이 병들면 큰 소리로 울고 눈동자를 좌우로 돌리지 못하여 直視하고 하품을 하고 갑자기 정신이 멍해지는 일이 있고 뒷목이 뻣뻣하다.

心이 병들면 항상 울고 잘 놀라고 손발을 떨며 發熱이 있고 물을 마시려 든다.

脾가 병들면 피곤하여 자려 하고 설사하며 식욕이 없다.

肺가 병들면 가슴이 답답하여 어지럽고 목이 메이다가 숨을 길게 내쉬고, 호흡은 짧고 급하다.

腎이 병들면 눈에 광채가 없고 빛을 싫어하며 몸과 뼈마디가 무겁다.

## 肝外生感風

呵欠頓悶, 口中氣熱, 當發散, 大靑膏主之, 若能食, 飮水不止, 當大黃圓微下之, 餘不可下.

### 外感으로 간에 風이 들었을 경우

아이가 하품하고 정신이 멍하며 입안에서 뜨거운 김이 나면 마땅히 발산해야 하며, 大靑膏로 치료한다. 만약 밥을 먹을 수 있고 물 마심이 끝이 없으면 마땅히 大黃圓으로 약간 瀉下시키되, 그렇지 않으면 下法을 사용하면 안 된다.

## 肝熱

手尋依領及亂捻物, 瀉靑圓主之, 壯熱飮水, 喘悶, 瀉白散主之.

### 간의 熱病

손으로 옷을 더듬으며 마구 물건을 잡으려 하면 瀉靑圓으로 치료한다. 열이 심하게 나고 물을 마시려 하며 숨이 급하고 가슴이 답답하면 瀉白散으로 치료한다.

## 肺熱

手搯眉目鼻面, 甘桔湯主之.

### 폐의 熱病

손으로 눈썹, 눈, 코, 얼굴을 당기면 甘桔湯으로 치료한다.

## 肺盛復有風冷

胸滿短氣, 氣急喘嗽上氣, 當先散肺, 後發散風冷, 散肺瀉白散, 大青膏主之. 肺只傷寒則不胸滿.

### 肺에 邪氣가 盛하고 風冷까지 겹친 경우

가슴이 그득하고 호흡이 짧으며 숨이 급하고 기침하며 上氣되면 마땅히 먼저 肺에 가득 찬 邪氣를 발산하고 후에 風冷을 發散해야 하니, 散肺瀉白散과 大靑龍湯으로 치료한다. 肺가 단지 寒에 傷한 경우에는 가슴이 그득하지 않다.


## 肺虛熱

脣深紅色, 治之散肺虛熱, 少服瀉白散.

### 폐의 虛熱病

입술이 짙은 붉은색이면 肺의 虛熱을 發散해야 하니, 瀉白散을 약간 먹인다.


## 肺臟怯

脣白色, 當補肺阿膠散主之. 若悶亂氣, 喘促 氣者, 難治, 肺虛損故也.

脾肺病久, 則虛而脣白. 脾者, 肺之母也. 母子皆虛, 不能相營, 故名曰怯. 肺主脣白, 白而澤者吉, 白如枯骨者死.

### 폐장이 怯弱한 경우

입술이 핏기가 없이 허연 색이면 마땅히 補肺阿膠散으로 치료한다. 만약 가슴이 답답하고 어지러우며 숨이 거칠고 급하며 목이 메는 경우라면 치료하기 힘드니, 肺가 虛損되었기 때문이다.

脾肺의 병이 오래되면 허하고 입술이 하얗게 된다. 脾는 肺의 어미이다. 어미와 자식이 모두 허하면 서로 돌볼 수가 없게 되니 怯이라 말한다. 肺는 脣白을 주관하니, 하얗되 윤택한 자는 길하고 마른 뼈와 같은 색이 나는 사람은 죽는다.

## 心熱

視其睡, 口中氣溫, 或合面睡, 及上竄咬牙, 皆心熱也, 導赤散主之. 心氣熱, 則心胸亦熱, 欲言不能, 而有就冷之意, 故合面臥.

### 심의 熱病

자는 것을 보아(心熱이 있는지 없는지 아는데), 입에서 내뿜는 기운이 따뜻하고 혹은 엎드려서 자려 하고, 눈동자가 위로 쏠리고 이를 갈면 모두 心熱에 의한 것이니, 導赤散으로 치료한다. 心氣가 뜨거우면 心胸 또한 뜨거운데, 말하고자 하나 말할 수 없고 차가운 것을 취하려 하니, 그로 인해 엎드려서 자려고 하는 것이다.

## 心實

心氣實, 則氣上下行澁, 合臥則氣不得通, 故喜仰臥, 則氣得上下通也, 瀉心湯主之.

### 심이 實한 경우

心에 邪氣가 實하면 氣의 오르내림이 껄끄럽고, 엎드려서 자면 기가 통하지 않으니 仰臥하여 기가 통하게 되는 것을 좋아한다. 瀉心湯으로 치료한다.

## 腎虛

兒本虛怯, 由胎氣不成, 則腎不足. 目中白睛多, 其顱卽解, 面色光白, 此皆難養, 縱長不過八八之數, 若恣色慾, 多不及四旬而亡. 或有因病而致腎虛者, 非也. 又腎氣不足則下竄, 蓋骨重惟欲墮於下而縮身也. 腎兪, 陰也. 腎虛則畏明, 皆宜補腎, 地黃圓主之.

### 腎이 虛한 경우

아이가 체질적으로(본바탕이) 虛怯한 것은 어머니 뱃속에 있을 때 기운이 충분치 않아 腎이 부족하기 때문이다. 눈에 흰자위가 많고 숫구멍이 열리고 얼굴색이 희끄무레하면 치료하기 힘들다. 수명이 64세를 넘지 못할 것이다. 만약 방탕하고 色欲이 있으면 40세도 되기 전에 죽는다. 또 腎氣가 부족하면 눈동자가 아래로 쏠리게 되니, 대개 뼈가 무거워서 (몸을 지탱하지 못하고) 오직 아래로 늘어지려 하고 몸을 움츠리게 된다. 腎水는 陰이다. 腎虛하면 빛을 싫어하니 (이런 증상이 동반된 경우라면) 모두 腎을 補해야 하니, 地黃圓으로 치료한다.

## 面上證

左腮爲肝, 右腮爲肺, 額上爲心, 鼻爲脾, 頦爲腎, 赤者熱也, 隨證治之.

### 얼굴에서 五臟의 병증을 변별하는 경우

왼쪽 뺨은 肝에 해당하고 오른쪽 뺨은 肺에 해당하며 이마는 心에 해당하고 코는 脾에 해당하며 턱은 腎에 해당한다. 붉은 것은 열이 나는 것이며, 證에 따라 치료한다.

## 目內證

赤者, 心熱, 導赤散主之.

淡紅者, 心虛熱, 生犀散主之.

靑者, 肝熱, 瀉靑圓主之, 淺淡者補之.

黃者, 脾熱, 瀉黃散主之.

無精光者, 腎虛, 地黃圓主之.

### 眼球를 보아 五臟의 병증을 변별하는 경우
붉은 것은 心熱이니 導赤散으로 치료한다.
담홍색은 心虛熱이니 生犀散으로 치료한다.
푸른 것은 肝熱이니 瀉青圓으로 치료하며, 색이 옅은 경우에는 補한다.
누른 것은 脾熱이니 瀉黃散으로 치료한다.
광채가 없는 것은 腎虛이니 地黃圓으로 치료한다.


## 肝病勝肺

肝病秋見, 肝強勝肺, 肺怯不能勝肝, 當補脾肺. 治肝益脾者, 母令子實故也. 補脾, 益黃散, 治肝, 瀉青圓主之.

### 간이 병들어 폐를 이기는 경우
肝의 病이 가을에 나타나는 것은 肝이 강하여 (오히려) 肺를 이기고, 폐가 겁을 먹어 간을 이기지 못하는 것이니, 마땅히 脾肺를 補해야 한다. 간을 다스리고 脾를 補하는 것은 어머니로 하여금 자식을 튼튼하게 하는 것이다. 脾를 補하는 방법으로 益黃散을 사용하고, 간을 다스리는 데에는 瀉青圓을 사용한다.


## 肺病勝肝

肺病春見, 肺勝肝, 當補腎肝, 治肺臟. 肝怯者, 受病也, 補肝腎, 地黃圓. 治肺, 瀉白散主之.

### 폐가 병들어 간을 이기는 경우
폐의 병이 봄에 나타나는 것은 폐가 간을 이기는 것이니, 마땅히 腎肝을 보하고 폐를 다스려야 한다. 肝怯한 사람이 병이 걸린 경우에는 肝腎을 보하니, 地黃圓을 쓴다. 폐를 다스리는 데에는 瀉白散을 쓴다.

### 肝有風

目連箚不搐, 得心熱則搐. 治肝, 瀉靑圓. 治心, 導赤散主之.

**간에 風이 들었을 경우**

눈알이 위로 돌아가고 자꾸 눈을 깜빡거리나 경련4)하지는 않는다. 心熱을 얻으면 경련한다. 肝을 다스리는 데에는 瀉靑圓을 쓰고, 心을 다스리는 데에는 導赤散을 쓴다.

### 肝有熱

目直視5)不搐, 得心熱則搐, 治肝, 瀉靑圓. 治心, 導赤散主之.

**간에 熱이 들었을 경우**

눈동자를 굴리지 못하고 직시하나 경련하지는 않는데 心熱을 얻으면 경련한다. 肝을 다스리는 데에는 瀉靑圓을 쓰고, 心을 다스리는 데에는 導赤散을 쓴다.

### 肝有風甚

身反折强直不搐, 心不受熱也, 當補腎治肝. 補腎, 地黃圓, 治肝, 瀉靑圓主之.

凡病或新或久, 皆引肝風, 風動而止於頭目, 目屬肝, 風入於目, 上下左右如風欠, 不輕不重, 兒不能任, 故目連箚也. 若熱入於目, 牽其筋脈, 兩此俱緊, 不能轉視, 故目直也. 若得心熱則 , 以其子母俱有實熱, 風火相搏故也. 治肝, 瀉靑圓. 治心, 導赤散主之.

---

4) 肘臂의 경련과 手脚의 경련을 搐이라고 한다.
5) 의식이 몽롱한 상태에서 兩眼을 前向 凝視하는데 眼睛에 신기가 없는 증상.

### 간에 風이 심하게 들었을 경우

몸이 뒤로 꺾이고 강직되어 있으며 당기지 않는 것은 心이 熱을 받은 것이 아니니, 마땅히 腎을 보하고 肝을 치료해야 한다. 腎을 보하는 데에 있어서는 地黃圓을 사용하고, 肝을 치료하는 데에는 瀉靑圓을 사용한다. 무릇 병이 오래되었든 새로운 병이든 간에 모두 肝風으로 인한 것이니, 風이 발동하여 머리와 눈에 머무르면 눈은 간에 속하니 風은 눈에 들어가 상하좌우로 바람이 불듯 움직이며 가볍거나 무겁지도 않으며, 아이는 그것을 감당하지 못하여 눈알을 자꾸 돌리게 되거나 눈을 자꾸 깜빡거리게 된다. 만약 열이 눈에 들어가면 그 筋脈을 잡아당겨 두 눈초리가 모두 긴장되어 옆을 보기가 힘들어지니 눈동자를 굴리지 못하고 직시하게 된다. 만약 心熱을 얻으면 경련하게 되니, 이는 어미와 자식이 모두 實熱이 있게 되어 風火가 상박하기 때문이다. 肝을 다스리는 데에는 瀉靑圓을 쓴다. 心을 다스리는 데에는 導赤散을 쓴다.


## 驚癇發搐

男發搐, 目左視無聲, 右視有聲. 女發搐, 目右視無聲, 左視有聲. 相勝故也. 更有發時證.

### 驚風으로 경련이 발생하는 경우

남자에게 경련이 발생하면 왼쪽을 볼 때 소리를 내지 않으며 오른쪽을 볼 때 소리를 낸다. 여자에게 경련이 발생하면 오른쪽을 볼 때 소리가 없고 왼쪽을 볼 때 소리를 낸다. 이는 肝과 肺가 서로 이겨서 억제하려 하기 때문이다.[6] 또 경풍이 발생하는 시간대에 따라 증상이 있다.

---

6) 『동의보감』에 따르면, 남자는 陽이 되므로······ 右視하고 소리가 있으면 逆한 症인데, 그 까닭은 左肝은 木이 되고 右肺는 金인데, 逆하면 二臟이 서로 싸우고 金·木이 서로 쳐서 소리가 있기 때문이다.

## 早晨發搐

因潮熱, 寅卯辰時身體壯熱上視, 手足動搖, 口內生熱涎, 項頸急, 此肝旺, 當補腎治肝也. 補腎地黃圓, 治肝瀉青圓主之.

### 이른 새벽에 경련이 발생하는 경우

潮熱로 인해서 寅·卯·辰時에 몸에서 열이 심하게 나고 눈은 위를 쳐다보고 손발을 떨며 입에서 뜨거운 침이 흘러나오고 뒷목이 뻣뻣하다면 이것은 肝에 邪氣가 왕성한 것으로, 마땅히 腎을 보하고 肝을 다스려야 한다. 腎을 보하는 데에는 地黃圓을, 肝을 다스리는 데에는 瀉青圓을 쓴다.


## 日午發搐

因潮熱, 巳午未時發搐, 心神驚悸, 目上視, 白睛赤色, 牙關緊口內涎, 手足動搖. 此心旺也, 當補肝治心. 治心導赤散, 涼驚圓, 補肝地黃圓主之.

### 대낮에 경련이 발생하는 경우

潮熱로 인해서 巳·午·未時에 경련이 발생하고 心神이 잘 놀라고 두근거리며 눈은 위를 쳐다보며 눈의 흰자위가 붉은색을 띠며 입을 꽉 다물고 입안에는 침이 가득하고 손발을 떤다면 이것은 心이 왕성한 것이니, 마땅히 肝을 보하고 心을 다스려야 한다. 心을 다스리는 데에는 導赤散과 涼驚圓을, 肝을 보하는 데에는 地黃圓을 쓴다.


## 日晚發搐

因潮熱, 申酉戌時不甚搐而喘, 目微斜視, 身體似熱, 睡露睛, 手足冷, 大便淡黃水, 是肺旺, 當補脾治心肝. 補脾益黃散, 治肝瀉青圓, 治心導赤散主之.

### 저녁에 경련이 발생하는 경우

潮熱로 인해서 申·酉·戌時에 심하게 경련하지는 않고 숨을 헐떡거리며 눈은 약간 斜視가 되고 신체가 열이 나는 듯하고 자면서 눈을 흡뜨고 손발이 차며 대변을 볼 때 淡黃水가 흐른다면 이것은 肺가 왕성한 것이니, 마땅히 脾를 보하고 心과 肝을 다스려야 한다. 脾를 보하는 데에는 益黃散을, 肝을 다스리는 데에는 瀉靑圓을, 心을 다스리는 데에는 導赤散을 쓴다.


## 夜間發搐

因潮熱, 亥子丑時不甚搐而臥不隱, 身體溫壯, 目睛緊, 斜視, 喉中有痰, 大便銀褐色, 乳食不消, 多睡不納津液, 當補脾治心. 補脾益黃散, 治心導赤散, 凉驚圓主之.

### 야간에 경련이 발생하는 경우

潮熱로 인해서 亥·子·丑時에 심하게 경련하지는 않고 자면서도 평온하지 않으며 몸에 고열이 있고 눈동자가 뻑뻑하고 斜視이며, 목구멍에 가래가 있고 대변은 은갈색으로 乳食을 먹은 것이 소화가 잘 되지 않은 채 나오며, 잠을 자꾸 자려 하고 물을 마시고 싶지 않다면 마땅히 脾를 보하고 心을 다스려야 하는데, 脾를 補하는 데에는 益黃散을 쓰며 心을 다스리는 데에는 導赤散과 凉驚圓을 쓴다.


## 傷風後發搐

傷風後得之, 口中氣出熱, 呵欠頓悶, 手足動搖, 當發散, 大靑膏主之. 小兒生本怯者, 多此病也.

### 風에 상한 후에 경련이 발생하는 경우

風에 傷한 후에 얻은 것으로, 입안에서 더운 김이 나오고 하품하며 갑자기 정신이 멍하고 손발을 떤다. 마땅히 발산해야 하니, 大靑膏로 主한다. 태어날 때부터 원래 겁이 많은 아이에게 이러한 병이 많다.

## 傷食後發搐

傷食後得之, 身體溫, 多唾多睡, 或吐不思食而發搐. 當先定搐, 搐退白餠子下之, 後服安神圓.

### 음식에 상한 후에 경련이 발생하는 경우

음식에 傷한 후 얻은 것인데, 신체가 따뜻하며 가래침이 많고 항상 잠을 자려 하며, 혹은 토하고 음식 생각이 없으며 경련이 일어난다. 마땅히 먼저 경련을 가라앉혀야 하니, 경련이 사라지면 白餠子로 瀉下시키며 후에 安神圓을 복용시킨다.

## 百日內發搐

眞者, 不過三二次必死. 假者, 發頻不爲重. 眞者, 內生驚癎. 假者, 外傷風冷. 蓋血氣未實, 不能勝任, 乃發搐也. 欲知假者, 口中氣出熱也, 治之可發散, 大靑膏主之, 及用塗 塗顖浴體法.

### 생후 100일 안에 경련이 발생하는 경우

진짜인 것은 불과 두세 번만 발병해도 반드시 죽으며, 가짜인 것은 자주 발병해도 위험하지 않다. 진짜인 것은 안에 驚風이 생긴 것이며, 가짜인 것은 밖으로 風冷에 傷한 것이다. 血氣가 아직 충실하지 않아 밖으로부터의 風冷한 기운을 이기지 못하여 경련이 발생하게 된다. 가짜인 것을 판별하는 지표는 입안에서 뜨거운 김이 나는 것으로, (風冷한 기운을) 發散하여 치료할 수 있고 大靑膏로 主하며, 숫구멍에 진흙을 칠하고〔塗顖〕 몸을 씻는 방법〔浴體法〕을 사용한다.

## 急驚

因聞大聲或大驚而發搐, 發過則如故, 此無陰也, 當下, 利驚圓主之. 小兒急驚者, 本因熱生於心, 身熱面赤引飲, 口中氣熱, 大小便黃赤, 劇則搐也. 蓋熱甚則風生, 風屬肝, 此陽盛陰虛也, 故利驚圓主之, 以除其痰熱, 不可與巴豆及溫藥大下之, 恐搐, 虛熱不消也. 小兒喀痰熱於心胃, 因聞聲非常, 則動而搐驚矣. 若熱極, 水不因聞聲及驚, 赤目發搐.

### 급경풍의 경우

큰 소리를 듣거나 크게 놀란 것으로 인해 경련이 발생한 것으로, 그치고 난 후에는 이전과 마찬가지이다. 이것은 陰이 충분하지 않아서 그러한 것이므로, (火熱을 내려주기 위해) 마땅히 下法을 써야 하며 利驚圓으로 主한다.

어린아이가 急驚한 것은 원래 熱이 心에서 발생함으로 인한 것으로, 身熱이 있고 얼굴이 붉고 음료수를 먹으려 하며, 입안에서 뜨거운 김이 나고 대소변이 황적색이며, 심한 경우에는 경련이 일어난다. 熱이 심해서 風이 생한 것으로 風은 肝에 속하니, 이것은 陽이 盛하고 陰이 虛한 것이다. 그러므로 利驚圓으로 主하여 痰熱을 제거한다. 巴豆 및 溫藥으로 크게 下해서는 안 되니, 경련이 발생하는 것을 염려하는 것으로, 虛熱이 사라지지 않았기 때문이다. 어린아이에 痰熱이 心胃에 머물러 평소에 듣지 못한 소리를 들으면 痰熱이 움직여 놀라 경련하게 된다. 만약 열이 심하면 소리를 듣거나 놀라지 않더라도 저절로 경련이 발생한다.

## 慢驚

因病後或吐瀉, 脾胃虛損, 遍身冷, 口鼻氣出亦冷, 手足時瘈瘲, 昏睡, 睡露睛, 此無陽也, 括蔞湯主之.

凡急慢驚, 陰陽異證, 切宜辨而治之, 急驚合涼瀉, 慢驚合溫補, 世間俗方多不分別, 誤小兒甚多. 又小兒傷於風冷, 病吐瀉, 醫謂脾虛,以溫補之, 不已. 復以凉藥治之, 又不已, 謂之 本傷風, 謂亂攻之, 因脾氣卽虛, 內不能散, 外不能解, 之十餘日, 其證多睡露睛, 身溫. 風在脾胃, 故大便不聚而爲瀉, 當去脾間風, 風退則利止, 宜風散主之, 後用使君子圓補其胃. 亦有諸吐利久不差者, 脾虛生風, 而成慢驚.

### 만경풍의 경우

앓고 난 후에 혹은 吐瀉에 의해 脾胃가 虛損하여, 몸 한쪽이 冷하고 입과 코에서 찬 김이 나오며 손발이 때때로 瘈瘲하며 의식이 없어지며 잠드는데, 자면서 눈을 홉뜨니, 이것은 陽이 없어서 그러한 것으로 括蔞湯으로 主한다.

무릇 급경풍, 만경풍은 음양이 다른 병증이니 切診을 하여 변별하여 치료하며, 急驚에는 寒凉 瀉下의 방법이 적합하고 慢驚에는 溫補의 방법이 적합하다. 세간의 떠도는 처방들은 분별하여 사용하지 않은 것이 많으니, 어린아이를 잘못 치료하는 경우가 매우 많다. 또 어린아이가 風冷에 상하여 吐瀉病을 앓으면, 의사는 脾虛라 하여 溫補하니, 吐瀉가 그치지 않고 다시 凉藥으로 다스려도 또 그치지 않는다. 본래 傷風이라고 진단하여 치료하더라도 의사가 난잡하게 攻伐하는 약물로 치료하면 脾氣가 虛하게 되어, 안으로 (食積을) 散하지 못하고 밖으로는 (風冷을) 解하지 못하여 십여 일에 이르러 자꾸 자려고 하며 자면서 눈을 홉뜨고 몸이 뜨끈뜨끈해진다. 風이 脾胃에 있으면 대변이 응집되지 못하여 설사가 되니 마땅히 脾의 風을 제거해야 하는데, 風이 제거되면 설사가 그치니 宣風散으로 主하며 後에 使君子圓으로 胃를 補한다. 吐利가 오래되어 나아지지 않은 경우에는 脾가 虛하여 風이 生하여 慢驚이 된다.

## 五癇

凡治五癇, 皆隨臟治之. 每臟各有一獸. 犬癇, 反折上竄, 犬叫, 肝也. 羊癇, 目瞪 吐舌, 羊叫, 心也. 牛癇, 目直視, 腹滿, 牛叫, 脾也. 鷄癇, 驚跳, 反折, 手縱, 鷄叫, 肺也. 猪癇, 如尸吐沫, 猪叫, 腎也.

五癎重者死, 病後甚者亦死.

### 다섯 가지 癎證

　무릇 五癎을 치료하는 데에는 모두 臟을 따라 치료한다. 臟器는 각기 해당하는 동물이 있는데, 犬癎은 몸이 뒤로 꺾이고 눈동자가 위로 쏠리게 되며 개 우는 소리를 내니 肝에 해당한다. 羊癎은 눈이 멍하니 허공을 바라보며 혀를 내고 있으며 양 우는 소리를 내니 心에 해당한다. 牛癎은 눈알을 돌리지 못하고 직시하며 腹滿하고 소 우는 소리를 내니 脾에 해당한다. 雞癎은 놀라 펄쩍 뛰며 몸이 뒤로 꺾이며 손은 축 늘어져 있으며 닭 우는 소리를 내니 肺에 해당한다. 猪癎은 시체와 같이 드러누워 거품을 토하며 돼지 우는 소리를 내니 腎에 해당한다. 五癎이 重한 경우에는 죽으며 병후에 후유증이 심한 경우에도 죽는다.

## 瘡疹候

　面燥腮赤, 目胞亦赤, 呵欠頓悶, 乍凉乍熱, 咳嗽噴嚔, 手足梢冷, 夜臥驚悸, 多睡, 並瘡疹證, 此天行之病也. 惟用溫凉藥治之, 不可妄下及妄攻發. 受風冷, 五臟各有一證, 肝臟水疱, 肺臟膿疱, 心臟斑, 脾臟疹, 歸腎變黑. 惟斑疹, 病後或發癎, 餘瘡難發癎矣. 木勝脾, 木歸心故也. 若凉驚, 用凉驚圓. 溫驚, 用粉紅圓.

　小兒在胎十月, 食五臟血穢, 生下則其毒當出, 故瘡疹之狀, 皆五臟之液, 肝主淚, 肺主涕, 心主血, 脾爲裏血. 其瘡出有五名, 肝爲水疱, 以淚出如水, 其色靑小. 肺爲膿疱, 以涕稠濁, 色白而大. 心爲斑, 主心血, 色赤而小, 次於水疱. 脾爲疹, 小次斑瘡, 其主裏血, 故色赤黃淺也. 涕淚出多, 故膿疱, 水疱皆大. 血營於內, 所出不多, 故斑疹皆小也. 病疱者, 涕淚俱少, 譬胞中容水, 水去則瘦故也.

　始發潮熱, 三日以上, 熱運入皮膚卽發瘡疹, 而不甚多者, 熱留膚腠之間故也. 潮熱隨臟出, 如早食潮熱不已, 爲水疱之類也. 瘡疹始出之時, 五臟證見, 惟腎無候, 但見平證耳, 骹凉, 耳凉是也. 骹耳俱屬於腎, 其居北方主冷也. 若瘡黑陷而耳骹反熱者, 爲逆也. 若用百祥圓, 牛李膏, 各三服不愈者, 死病也.

凡瘡疹若出, 辨視輕重. 若一發便出盡者, 必重也. 瘡來疹者, 半輕半重也. 出稀者輕, 裏外微紅者輕, 外黑裏赤者微重也, 外白裏黑者大重也. 瘡端裏黑點如針孔者, 勢劇也. 青乾紫陷, 昏睡, 汗出不止, 煩燥熱渴, 腹脹, 啼喘, 大小便不通者, 困也.

凡瘡疹, 當乳母愼口, 不可令飢及受風冷, 必歸腎而變黑, 難治也. 有大熱者, 當利小便. 有小熱者, 宜解毒. 若黑紫乾陷者, 白祥圓下之. 不黑者, 愼勿下. 更看時月輕重, 大抵瘡疹屬陽, 出則爲順. 故春夏病爲順, 秋冬病爲逆. 冬月腎旺, 又盛寒, 病多歸腎變黑. 又當辨春膿疱, 夏黑陷, 秋斑子, 冬疹子, 亦不順也, 雖重病猶十活四五. 黑者, 無問何時, 十難救一. 其候或寒戰咬牙, 或身黃腫紫, 宜急以白祥圓下之. 復惡寒不已, 身冷出汗, 耳骹反熱者, 死病也. 何以然? 腎氣大旺, 脾虛不能治故也. 下後身熱氣溫, 欲飲水者可治, 以脾生勝腎, 寒去而溫熱也. 治之宜解毒, 不可妄下, 妄下則內虛, 多歸於腎. 若能食, 而痂頭焦起, 或未焦而喘實者, 可下之. 身熱煩渴, 腹滿而喘, 大小便澀, 面赤, 悶亂, 大吐, 此當利小便. 不差者, 宣風散下之. 若五七日痂不焦, 是內發熱, 熱氣蒸於皮中, 故瘡不得焦痂也. 宜宣風散導之, 用生犀磨汁解之, 使熱不生, 必着痂矣.

瘡疹由內相勝也, 惟斑疹能作搐. 疹爲脾所生, 脾虛而肝旺乘之, 木來勝土, 熱氣相擊, 動於心神, 心喜爲熱, 神氣不安, 因搐成癇. 斑子爲心所生, 心生熱, 熱則生風, 風屬於肝, 二臟相搏, 風火相爭, 故發搐也. 治之當瀉心肝, 補其母, 栝樓湯主之.

瘡黑而忽瀉, 便膿血, 并痂皮者順. 水穀不肖者逆. 何以然? 且瘡黑屬腎, 脾氣本強, 或舊服補脾藥, 脾氣得實, 腎雖用事, 脾可制之. 今瘡入腹爲膿血及連痂皮得出, 是脾強腎退, 卽病出而安也. 米穀及瀉乳不化者, 是脾虛不能制腎, 故自洩也, 此必難治.

### 瘡疹의 증후

얼굴이 건조하고 뺨이 붉으며 目胞(눈꺼풀) 또한 붉고, 하품하고 갑자기 정신이 멍하며, 때로는 차가웠다가 때로는 열이 나곤 하며, 기침하고 재채기하며, 손가락, 발가락이 차가우며, 밤에 누우면 가슴이 두근거리며 안정이 되지 않고 그러면서도 자꾸 자고 싶어하며 아울러 瘡疹이 있으니, 이것은 天行之病(유행병)이다. 오직 溫凉한 약을 사용하여 치료하고, 攻下法을 망령되이 사용하여 風冷을 받아서는 안 된다. 오장에서 각기 하나의 증이 발생하니, 간장에 속하는 증세는 水疱이고, 폐장에 속하는 증세는 膿疱, 심장에 속하는 증세는 斑, 비장에 속하는 증세는 疹, 신장에 속하는 증세는 색이 검어지는 것이다. 오직 斑疹을 앓고 난 후에 간혹 癎이 발생하니 다른 瘡은 癎이 발하기 어렵다. 木이 脾를 이기고, 木이 心에 歸하는 까닭이기 때문이다. 만약 凉驚이라면 凉驚圓을 사용한다. 溫驚이라면 粉紅圓을 사용한다.

어린아이가 태아의 상태로 10개월 동안 있으면서 어머니의 五臟에서 나온 獨血汚物(피찌꺼기)를 먹는데 태어나면 이 독이 당연히 배출되어야 하니, 그러므로 瘡疹의 형상은 모두 五臟의 液인 것이다. 肝은 눈물을 主하고, 肺는 콧물을 主하고, 心은 血을 主하고, 脾는 血을 둘러싸는 작용(피가 새어나오지 않게 하는 작용)을 한다. 瘡이 나오는 것에 대해서 다섯 가지의 이름이 있는데, 水泡는 간에 속하니 눈물과 같이 흘러나오고, 수포의 색은 푸르고 크기는 작다. 농포는 폐에 속하니 농포 내의 액체가 콧물과 같이 끈적거리고 혼탁하며, 농포의 색은 백색이고 크기가 크다. 斑은 心에 속하니 心은 心血을 主하므로 적색이며, 크기는 작은데 水疱 다음으로 작다. 疹은 脾에 속하니 斑瘡 다음으로 작고, 脾는 血을 둘러싸는 작용(피가 새어나오지 않게 하는 작용)을 하므로 옅은 적황색이다. 눈물과 콧물이 많이 나오므로 농포와 수포가 모두 크다. 혈이 안에서 營爲하여 나오는 것이 많지 않으므로 斑과 疹이 모두 작다. 수포·농포성 질환이 있는 자는 눈물과 콧물이 모두 적고, 비유하건대 胞中에 물이 담겨 있는데, 물이 빠져나가면 몸에 물기가 적어지는 것이라 할 수 있다.

처음에는 潮熱이 발생하고, 3일 이상 지나면 熱이 피부로 들어가서 창진이 발생하며, 심하지 않은 경우는 열이 피부 腠理의 사이에 있는 까닭이다. 潮熱이 臟을 따라 나오므로(潮熱이 발생하는 시간대가 각 臟에 따라 다른데) 만약 아침밥을 먹을 무렵에 조열이 그치지 않으면 수포의 類가 되는 것이다. 창진이 처음 나오는 때에는 五臟의 증이 보이는데 오로지 腎에서는 그 징후가 없이 단지 평범한 증만 보일 뿐이니, 꼬리뼈와 귀가 차가운 것이 바로 그것이다.

귀와 꼬리뼈는 모두 腎에 속하며, 북방에 위치하며 冷을 主한다. 만약 瘡이 까맣게 움푹 들어가고〔若瘡黑陷〕 귀와 꼬리뼈에 도리어 열이 나는 경우는 逆證의 경우이다. 만약 白祥圓과 牛李膏를 각각 세 번 먹어도 낫지 않는다면 죽을 병이다.

무릇 창진이 나온다면 경중을 보아 변별해야 한다. 한 번 발해서 곧 다 나오는 경우라면 重한 것이다. 瘡에 疹을 겸한 경우라면 반은 輕하고 반은 중한 것이다. 나오는 것이 듬성듬성 나는 경우는 경한 것이고, 안과 밖이 옅은 홍색인 것은 경한 것이고, 겉은 흑색이고 속은 적색인 경우는 약간 중한 것이며, 겉은 백색이고 속은 흑색인 것은 크게 중한 것이다. 瘡의 끄트머리나 瘡의 안에 흑점이 침구멍 같은 경우는 그 병세가 극렬한 것이다. 창이 청색으로 건조하거나 자색으로 움푹 들어가고 의식이 없이 잠에 빠져들고 땀이 나는 것이 멈추지 않으며, 번조하며 열이 나며 목이 마르고 배가 부풀어 팽만하고 울면서 숨이 차며 대소변이 통하지 않으면 곤란하다.

무릇 아이가 瘡疹을 앓을 때는 마땅히 乳母가 식생활에 신중을 기해야 하고 (비린 것, 맵고 짠 자극성 음식 등을 먹지 않도록), 아이가 배고프게 하거나 바람과 찬 기운을 조심하지 않으면 반드시 창진의 독이 신장으로 들어가 흑색으로 변하여 치료하기 어렵다.

열이 높은 경우에는 소변을 잘 통하게 해야 한다. 약간의 열이 있는 경우에는 해독해야 한다. 흑자색을 띠고 건조하며 움푹 파인 경우에는 白祥圓으로 下法을 시행하며, 흑색이 아닌 경우에는 하법을 사용해서는 안 된다. 사시에 따른 瘡疹의 경중을 다시 살펴보면, 대저 瘡疹은 양에 속하므로 나오는 것이 순리에 따르는 치유과정인 것이다. 그러므로 봄과 여름에 창진을 앓으면 (양기가 발산하기 쉬운 계절이므로) 순리에 따라 잘 낫는 것이요, 가을과 겨울에 창진을 앓으면 (양기가 수렴 폐장하는 계절이므로) 자연스럽게 낫지 않고 逆症이 된다. 병이 나는 것은 순리에 거스르는 것이다. 겨울에는 腎의 기운이 왕성하고 또한 매우 추우므로 병은 腎으로 돌아가 흑색으로 변한다. 또한 봄에 膿疱가 생기는 것과 여름에 黑陷한 것과 가을에 斑이 생기는 것과 겨울에 疹이 생기는 것은 순리에 맞지 않는다는 것을 마땅히 변별해야 하고, 비록 중병이지만 열 명 중 네다섯은 살릴 수 있다. 瘡疹이 검은 것은 어느 때를 불문하고 열 명 중 한 명을 구하기도 힘들다. 그 증후가 몸을 으스스 떨며 이를 악물거나 몸이 누렇고 자색으로 붓거나 하는 것이면, 白祥圓으로 급히 下法을 시행해야 한다. 다시 오한이 그치지 않고 몸이 차고 땀이 나오며 귀와 꼬리뼈가 도리어 뜨거운 경우는 죽을 병이다. 어째서 그러한가? 腎氣[7]가 크게 왕성하며, 脾가 힘이 없어 腎氣를 견제하지 못하기 때문이다. 下法을 사용한 후 몸에 열이 나고 내뿜는 입김이 따뜻하고 물을 마시려고 하면 치료할 수 있으니, 이는 脾氣가 生하여 腎氣를 이길 수 있어 寒이 물러나 따뜻해지고 열이 나는 것이다. 이것을 치료하는 데에는 해독이 필요하며 망령되이 下法을 사용해서는 안 되니, 망령되이 下法을 사용하면 안으로 크게 허하여 병이 腎으로 돌아가는 일이 많다. 만약 음식을 먹을 수 있고 창진에 딱지가 앉아 딱지 끄트머리가 건조되어 까맣게 일어나거나 혹은 까맣지 않더라도 천식이 강한 경우에는 下法을 사용할 수 있다. 몸에 열이 나고 가슴에 번열이 나고 목이 마르고 배가 부풀어 팽만하고 천식을 하고 대소변이 시원치 않고 얼굴이 붉고 가슴이 답답하고 어지러우며 크게 토하면, 이것은 마땅히 소변을 잘 나가게 해야 한다. 차도가 없으면 宣風散으로 下法을 시행한다. 만약 5~7일이 되었는데 딱지가 앉지 않으면, 이것은 안에서 열이 나고 열기가 피부 사이에서 더운 김을 내어 데우는 것이니, 그러므로 瘡疹이 건조되지 못하여 까맣게 딱지

---

7) 이때의 腎氣는 腎의 邪氣 혹은 水氣에 해당하는 것으로 보인다.

가 생기지 않는 것이다. 마땅히 宣風散으로 열기를 소통시켜 빼내고, 生犀角을 간 즙을 사용하여 열기가 생기지 않게 하면 좀 나아져서 딱지가 생길 것이다.

창진은 몸 안에서 五臟의 相克관계가 정상적인 범위를 벗어나서 나타나는데, 오직 斑疹만이 경련을 일으킬 수 있다. 疹은 脾에서 생긴 것으로, 비의 기운이 허하고 간의 기운이 왕성하여 목이 토를 이기는 형상이 되어 열기가 서로 부딪쳐서 심신을 요동하게 하고, 心은 열로 인해 병이 되기 쉬워, 神氣가 불안하게 되어 경련이 일어나 癎證(驚風)을 이룬다. 斑子는 心에서 생하는 것이며 심은 熱을 생성하고 열은 風을 생하고 풍은 肝에 속하는데, 이 두 개의 臟의 기운이 서로 부딪쳐서 風火가 서로 싸우게 되니 경련이 발생하게 되는 것이다. 이의 치료로는 마땅히 심과 간을 瀉해야 하고 그 어미를 補해야 함이니, 瓜蔞湯으로 치료한다.

창의 색이 검은색이고 홀연히 설사를 하는데 농혈변을 싸고 아울러 딱지가 앉는 자는 순리에 맞는 치유과정이다. 음식물을 소화시키지 못하는 자는 순리에 거스르는 것이다. 어째서 그러한가? 창의 색이 검은 것은 腎에 속하고, 비의 기운이 본래 강하거나 혹은 비를 補하는 약을 오래 복용하면 비의 기운이 實하게 되어, 腎이 무슨 일을 하려 해도 脾가 이것을 견제할 수 있게 된다. 지금 瘡이 복부로 들어가 농혈을 만들면서도 곧이어 딱지가 앉는 것은 비의 기운이 강하고 신의 기운이 쇠퇴하는 것이니 병이 나가고 편안해지는 것이다. 음식물과 우유를 소화시키지 못하고 설사하는 자는, 이것은 비의 기운이 허하여 신의 기운을 견제하지 못하여 스스로 새는 것이니 치료하기 어렵다.

## 傷風

昏睡, 口中氣熱, 呵欠, 頓悶, 當發散, 與大靑膏. 解不散, 有下證, 當下, 大黃圓主之. 大飮水不止而善食者, 可微下, 餘不可下也.

### 風에 상한 경우

의식이 없고 입안에서 더운 김이 나고 열기가 있고 하품하고 갑자기 정신이 멍한 것은 마땅히 발산해야 하니, 大靑膏를 쓸 만하다. 발산해도 풀리지 않고 하법을 써야 할 증상이 있는 것은 마땅히 하법을 사용해야 하니, 大黃圓으로 치료한다. 물을 계속 먹어대고 음식을 잘 먹는 것은 약간 하법을 쓰는 것이 가능하지만, 그 외에 하법을 사용하는 것은 불가하다.

## 傷風手足冷

脾臟怯也, 當和脾, 後發散, 和脾益黃散, 發散大靑膏主之.

### 風에 상하고 손발이 차가운 경우

비장이 약해진 것으로, 마땅히 비의 기운을 조화롭게 해야 하고 후에 발산을 해야 하니, 비를 조화롭게 하는 데에는 益黃散을 사용하고 발산을 하는 데에는 大靑膏를 사용한다.

## 傷風自利

脾臟虛怯也. 當補脾, 益黃散. 發散, 大靑膏主之. 未差, 調中圓主之. 有下證, 大黃圓下之, 下後服溫經圓.

### 風에 상하고 설사하는 경우

비장이 약해진 것으로, 마땅히 비의 기운을 補해야 하니 益黃散을 사용한다. 발산하려면 大靑膏를 사용한다. 아직 차도가 없으면 調中圓을 사용한다. 하법을 써야 할 증상이 있으면 大黃圓으로 하법을 시행해야 하고, 하법을 시행한 후에는 溫驚圓을 사용한다.

## 傷風腹脹

脾臟虛也, 當補脾. 必不喘後發散, 乃補脾也. 去脹, 塌氣圓主之. 發散, 大靑膏主之.

**風에 상하고 배가 부풀어 팽만하고 더부룩한 경우**

비장의 기운이 허한 것으로, 마땅히 脾의 기운을 補해야 한다. 반드시 숨이 차서 헐떡거리지 않게 된 후에 발산법을 시행해야 하고, 이에 비를 보해야 한다. 배가 부풀어 팽만한 증상을 없애는 데에는 塌氣圓을 사용한다. 발산하는 데에는 大靑膏를 사용한다.


## 傷風兼臟

兼心則驚悸, 兼肺則悶亂喘息, 哽氣, 長出氣, 嗽. 兼腎則畏明.

**風에 상하고 五臟病의 증상을 겸한 경우**

心病을 겸하면 놀라 가슴이 두근거리며, 肺病을 겸하면 가슴이 답답하여 어지럽고 천식을 하거나, 목이 메이며 크게 숨을 내쉬고 기침을 한다. 腎病을 겸하면 밝은 것을 싫어한다.


## 傷風下後餘熱

以藥下之太過, 胃中虛熱, 飮水無力也. 當生胃中津液, 多服白朮散.

**風에 상하고 下法을 쓴 후에 餘熱이 있는 경우**

하법을 과하게 사용하여 胃에 虛熱이 발생하므로, 물을 많이 마시고 힘이 없게 된다. 마땅히 胃의 津液을 생성해야 하니, 白朮散을 많이 복용해야 한다.


## 傷寒瘡疹同異

傷寒, 男體重面黃, 女面赤喘急, 憎寒. 各口中氣熱, 呵欠, 頓悶, 項急也.

瘡疹則 腮赤燥, 多噴嚏, 悸動昏倦, 四肢冷. 傷寒當發散之, 治瘡行溫平. 有大熱者, 解毒. 餘見前說.

### 寒에 상한 것과 瘡疹에 걸린 것의 차이

傷寒이 되면 남아의 경우에는 몸이 무겁고 얼굴이 누렇고, 여아의 경우에는 얼굴은 붉고 천식하여 숨이 급하며 추위를 매우 싫어한다. 남아 여아 제각기 입 안에서 뜨거운 김이 나고 하품을 하고 갑자기 정신이 멍한 일이 있고 뒷목이 뻣뻣하다. 瘡疹의 경우에는 뺨이 붉고 말라 있으며 재채기를 많이 하고 가슴이 두근거리며 정신이 없어지고 피로해하며 팔다리가 차다. 傷寒의 경우에는 마땅히 발산해야 하고, 瘡疹을 치료하는 데에는 溫平法을 행한다. 열이 높은 경우에는 해독을 한다. 나머지는 앞의 내용에 나와 있다.


## 初生三日內吐瀉壯熱

不思乳食, 大便乳食不消, 或白色, 是傷食, 當下之, 後和胃. 下用白餠子, 和胃用益黃散主之.

### 생후 3일 내에 吐瀉하고 壯熱하는 경우

젖을 먹으려 하지 않고 대변에 젖이 소화되지 않은 것이 그대로 나오거나 흰색을 띠게 되니, 이것은 음식에 傷한 것으로 마땅히 하법을 사용하고, 그 후에 胃를 조화롭게 해야 한다. 하법을 사용하는 데에는 白餠子를 사용하고, 胃를 조화롭게 하는 데에는 益黃散을 사용한다.


## 初生三日已上至十日吐瀉身溫凉

不思乳食, 大便靑白色, 乳食不消, 此上實下虛也. 更有兼見證. 肺, 睡露睛, 喘氣. 心, 驚悸, 飮水. 脾, 困倦, 饒睡. 肝, 呵欠, 頓悶. 腎, 不語, 畏明. 當瀉, 見兒兼臟, 補脾益黃散主之. 此二證多病於秋夏也.

### 생후 3~10일 사이에 吐瀉하고 몸이 따뜻하거나 서늘한 경우

젖을 먹으려 하지 않고 대변이 청백색이고 젖이 소화되지 않은 채 나오면, 이것은 상초는 실한데 하초가 허한 것이다. 다시 오장의 겸증이 보인다. 肺의 病을 겸하면 저면서 눈을 홉뜨고, 心의 병을 겸하면 가슴이 두근거리며 잘 놀라고 물을 자주 마신다. 脾의 병을 겸하면 피곤해하고 넉넉하게 잠을 자고도 또 잔다. 肝의 병을 겸하면 하품을 하고 갑자기 정신이 멍하게 되는 일이 있다. 腎의 병을 겸하면 말을 하지 못하며 밝은 것을 싫어한다. 마땅히 瀉法을 사용해야 하니, 아이가 어느 장부의 병을 겸했는지 보아 치료하는데 脾를 補하려면 益黃散으로 치료한다. 이 두 가지 병은 가을과 여름에 많다.

## 初生下吐

初生下, 拭掠兒口穢惡不盡, 嚥入喉中, 故吐, 木瓜圓主之. 凡初生, 急須拭掠口中冷淨, 若啼聲一發, 則嚥下, 多生諸病.

### 신생아가 태어나자마자 토하는 경우

처음 태어나자마자 아이의 입을 씻는데 그 더러운 것이 다 씻기지 않아서 목구멍으로 넘어가면 토하게 되니, 木瓜圓으로 치료한다. 무릇 처음 태어났을 때 급히 입안을 차가운 물로 씻는데, 만약 우는 소리가 한 번 나와서 넘어가게 되면 이에 많은 병이 생긴다.

## 傷風吐瀉身溫

乍凉乍熱, 睡多, 氣麤, 大便黃白色, 嘔吐, 乳食不消, 時咳嗽, 更有五臟兼見證, 當煎入臟君臣藥, 化大靑膏, 後服益黃散. 如先曾下, 或無下證, 愼不可下也. 此乃脾肺受寒, 不能入脾[8]也.

---

8) 다른 판본에는 食으로 되어 있는 경우도 있다.

**風에 상하여 吐瀉하고 몸이 溫한 경우**

몸이 때로는 서늘하고 때로는 열이 나기도 한다. 잠이 많고 숨이 거칠고 대변 색이 황백색이며 구토하고 젖이 소화되지 않은 채 나오며 때로 기침하고 다시 오장의 겸증이 있으면, 마땅히 臟에 따른 君臣藥을 집어넣어 끓이고 여기에 大青膏를 녹여서 아이에게 먹이고 후에 益黃散을 먹이면 된다. 만약 먼저 일찍이 下法을 사용하였거나 혹은 하법을 사용해야 할 증상이 없으면, 삼가 하법을 사용하지 말아야 한다. 이 병증은 脾와 肺가 寒邪를 받아서 젖을 받아들일 수 없는 것이다.


## 傷風吐瀉身熱

多睡能食乳, 飮水不止, 吐痰, 大便黃水, 此爲胃虛熱渴吐瀉也. 當生胃中津液, 以止其渴, 止後用發散藥. 止渴多服白朮散, 發散大青膏主之.

**風에 상하여 吐瀉하고 몸이 熱한 경우**

항상 잠을 자려 하고 젖을 먹을 수 있고 물을 끊임없이 마시며 담을 토하고 대변을 볼 때 누런 물이 나오면, 이것은 胃가 허하여 열로 인해 갈증이 나고 토하고 설사하는 것이다. 마땅히 胃 속의 진액을 생성시켜서 그 갈증을 멈추게 하고, 갈증이 그친 후에는 發散藥을 사용한다. 갈증을 멈추게 하는 데에는 白朮散을 많이 복용시키고, 발산하는 데에는 大青膏를 사용한다.


## 傷風吐瀉身凉

吐沫瀉青白色, 悶亂不渴, 哽氣長出氣, 睡露睛, 此傷風荏苒輕怯, 因成吐瀉, 當補脾後發散. 補脾益黃散, 發散大青膏主之, 此二證多病於春冬也.

### 風에 상하여 吐瀉하고 몸이 凉한 경우

토하는데 거품이 나고 설사가 청백색이며, 가슴이 답답하고 어지러우며 갈증은 나지 않는데 목이 메어 길게 숨을 내쉬며 자면서 눈을 흡뜨면, 이것은 風에 상한 뒤에 시간이 점점 지나서 허약하게 되어 이로 인해 토하고 설사하게 된 것이니, 마땅히 脾를 補한 후 발산을 해야 한다. 脾를 補하는 데에는 益黃散을, 발산을 하는 데에는 大靑膏를 사용하며, 이 두 가지 證은 봄과 겨울에 많다.


## 風溫潮熱壯熱相似

潮熱者, 時間發熱, 過時卽退, 來日依時發熱, 此欲發驚也. 壯熱者, 一向熱而不已, 甚則發驚癇也. 風熱者, 身熱而口中氣熱, 有風證. 溫壯者, 但溫而不熱也.

### 風熱, 溫狀, 潮熱, 壯熱의 차이

潮熱이라는 것은 어느 시간에 발열하여 그 시간이 넘으면 발열이 멈추며, 그 다음날에는 그 시간에 따라서 발열하는 것이며, 이것은 驚氣로 되는 경향이 있다. 壯熱이라는 것은 꾸준히 고열이 나서 멈추지 않는 것으로, 심하면 驚癇을 유발한다. 風熱이라는 것은 身熱이 있고 입안에서 따뜻한 김이 나고 風의 證이 있는 것이다. 溫壯이라는 것은 단지 따뜻하기만 하고 열은 나지 않는 것이다.


## 腎怯失音相似

病吐瀉及大病後, 雖有聲而不能言, 又能嚥藥. 此非失音, 爲腎怯不能上接於陽故也. 當補腎地黃圓主之, 失音乃猝病耳.

### 腎怯과 失音의 차이

토하고 설사하는 병을 앓은 후와 큰 병을 앓은 후에는 비록 소리는 낼 수 있지만, 말을 못하고 약을 삼킬 수는 있다. 이것은 失音한 것이 아니라 腎이 약해서 위로 陽과 접하지 못하는 것이다. 마땅히 腎을 補하는 地黃圓을 사용하고, 失音은 이에 급작스런 병일 따름이다.


## 黃相似

身皮目皆黃者, 黃病也. 身痛髆背强, 大小便澁, 一身盡黃, 面目指爪皆黃, 小便如屋塵色, 看物皆黃, 渴者難治, 此黃疸也. 二證多病於大病後. 別有一證, 不因病後, 身微黃者, 胃熱也. 大人亦同. 又有面黃, 腹大, 食土, 渴者, 脾疳也. 又有自生而身黃者, 胎疸也. 古書云: 諸疸皆熱, 色深黃者是也. 若淡黃兼白者胃怯, 胃不和也.

### 황색을 띠는 병의 차이

몸의 피부와 눈이 모두 누런 것은 黃病이다. 몸에 통증이 있고 어깻죽지와 등이 경직되어 있고 대소변이 시원치 않으며, 온몸이 다 누렇고 얼굴과 눈·손톱이 모두 누렇고 소변이 집안의 먼지와 같은 색깔이며 물건을 다 황색으로 보고 갈증이 있는 자는 치료하기 어려우니, 이것이 황달이다. 두 가지의 증은 큰 병을 앓은 후에 많이 나타난다. 따로 하나의 증이 있어, 병후로 인하지 않은 경우로 몸이 약간 황색인 경우는 胃의 熱 때문이다. 어른도 마찬가지이다. 또 얼굴이 황색이고 배가 크게 불러 있으며 흙을 먹으며 갈증이 있는 자는 脾疳이다. 또 태어날 때부터 몸이 황색인 것은 胎疸이라 한다. 古書에서 이르기를 모든 疸은 모두 熱證이라 했으니, 짙은 황색을 띠는 경우가 바로 이것이다. 만약 담황색에 약간 흰색이 있는 경우라면 胃가 허약한 것이니, 胃가 조화롭지 못한 것이다.


## 夏秋吐瀉

五月十五日以[9]後, 吐瀉身壯熱, 此熱也, 小兒臟腑十分中九分熱也.

---

[9] 어떤 책에는 已(중국의 과기출판사본)로 되어 있고, 어떤 책에는 以(의성당본)로 되어 있다.

或因傷熱乳食, 吐乳不消, 瀉深黃色, 玉露散主之.

六月十五日以[10]後, 吐瀉, 身溫似熱, 臟腑六分熱四分冷也. 吐嘔, 乳食不消, 瀉黃白色, 似渴, 或食乳或不食乳. 食前少服益黃散, 食後多服玉露散.

七月七日以[11]後, 吐瀉身溫凉, 三分熱, 七分冷也. 不能食乳多似睡, 悶亂, 哽氣長出氣, 睡露睛, 脣白多穢, 欲大便, 不渴, 食前多服益黃散, 食後少服玉露散.

八月十五日以後, 吐瀉身冷, 無陽也. 不能乳食, 乾穢, 瀉青褐水, 當補脾益黃散主之, 不可下也.

### 여름과 가을에 토하고 설사하는 경우

5월 15일 이후에 토하고 설사하고 몸에서 壯熱이 있는 것은 熱로 인한 것으로, 어린아이의 장부 가운데 10 중 9 정도가 열한 것이다. 혹은 뜨거운 젖을 먹다가 체하면 소화되지 않은 젖을 토하고, 설사의 색이 짙은 황색인데 玉露散을 사용한다.

6월 15일 이후에 토하고 설사하며 몸이 따뜻해 열이 나는 듯하면, 장부의 60%는 열하고 40%는 냉한 것이다. 토하고 구역질을 하는데 젖이 삭지 않은 채 나오며 瀉시키지 못하고 설사가 황백색이고 갈증이 나는 듯하며, 혹은 젖을 먹거나 혹은 젖을 먹지 못한다. 식전에 益黃散을 약간 먹고, 식후에는 玉露散을 많이 복용시킨다.

7월 7일 이후에 토하고 설사하고 몸이 따뜻했다 서늘했다 하는 것은 30%는 열이고 70%는 냉한 것이다. 젖을 먹지 못하고 자꾸 조는 듯하며 가슴이 답답하고 어지러우며 목이 메어서 숨을 길게 내쉬고 잠을 잘 때 눈을 흡뜨며 입술은 핏기가 없이 허옇고, 자꾸 구역질이 나고, 대변을 보고 싶은 생각이 자주 나며, 갈증이 나지는 않는다. 8월 15일 이후에 토하고 설사하며 몸이 찬 것은 陽

---

10) 위와 같음.
11) 위와 같음.

氣가 충분히 없는 것이다. 젖을 먹지 못하고 헛구역질을 하며 설사할 때 청갈색의 물이 나오면, 마땅히 脾를 補하는데 益黃散을 사용하고 하법을 사용해서는 안 된다.

## 吐乳

吐乳瀉黃, 傷熱乳也. 吐乳瀉靑, 傷冷乳也. 皆當下.

### 젖을 토할 경우

젖을 토하고 설사가 누런 것은 뜨거운 젖에 체한[12] 것이다. 젖을 토하고 설사가 푸른 것은 차가운 젖에 체한 것이다. 마땅히 下法을 사용해야 한다.

## 虛羸

脾胃不和, 不能食乳致肌瘦, 亦因大病, 或吐瀉後, 脾胃尚弱, 不能傳化穀氣也. 有冷者, 時時下利, 脣口靑白. 有熱者, 溫壯身熱, 肌肉微黃, 此冷熱虛羸也. 冷者木香圓主之, 夏月不可服. 如有證, 則少服之. 熱者胡黃連圓主之, 冬月不可服. 如有證, 則少服之.

### 허약하고 파리해지는 虛羸證의 경우

비위가 조화롭지 못하여 젖을 먹지 못하니 기육이 마르게 되는 것이고, 또는 큰 병을 앓은 후나 토하고 설사한 뒤에 비위가 약해져서 穀氣를 傳化[13]하지 못하는 것이다. 冷이 있는 경우에는 때때로 설사하고 입술과 입술이 푸르스름하면서 핏기가 없이 허옇고, 熱이 있는 경우에는 몸이 단지 따뜻거나 신열이 있고 기육이 옅은 누런색이니, 이것이 冷熱虛羸이다. 냉이 있는 경우에는 木香圓을 사용하는데 여름에는 복용해서는 안 되고, 만약 증상이 있으면 소량을 복용해야

---

12) '傷食'을 '滯'로 의역하였다.
13) 정미로운 영양물질로 바뀌어 온몸의 조직에 보내지는 것.

한다. 열이 있는 경우에는 胡黃連圓을 사용하는데 겨울에는 복용해서는 안 되고, 만약 증상이 있으면 소량을 복용해야 한다.

## 咳嗽

夫嗽者, 肺感微寒. 八九月間, 肺氣大旺, 病嗽者, 其病必實, 非久病也. 其證面赤痰盛身熱, 法當以葶藶圓下之. 若久者, 不可下也. 十一月十二月嗽者, 乃傷風嗽也. 風從背脊第三椎肺俞穴入也, 當以麻黃湯汗之. 有熱證面赤, 飮水涎熱, 咽喉不利者, 宜兼甘桔湯治之. 若五七月間, 其證身熱痰盛唾粘者, 以褊銀圓下之. 有肺盛者, 欬而後喘, 面腫, 欲飮水, 有不飮水者, 其身卽熱, 以瀉白散瀉之. 若傷風咳五七日, 無熱證而但嗽者, 亦葶藶圓下之, 後用化痰藥. 有肺虛者, 欬而哽氣, 時時長出氣, 喉中有聲. 此久病也, 以阿膠散補之. 痰盛者, 先實脾後以 褊銀圓微下之, 涎退卽補肺. 補肺如上法. 有嗽而吐水或靑綠水者, 以百祥圓下之. 有嗽而吐痰涎, 乳食者, 以白餠子下之. 有嗽而咯膿血者, 乃肺熱, 食後服甘桔湯. 久嗽者, 肺亡津液, 阿膠散補之. 欬而痰實, 不甚, 喘而面赤, 時飮水者, 可褊銀圓下之. 治嗽大法, 盛卽下之, 久卽補之, 更量虛實, 以意增損.

### 기침하는 경우

무릇 기침이라는 것은 폐가 약간 寒에 접촉된 것이다. 8~9월간에 폐의 기운이 크게 왕성한데, 기침병을 앓는 경우에는 그 병이 필히 實할 것이고 오래된 병이 아니다. 그 증상은 얼굴이 붉고 가래가 많고 몸에서 열이 나는 것이니, 마땅히 葶藶圓으로 瀉下시켜야 한다. 만약 오래된 것은 하법을 사용해서는 안 된다.

11~12월에 기침을 하는 것은 風에 傷한 기침이다. 風은 등의 제 3척추 자리에 있는 肺俞穴에 들어가니, 麻黃湯으로 땀을 내야 한다. 열증이 있어 얼굴이 붉

고 물을 마시고 침이 뜨끈뜨끈하고 인후가 개운치 못한 경우에는 甘桔湯을 겸해서 치료해야 한다. 만약 5~7일 사이에 그 증상이 몸에서 열이 나고 가래가 성하고 침이 끈적끈적한 경우라면 褊銀圓으로 瀉下시킨다. 만약 肺에 邪氣가 왕성한 경우에는 기침하고 난 뒤에 헐떡거리고 얼굴이 붓고 물을 마시려 하지만 마시지 못하는 경우라면 그 몸에서 열이 날 것이니 瀉白散으로 瀉해야 한다. 만약 風에 상해 기침을 5~7일 하고 열증이 없고 단지 기침만 하는 경우라면 葶藶圓으로 瀉下시키고 후에 化痰藥을 사용한다.

만약 폐가 허한 경우라면 기침하고 목이 메고 때때로 긴 숨을 내쉬고 목구멍에서 소리가 난다. 이것은 오랜 병으로 인한 것으로, 阿膠散으로 補한다. 가래가 성한 경우에는 먼저 脾를 실하게 한 후에 褊銀圓으로 약간 瀉下시키고, 입 밖으로 흐르는 끈끈한 가래침이 사라지면 폐를 보한다. 폐를 보하는 것은 앞의 방법과 동일하다. 기침이 있고 물을 토하거나 혹은 청록색의 물을 토하는 경우에는 百祥圓으로 瀉下시킨다. 만약 기침이 있고 가래침이나 젖을 토하는 경우라면 白餠子로 瀉下시킨다. 기침을 하면서 농혈이 나오는 경우는 肺에 열이 있는 것으로, 식후에 甘桔湯을 복용시킨다. 기침하는 병이 오래된 경우는 폐의 진액이 고갈된 것으로, 阿膠散으로 補한다. 기침을 하고 가래가 실하여 충만하고 숨을 헐떡이는 것이 심하지 않고 얼굴이 붉고 때때로 물을 마시는 경우에는 褊銀圓으로 瀉下시킬 수 있다. 기침을 치료하는 大法은, (邪氣가) 盛하면 瀉下시키고 오래된 것은 補하고 다시 허실을 헤아려서 적당히 증감을 하는 것이다.

## 諸疳

疳在內, 目腫腹脹, 利色無常, 或沫靑白, 漸瘦弱, 此冷症也.
疳在外, 鼻下赤爛, 目燥鼻, 頭上有瘡不着痂, 漸繞耳生瘡. 治鼻瘡爛, 蘭香散. 諸瘡, 白粉散主之.
肝疳, 白膜遮睛, 當補肝, 地黃圓主之.
心疳, 面黃頰赤, 身壯熱, 當補心, 安神圓主之.

脾疳, 體黃腹大, 食泥土, 當補脾, 益黃散主之.

腎疳, 極瘦, 身有瘡疥, 當補腎, 地黃圓主之.

筋疳, 瀉血而瘦, 當補肝, 地黃圓主之.

肺疳, 氣喘, 口鼻生瘡, 當補脾肺, 益黃散主之.

骨疳, 喜臥冷地, 當補腎, 地黃圓主之.

諸疳, 皆依本臟補其母, 及與治疳藥. 冷則木香圓, 熱則胡黃連圓主之.

疳, 皆脾胃病亡津液之所作也. 因大病或吐瀉後, 以藥吐下, 致脾胃虛弱亡津液. 且小兒病疳, 皆愚醫之所壞病. 假如潮熱, 是一臟虛一臟實, 而內發虛熱也. 法當補母而瀉本臟則愈. 假令日中發潮熱, 是心虛熱也. 肝爲心母, 則宜先補肝, 肝實而後瀉心, 心得母氣則內平, 而潮熱愈也. 醫見潮熱妄謂其實, 乃以大黃牙硝輩諸冷藥利之, 利旣多矣, 不能禁約而津液內亡, 卽成疳也. 又有病癖, 其疾發作寒熱, 飲水, 脇下有形硬痛. 治癖之法, 當漸消磨. 醫反以巴豆硇砂輩下之. 小兒易虛易實, 下之旣過, 胃中津液耗損, 漸令疳瘦.

又有病傷寒五六日間, 有下證, 以冷藥下之太過, 致脾胃津液少, 卽使引飮不止而生熱也. 熱氣內耗, 肌肉外消, 他邪相干, 證變諸端, 因亦成疳.

又有吐瀉久病, 或醫妄下之, 其虛益甚, 津液燥損, 亦能成疳.

又有肥疳, 卽脾疳也. 身瘦黃皮乾而有瘡疥, 其候不一, 種種異端. 今略擧網紀, 目澁 或生白膜, 脣赤, 身黃乾或黑, 喜臥冷地, 或食泥土, 身有瘡疥, 瀉青白黃沫水, 利色變易, 腹滿, 身耳鼻皆有瘡, 髮鬢作穗, 頭大項細, 極瘦, 飲水, 皆其證也.

大抵疳病, 當辨冷熱肥瘦, 其初病者, 爲肥熱疳. 久病者, 爲瘦冷疳,冷者木香圓, 熱者胡黃連圓主之. 冷熱之疳, 尤宜如聖圓. 故小兒之臟腑柔弱, 不可痛擊, 大下必亡津液, 而成疳. 凡有可下, 量大小虛實而下之, 則不至爲疳也. 初病津液少者, 當生胃中津液, 白朮散主之, 惟多則妙, 餘見下.

### 여러 가지 疳疾

疳이 안에 있어 눈이 붓고 배가 빵빵하게 되며 설사의 색이 평상시와 같지 않고 혹은 설사의 거품 색이 청백색이고 점차 몸이 말라가면 이것은 冷證이다. 疳이 밖에 있어서 코밑이 붉게 문드러지고 눈이 건조해지고 鼻頭 위에 종기가 있는데 딱지가 붙지 않고 점차 귀를 둘러가면서 종기가 생긴다. 코의 종기가 생겨 문드러지는 것을 치료하는 데에는 蘭香散을 사용한다. 모든 종기에는 白粉散을 사용한다.

肝의 감질은 눈에 흰 막이 껴서 눈동자를 가리니, 마땅히 간을 補해야 하며 地黃圓을 사용한다.

心의 감질은 얼굴이 누렇고 뺨이 붉고 몸의 열이 크게 나니, 마땅히 심을 補해야 하며 安神圓을 사용한다.

脾의 감질은 몸이 누렇고 배가 불러오고 흙을 먹으니, 마땅히 脾를 補해야 하며 益黃散을 사용한다.

腎의 감질은 매우 몸이 수척하고 몸에 종기와 옴이 생기니, 마땅히 腎을 補해야 하며 地黃圓을 사용한다.

筋의 감질은 설사할 때 피가 나오고 몸이 수척하니, 마땅히 간을 補해야 하며 地黃圓을 사용한다.

肺의 감질은 숨을 헐떡거리고 입과 코에 종기가 생기니, 마땅히 脾肺를 補해야 하며 益黃散을 사용한다.

骨의 감질은 차가운 곳에 누우려 하니, 마땅히 신을 補해야 하며 地黃圓을 사용한다.

모든 감질은 그 본래 장부에 의거하여 그 어미가 되는 것을 보하고, 또 疳疾을 치료하는 약을 사용한다. 冷하면 木香圓을, 熱하면 胡黃連圓을 사용한다.

감질은 모두 비위의 병으로, 진액이 고갈되어 생기는 것이다. 중병을 앓거나 혹은 토하고 설사한 후에 吐下藥을 사용하여 비위를 허약하게 하고 진액을 고갈시킨 것이다. 한편으로 어린아이의 감질은 모두 어리석은 의사가 잘못 치료하여 병을 만든 것이다〔愚醫之所壞病〕. 가령 潮熱이 나면, 이것은 하나의 장부는 허하고 하나의 장부는 실한 것으로, 안에서 허열이 발생하는 것이다. 마땅히 그 어미를 보하고 (병변이 발생한) 본래의 장부를 瀉하면 낫는다. 가령 (心이 用事하는) 정오에 조열이 발생하면 이것은 심이 허해서 나는 열이다. 간은 심의 어미이므로 먼저 간을 補하여 간이 실해지면 그 후에 심을 瀉하고, 심이 어미의 기운을 얻어 안이 평화로워지면 조열은 낫는다. 의사가 조열을 보고 망령되이 실한 것이라 말하여 大黃·牙硝 등의 차가운 약으로 瀉下시켜서 瀉下가 많이 되어, 진액이 빠져나가지 못하게 단속할 수 없어서 진액이 고갈되게 되어 감질이 발생한다. 또한 癖이라는 병이 있어서, 발작하면 한열이 왕래하고 물을 마시려 하고 옆구리 아래에 단단한 것이 있고 아프다. 癖을 치료하는 방법은 마땅히 점차 깎아내리는 것이다. 의사가 반대로 巴豆나 硇砂 등으로 瀉下를 시키면 어린아이는 쉽게 허해지고 쉽게 邪氣로 실해지는데, 하법을 사용함이 너무 지나치면 胃 속의 진액이 줄어들어 점차 감질이 걸려 수척하게 된다.

또한 상한에 걸리고 5~6일 사이에 하법을 사용할 증상이 있어 차가운 약으로 하법을 지나치게 사용하면, 비위의 진액이 줄어들게 되어 물을 끊임없이 마시게 되고 열이 발생된다. 뜨거운 기운이 안에서 진액을 소모하고 기육이 겉에서 수척하게 되어 다른 사기가 서로 침입하여 證이 여러 갈래로 변하여 또한 감질이 된다.

또 토하고 설사하는 것이 오래되거나 혹은 의사가 함부로 하법을 사용하여 허한 것이 더욱 심해져 진액이 말라버려서 감질이 발생할 수도 있다.

또 肥疳이라는 것이 있는데, 이것은 脾疳이다. 몸이 수척하며 누렇고 피부가 건조하고 종기와 옴이 있고, 그 증후가 일치하지 않고 종종 많이 다르다. 지금 전형적인 증상을 들어보겠다. 눈이 깔깔하고 혹은 흰 막이 생기고 입술이 붉고 몸이 황색이고 건조하고 혹은 흑색이고, 차가운 곳에 눕는 것을 좋아하고 혹은 흙을 먹으며, 몸에는 종기와 옴이 있고 설사를 하는데 혹은 푸르고 혹은 누르며,

누런 거품이 있는 물설사이다. 배가 더부룩하고 온몸과 귀와 코에 모두 종기가 있고 머리털과 귀밑머리가 푸슬푸슬한 모양으로 얽혀 있고 머리가 커지고 목이 가늘어지고 매우 수척해지며 물을 마시려 하는 것이 이것의 증상이다.

대저 감병이라는 것은, 냉한 것과 열한 것, 살찐 것과 마른 것을 마땅히 변별하여야 한다. 감병의 초기에는 肥熱疳이 된다. 오래된 병의 경우에는 瘦冷疳이 된다. 냉한 경우는 木香圓을 사용하고, 열한 경우는 胡黃連圓을 사용한다. 냉하고 열한 감병은 如聖圓을 사용한다. 그러므로 어린아이의 장부는 연약하므로 맵고 사납게 공격해서는 안 되고, 크게 하법을 사용하면 진액을 고갈시켜서 감병이 되게 한다. 무릇 下法 사용이 가능할 경우에 병세의 경중과 허실을 헤아려서 하법을 사용하면 감병에 이르지는 않을 것이다. 처음 병이 들었을 때 진액이 적은 경우에는 마땅히 위 속의 진액을 생성해야 하고, 白朮散을 사용하며, 꼭 많이 써야 효험이 있으며, 나머지는 아래에 나온다.

## 胃氣不和

面㿠白無精光, 口中氣冷, 不思食, 吐水, 當補脾, 益黃散主之.

### 胃의 氣가 不和한 경우

얼굴이 창백하고 광채가 없으며 입 속에서 차가운 김이 나오고 밥 먹을 생각이 없으며 멀건 물을 토하면 마땅히 脾를 補해야 하니 益黃散을 사용한다.

## 胃冷虛

面㿠白色, 瘦[14]弱, 腹痛, 不思食, 當補脾, 益黃散主之. 若下利者, 調中圓主之.

### 胃가 冷하고 虛한 경우

얼굴이 창백하며 허약하며 배가 아프고 밥 먹을 생각을 안 하면 마땅히 脾를

---

14) 다른 판본에는 이 글자가 빠져 있다.

補해야 하니, 益黃散을 사용한다. 만약 설사를 하면 調中圓을 사용한다.

## 積痛

口中氣溫, 面黃白, 目無精光, 或白睛多, 及多睡, 畏食, 或大便酸臭者, 當磨積, 宜消積圓. 甚者, 當白餅子下之, 後和胃.

### 적취로 인한 복통의 경우

입안에서 따뜻한 김이 나오고 얼굴이 황백색이고 눈에 광채가 없으며 혹은 흰자위가 많이 드러나고 자꾸 많이 졸고 먹는 것을 싫어하고 혹은 대변에서 시큼한 냄새가 나면 마땅히 적취를 갈아 없애야 하니, 消積圓을 사용한다. 심한 경우에는 白餅子로 사하시키고 후에 위를 조화롭게 한다.

## 蟲痛

面㿠白, 心腹痛, 口中沫及淸水出, 發痛有時, 安蟲散主之. 小兒本怯者多此病.

積痛, 食痛, 虛痛, 大同小異, 惟蟲痛者, 當口淡而沫自出, 治之隨其證.

### 기생충으로 인한 복통의 경우

얼굴이 창백하고 명치 아래와 복부가 아프고 입안에서 침과 멀건 물이 나오고 아픈 것이 일정한 때가 있으니, 安蟲散으로 치료한다. 어린아이는 본래 약하므로 이 병에 잘 걸린다.

積痛 食痛 虛痛은 크게 다르지 않고, 오로지 蟲痛이 마땅히 입이 담담하고 침이 흘러나오니, 이것을 치료하는 데에는 그 증을 따라서 한다.

## 蟲與癎相似

小兒本怯, 故胃虛冷, 則蟲動而心痛, 與癎略相似, 但目不斜, 手不搐也, 安蟲散主之.

### 蟲痛과 驚癎의 차이

어린아이는 본래 약해서 위가 허하고 차가우므로 蟲(기생충)이 요동하여 명치 아래가 아프게 되며, 驚癎(驚氣, 驚風)과 대략 비슷하나 단지 눈이 한쪽으로 삐뚤어지지 않고 팔에 경련이 생기지 않는다. 安蟲散으로 치료한다.

## 氣不和

口頻撮, 當調氣, 益黃散主之.

### 氣가 不和한 경우

입술이 자주 오므라들면 마땅히 기를 조절해야 하니, 益黃散을 사용한다.

## 食不消

脾胃冷, 故不能消化, 當補脾, 益黃散主之.

### 음식을 제대로 소화시키지 못할 경우

비위가 냉하므로 소화를 시키지 못하니, 마땅히 脾를 補해야 하니 益黃散을 사용한다.

## 腹中有癖

不食, 但飲乳是也. 當漸用白餅子下之.

小兒病癖, 由乳食不消, 伏在腹中, 乍凉乍熱, 飲水或喘嗽, 與潮熱相類, 不早治必成疳. 以其有癖, 則令兒不食, 致脾胃虛而熱發, 故引飮. 水過多, 卽蕩滌腸胃, 亡失津液. 脾胃不能傳化水穀, 其脈沈細. 益不食, 脾胃虛衰, 四肢不擧, 諸邪遂生, 鮮不廋而成疳矣. 餘見疳門.

### 뱃속에 癖積[15](덩어리)가 있을 때

다른 것은 먹으려 하지 않고 단지 젖만 먹는 것이 바로 이것이다. 마땅히 白餠子를 사용하여 점차 瀉下시켜야 한다.

어린아이의 癖積은 젖이 소화되지 않아 뱃속에 잠복하고 있어서 생기는 것으로, 때로는 몸이 서늘하고 때로는 몸에서 열이 나고, 물을 마시거나 숨을 헐떡이고 기침을 하니, 潮熱과 비슷한 종류이니 일찍 치료하지 않으면 반드시 감병이 된다.

癖積이 있어서 먹으려 하지 않으니, 비위가 허해져서 열이 발생하여 물을 먹으려 하는 것이다. 물을 지나치게 먹으면 腸胃를 씻어버려 진액이 소실된다. 비위가 음식물을 傳化[16]하지 못하여 그 맥이 沈細하다. 더욱이 먹지 않으므로 비위가 허하고 쇠약하게 되어 사지를 움직일 수 없게 되고, 모든 사기가 따라 발생하여 수척하지 않는 것이 드물고 감병이 된다. 나머지는 疳門을 참조하라.


### 虛實腹脹 腫附

腹脹由脾胃虛, 氣攻作也. 實者, 悶亂, 滿喘, 可下之, 用紫霜圓, 白餠子. 不喘者, 虛也, 不可下. 若悞[17]下, 則脾虛氣上, 附肺而行,[18] 肺與脾子母皆虛. 肺主目胞, 腮之類, 脾主四肢, 母氣虛甚, 卽目胞腮腫也. 色黃者, 屬脾也, 治之用塌氣圓漸消之. 未愈, 漸加圓數. 不可

---

15) 癖이 한글로 하면 적취이지만 積은 '형체가 있고 고정되어 있는 덩어리'로 뜻이 광범위하고, 癖은 그 중에서도 양쪽 옆구리 사이에 숨어 있어 평시에는 만져지지 않다가 아플 때 만지면 무엇이 있는 감이 느껴지는 것이다. 습관상 痃과 함께 현벽(痃癖)이란 용어로 쓰기도 하나 痃과 癖도 다르다.
16) 정미로운 영양물질로 바뀌어 온몸의 조직으로 보내지는 것.
17) 어떤 판본에는 誤자로 되어 있는 곳도 있다.
18) 다른 판본에는 '脾氣虛, 上附肺而行'이라고 되어 있는 것도 있다.

以丁香, 木香, 橘皮, 豆蔲, 大溫散藥治之. 何以然? 脾虛氣未出, 腹脹而不喘, 可以散藥治之, 使上下分消其氣, 則愈也. 若虛氣已出, 附肺而行, 卽脾胃內弱, 每生虛氣, 入於四肢面目矣. 小兒易爲虛實, 脾虛不受寒溫, 服寒則生冷, 服溫則生熱, 當識此勿悞19)也. 胃久虛熱, 多生疳病, 或引飮不止, 脾虛不能勝腎, 隨肺之氣上行於四肢若水狀, 腎氣浸浮於20)肺, 卽大喘也, 此當服塌氣圓, 病愈後, 面未紅者, 虛衰未復故也.

治腹脹者, 譬如行兵戰寇於林, 寇未出林, 以兵攻之, 必可獲寇. 若出林,21) 不可急攻, 攻必有失, 當以意漸收之, 卽順也.

治虛腹脹, 先服塌氣圓. 不愈, 腹中有食積, 結糞, 小便黃, 時微喘, 脈伏而實, 時飮水, 能食者, 可下之. 蓋脾初虛而後結有積, 所治宜先補脾, 後下之, 下後又補脾卽愈也, 補肺恐生虛喘.

**배가 부풀어 팽만한 증상에도 虛實이 있다**

배가 부풀어 팽만한 것은 비위가 허하고 (眞邪의) 氣가 相搏하여 생긴 것이다. 실한 것은 가슴이 답답하고 어지러우며 숨이 가득 차 헐떡이게 되니, 하법을 사용할 수 있으며 紫霜圓·白餠子를 사용한다. 숨을 헐떡이지 않는 경우는 허한 것으로, 하법을 사용해서는 안 된다. 만약 잘못하여 하법을 사용하면 脾가 허하고 기가 위로 솟구쳐, 肺를 따라서 행하면 자식-어미관계의 肺와 脾 둘 다 허하게 된다. 폐는 눈꺼풀·뺨 등을 주관하고 脾는 사지를 주관하는데, 어미 장부인 脾의 기운이 허한 것이 심해지면 눈꺼풀과 뺨이 다 붓는다. 색이 황색인 것은 비에 속하는 것으로 치료할 때에는 塌氣圓으로 점차 소멸시킨다. 아직 낫지 않았으면 丸의 수를 점차 늘린다. 丁香, 木香, 橘皮, 豆蔲 등의 크게 온산하는 약으로 치료하면 안 된다.22) 무슨 이유 때문인가? 비가 허하여 (기가 돌지 않고 정

---

19) 어떤 판본에는 誤자로 되어 있는 곳도 있다.
20) 다른 판본에는 于자로 되어 있는 것도 있다.
21) 다른 판본에는 '必可獲, 寇若出林'이라 하였다.

체되어) 기가 아직 나오지 않아서 배가 부르고 숨을 헐떡이지 않는 데에는 發散하는 약으로 치료할 수 있는데, 상하로 그 기를 나누어 消散시켜서 낫는 것이다. 만약 (脾가) 허하고 기가 이미 나와서 폐를 따라서 행하면 비위가 속에서 약하게 되고, 늘 脾가 허하고 水氣가 발생하여 사지와 얼굴과 눈으로 들어간다. 어린아이는 쉽게 허하고 (쉽게 邪氣가) 실해지므로 비가 허하여 寒溫을 감당할 수 없어, 차가운 기운을 받으면 냉기가 발생하고 따뜻한 기운을 받으면 열이 발생하므로, 마땅히 이것을 알아서 (찬 약을 과용하거나 더운 약을 과용하는) 실수를 하지 말아야 한다. 胃가 오랫동안 허해서 열이 발생하면 황달이 많이 생기고, 혹은 물을 끊임없이 마시고 脾가 허해서 腎을 이기지 못하여, 폐의 기운을 따라서 물이 올라가서 사지로 들어가니, 수종의 증상과 같아진다. 腎의 기운이 폐를 침입하여 크게 숨을 헐떡이게 되니, 이때에는 마땅히 塌氣圓을 복용해야 한다. 병이 나은 후 얼굴에 아직 붉은 혈색이 돌지 않는 경우는 허쇠한 것이 아직 회복되지 않은 것이다.

배가 팽만한 것을 치료하는 것은 병사를 거느리고 도둑들과 숲에서 싸우는 것과 같다. 도둑들이 아직 숲에서 나오지 못한 상태에서는 병사들이 공격하면 반드시 도둑들을 잡을 수 있다. 만약 숲을 나왔으면 (사방으로 도주하므로) 급히 공격하면 안 되며 공격한다면 반드시 도둑들을 놓치게 될 것이니, 마땅히 뜻을 살펴 점차 거두어 모아 잡는 것이 순리에 맞다.

허하여 배가 팽만한 것을 치료하는 데에는 먼저 塌氣圓을 복용시킨다. 낫지 않으면 뱃속에 食積이 있는 것으로, 대변이 秘結하고 소변이 누런색이고 때때로 숨을 헐떡거리며, 맥은 깊이 숨어서 실하며 때때로 (갈증이 나서) 물을 마시며 음식을 먹을 수 있으면 하법을 사용해도 된다. 대개 脾는 처음에 허하고 나중에 변비가 되면서 食積이 있으니, 치료하는 데에 먼저 脾를 補하고 뒤에 하법을 사용하고, 하법을 사용한 후에 또 비를 補하면 낫는다. 肺를 補하면 허하여 숨을 헐떡일 수 있으므로 주의해야 한다.

---

22) 여기서 논하는 것은 氣脹이 아니라 주로 水脹이므로 주로 行濕利水補中해야 하므로 行氣劑는 과용하지 않아야 한다.

## 喜汗

厚衣臥而額汗出也, 止汗散主之.

### 땀을 잘 흘리는 경우

옷을 두껍게 입고 자는데 이마에서 땀이 나오면, 止汗散을 사용한다.

## 盜汗

睡而自汗出, 肌肉虛也, 止汗散主之. 遍身汗, 香瓜圓主之.

### 잘 때 땀을 흘리는 경우

잘 때 땀이 저절로 나오면 肌肉이 虛한 것이다. 止汗散으로 치료한다. 온몸에서 두루 땀이 나는 것은 香瓜圓을 사용한다.

## 夜啼

脾臟冷而痛也, 當與溫中藥, 及以法禳之, 花火膏主之.

### 밤에 자지 않고 울며 보채는 경우

脾臟이 차가워서 배가 아픈 것이다. 마땅히 속을 따뜻하게 하는 약을 주어야 하고 더불어 관습대로 재앙을 물리치는 제사를 지내며, 花火膏를 사용한다.

## 驚啼

邪熱乘心也, 當安心, 安神圓主之.

### 자다가 놀라서 일어나 보채는 경우

邪熱이 心에 올라탄 것이다. 안심시킴이 마땅하니, 安神丸을 사용한다.

## 弄舌

脾臟微熱, 令舌絡微緊, 時時舒舌, 治之勿用冷藥及下之, 當少與瀉黃散漸服之. 亦或飮水, 醫疑爲熱, 必冷藥下之者, 非也. 飮水者, 脾胃虛津液少也. 又加面黃肌瘦, 五心煩熱, 卽爲疳瘦, 宜胡黃連圓輩, 大病未已, 用藥[23]弄舌者兇.

### 혀를 날름거리는 경우

脾臟에 열이 조금 있으면 혀의 絡脈이 약간 긴장되게 하므로 때때로 혀를 쭉 편다. 치료는 冷藥을 쓰거나 下法을 써서는 안 되고, 瀉黃散을 조금 주어 천천히 복용하도록 하는 것이 마땅하다.

또한 간혹 물을 마시는 증상이 있는데, 이것을 의사가 열이 있는 것으로 의심하여 반드시 냉한 약으로 瀉下시키려는 것은 잘못된 것이다. 물을 마시는 것은 비위가 허하고 진액이 적기 때문이다.

게다가 얼굴이 누렇고 肌肉이 여위며 五心煩熱하면 疳病이 되는 것이니 胡黃連圓 종류를 쓰는 것이 마땅하다. 大病이 아직 낫지 않았을 때 弄舌이 있는 것은 좋지 않은 징조이다.


## 丹瘤

熱毒氣客於腠理, 搏於血氣, 發於外皮, 上赤如丹, 當以白玉散塗之.

### 붉은색 종기가 피부에 나타난 경우

열독한 기운이 腠理에 침범하여 血氣와 치고 받아서 外皮 위로 피어나는데, 솟은 것이 주사와 같이 붉게 되니 白玉散을 바르는 것이 마땅하다.

---

23) 다른 판본에는 '用藥'이라는 말이 없다.

### 解顱

年大而顱不合, 腎氣不成也. 長必少笑, 更有目白睛多, 㿠白色, 瘦者, 多愁少喜也. 餘見腎虛.

**숫구멍이 아직 닫히지 않고 열려 있는 경우**

나이를 먹어서도 顱門(숫구멍)이 닫히지 않는 것은 腎氣가 완성되지 않은 것이다. 자라서도 반드시 웃는 일이 적고, 또 눈에는 흰자위가 많고 얼굴빛이 창백하고 여위며 근심이 많고 기쁨이 적다. 나머지는 腎虛한 경우를 참조하라.


### 太陽虛汗

上至頭, 下至項, 不過胸也, 不須治之.

**머리 부위에 식은땀이 흐르는 太陽虛汗의 경우**

위로는 머리부터, 아래로는 목 뒷부분까지이며, 가슴 이하로는 식은땀이 흐르지 않는다. 치료할 필요는 없다.


### 胃怯汗

上至項下至臍, 此胃虛, 當補胃, 益黃散主之.

**胃가 허약하며 땀이 나는 경우**

위로는 목 뒷부분부터, 아래로는 배꼽까지인데, 이는 胃가 허한 것이며 胃를 補하는 것이 마땅하니 益黃散으로 치료한다.


### 胃啼

小兒筋骨血脈未成, 多哭者, 至小所有也.

### 胃啼의 경우
어린아이의 근골과 혈맥이 아직 완성되지 않았으니 자주 우는 것은 매우 어린아이들에게는 (흔히) 있는 일이다.

## 胎肥

生下肌肉厚, 遍身血色紅, 滿月以後漸肌瘦, 目白睛粉紅色, 五心熱, 大便難, 時時生涎, 浴體法主之.

### 胎肥의 경우
태어나서 기육이 두텁고 온몸의 혈색이 붉고, 한 달이 찬 이후 점점 기육이 마르고 눈의 흰자위가 粉紅色이며 五心熱이 있고 대변보기 어렵고 때때로 침이 (질질) 나온다. 浴體法으로 치료한다.

## 胎怯

生下面色無精光, 肌肉薄, 大便白水, 身無血色, 時時哽氣, 多噦, 目無精彩, 當浴體法主之.

### 胎怯의 경우
태어나서 얼굴에 윤택함이 없고 기육이 엷으며 허연 물 같은 대변을 본다. 몸에도 혈색이 없고, 때때로 목이 메고 구역질을 자주 한다. 눈에는 영롱한 광채가 없으니 浴體法(몸을 씻기는 방법)을 쓰는 것이 마땅하다.

## 胎熱

生下有血氣, 時叫哭, 身壯熱如淡茶色, 目赤, 小便赤黃, 糞稠, 急食乳, 浴體法主之. 更別父母肥瘦, 肥不可生瘦, 瘦不可生肥也.

### 胎熱의 경우

태어나서 혈기가 있고 때때로 소리지르며 우는데, 몸에 壯熱이 있어 淡茶色 같고, 눈은 붉고 소변이 적황색이다. 대변이 끈끈하고 급히 젖을 빨아먹으니 浴體法으로 치료한다. 또 부모가 살지거나 마른 것을 변별하여야 하니, 비대한 부모는 수척한 아이를 낳을 수 없고 수척한 부모는 비대한 아이를 낳을 수 없다.


## 急欲乳不能食

因客風熱入兒臍, 流入心脾經, 卽舌厚脣燥, 口不能乘乳, 當凉心脾.

### 젖을 빨려고는 하지만 먹지 못하는 경우

풍열이 어린아이의 배꼽으로 들어와 머물러 心脾經으로 유입되면, 곧 혀가 부어서 두툼해지고, 입술이 건조해지며, 입으로 젖을 잘 빨 수 없게 된다. 心脾를 서늘하게 하는 것이 마땅하다.


## 龜背龜胸

肺熱脹滿, 攻於胸膈, 卽成龜胸. 又乳母多五辛亦成.

兒生下, 客風入脊, 逐于骨髓, 卽成龜背. 治之以龜尿點筋骨. 取尿之法. 當蓮葉安龜在上, 後用鏡照之, 自尿出, 以物盛之.

### 가슴과 등이 거북 같은 경우

폐에 열이 창만하여 흉격을 공격하니 곧 龜胸이 된다. 또 乳母가 五辛(다섯 가지 매운 것)을 많이 섭취하여 생기는 증상이기도 하다.

아기가 태어난 뒤에 풍이 등뼈로 침입하여 머물다가 骨髓로 쫓아 들어가면 곧 龜背가 된다. 치료는 거북 오줌을 (튀어나온) 뼈마디에 찍어 바른다. (거북의) 尿를 取하는 방법은 거북을 연잎 위에 편안히 있게 한 뒤에 거울로 비추면 오줌이 절로 나오니 이것을 그릇에 담아두는 것이다.

## 腫病

腎熱傳於膀胱, 膀胱熱盛逆於脾胃, 脾胃虛而不能制腎, 水反剋土, 脾 隨水行, 脾主四肢.

故流走而身面皆腫也. 若大喘者, 重也. 何以然? 腎大盛而克退脾土, 上勝心火, 心又勝肺, 肺爲心克故喘. 或問曰 心刑肺, 肺本見虛, 今何喘實? 曰. 此有二. 一者肺大喘, 此五臟逆. 二者腎水氣上行, 傍浸於肺, 故令大喘, 此皆難治.

### 부종병의 경우

腎熱이 방광에 전하여 방광에 열이 盛하면 脾胃에서 (水氣가 순조롭게 운화되지 못하고) 逆하게 되고, 비위가 허하여 腎을 억제할 수 없으니 도리어 水가 土를 克하게 된다. 脾가 (水를 억제하지 못하고) 水가 가는 대로 따르니 脾는 사지를 主하므로 水가 흘러가서 몸과 얼굴이 모두 붓는다. 만일 심하게 喘하는 것은 (병이) 重한 것이다. 어찌하여 그러한가? 腎의 邪氣〔水氣〕가 매우 왕성하여 脾土를 克하여 (억제하지 못한 채) 물러나게 하고 위로는 心의 火氣를 이겨서 억제한다. 또 심은 폐를 克하고, 폐는 심의 克함을 (지금은 心火가 억제되고 肺에 邪氣가 실해져서) 받으므로 喘하게 된다. 어떤 이가 묻기를, '심은 폐를 克伐하니 폐는 본래 허함을 보이기 마련인데, 지금은 어찌하여 喘하여 實함을 보이는가?' 하였다. (대답하여) 가로되, '이러한 증상을 보이는 경우에 두 가지가 있다. 첫째는 폐가 심하게 喘하는 것인데, 이것을 五臟逆이라 한다. 둘째는 腎水의 氣가 상행하여 폐를 두루 침범하는 것이니 그러므로 심하게 喘하게끔 한다. 이것은 모두 難治이다' 하였다.


## 五臟相勝輕重

肝臟病見秋, 木旺, 肝强勝肺也, 宜補肺瀉肝. 輕者肝病退, 重者脣白而死.

肺病見春, 金旺, 肺勝肝, 當瀉肺. 輕者肺病退, 重者目淡青, 必發驚. 更有赤者, 當搐. 爲肝怯, 當目淡青色也.

心病見冬, 火旺心強勝腎, 當補腎治心.

腎勝心也, 當治腎. 輕者病退, 重者不鼠不語, 腎虛怯也.

腎病見夏, 水勝火, 腎勝心也, 當治腎. 輕者病退, 重者悸動, 當搐也.

脾病見四旁, 皆倣此治之, 順者易治, 逆者難治. 脾怯, 當面目赤黃, 五臟相反, 隨證治之.

### 五臟의 상극관계, 病症의 輕重을 보아야 하는 경우

肝臟病이 가을에 보이면 木이 왕성한 것으로, 간이 강하여 폐를 이겨서 억제한다. 폐를 補하고 간을 瀉하는 것이 마땅하다.

(증세가) 가벼운 경우에는 간병이 물러나지만, 중한 경우에는 입술이 창백해져서 죽는다.

肺病이 봄에 보이면 金이 왕성하고 폐가 간을 이겨서 억제하니, 肺를 瀉하는 것이 당연하다. (증세가) 가벼운 경우에는 폐병이 물러나지만, 중한 경우에는 눈 속의 흰자위에 옅은 푸른색이 나타나서 반드시 驚症을 발하게 된다. 또 붉은색이 나타나는 경우에는 경련이 나타난다. 肝이 허약한 경우라도 눈에 옅은 푸른색이 나타난다.

心病이 겨울에 보이면 火가 왕성한 것으로, 心이 腎을 이겨서 억제하니 腎을 補하고 心을 다스리는 것이 당연하다. (증세가) 가벼운 경우에는 병이 물러나고, 중한 경우에는 눈동자가 아래로 쏠리게 되고 목소리는 낼 수 있지만 무기력하여 말을 못하게 되는데 (이는) 腎이 허약하기 때문이다.

腎病이 여름에 보이면 水가 火를 이겨 腎이 心을 억제하는 것이다. 腎을 다스리는 것이 당연하다. (증세가) 가벼운 경우에는 병이 물러나지만, 중한 경우에는 가슴이 두근두근하고 울렁거리며 경련이 나타난다.

脾病이 사계절에 보이면 모두 앞의 내용을 본보기로 하여 치료하니, 順證의 경우에는 치료하기 쉽고 逆證의 경우에는 치료하기 어렵다. 脾가 허약하면 얼굴에 적황색이 나타나는데, 오장이 서로 (어울리지 못하고) 거스르는 것이면, 證에 따라 치료한다.

## 雜病證

目赤兼青者, 欲發搐. 目直而青, 身反折, 强直者, 生驚. 咬牙甚者, 發驚. 口中吐沫水者, 後必蟲痛. 昏睡, 喜噦, 悸者, 將發瘡疹. 吐瀉, 昏睡, 露睛者, 胃虛熱. 吐瀉, 昏睡, 不露睛者, 胃實熱. 吐瀉, 乳不化, 傷食也, 下之. 吐沫及淡, 或白綠水, 皆胃虛冷. 吐稠涎及血, 皆肺熱, 久則虛. 瀉黃紅赤黑, 皆熱, 赤亦毒. 瀉青白, 穀不化, 胃冷. 身熱不飮水者, 熱在外. 身熱飮水者, 熱在內. 口噤不止則失音, 遲聲亦同. 長大不行, 行則脚細. 齒久不生, 生則不固. 髮久不生, 生則不黑. 血虛怯, 爲冷所乘則脣靑. 尿深黃色, 久則尿血. 小便不通, 久則脹滿, 當利小便. 洗浴拭臍不乾, 風入作瘡, 令兒撮口, 甚者是脾虛. 吐涎痰熱者, 下之. 吐涎痰冷者, 溫之.

先發膿疱, 後發斑子者逆. 先發膿疱, 後發疹子者順. 先發水疱, 後發疹子者逆. 先發膿疱, 後發水疱, 多者順, 少者逆. 先水疱後斑子, 多者逆, 少者順. 先疹子, 後斑子者順. 凡瘡疹只出一般者善.

胎實, 面紅目黑睛多者, 多喜笑. 胎怯, 面黃目黑睛少, 白睛多者, 多哭.

凡病先虛或下之, 合下者, 先實其母, 然後下之. 假令肺虛而痰實, 此可下, 先當益脾, 後方瀉肺也.

大喜後食乳食, 多成驚癎. 大哭後食乳食, 多成吐瀉. 心痛吐水者蟲痛. 心痛不吐水者冷心痛. 吐水不心痛者胃冷.

病重, 面有五色不常不澤者死. 呵欠面赤者, 風熱. 呵欠面青者, 驚風. 呵欠面黃者, 脾虛驚. 呵欠多睡者, 內熱. 呵欠氣熱者, 傷風. 熱證疏利, 或解化後無虛證, 勿溫補, 熱必隨生.

## 여러 잡병 증상의 경우

눈이 붉으면서 푸른 자는 경련을 일으키려는 것이다.

눈동자가 좌우로 구르지 못하고 直視하며, 눈이 푸른 것과 몸이 뒤로 꺾이고 강직되는 것은 驚風을 일으키는 것이다.

이를 심하게 가는 경우에는 驚風을 일으킨다.

입에서 거품물을 토하는 경우에는 뒤에 반드시 蟲痛(기생충으로 인한 복통)을 겪게 된다.

의식이 없어지며 잠이 들고 자주 재채기하며 가슴이 두근거리는 경우에는 장차 瘡疹을 일으키게 된다.

토사하고 혼수하면서 자면서 눈을 흡뜨는 것은 胃虛熱로 인한 것이다.

토사하고 혼수하면서 자면서 눈을 흡뜨지 않는 것은 胃實熱로 인한 것이다.

토사하고 젖 먹은 것이 삭지 않은 채 나오는 것은 음식에 체한 것이니 下法을 쓴다.

거품침과 가래를 토하고 혹은 白綠色의 물을 토하는 것은 모두 胃가 虛冷한 것이다.

끈끈한 침과 피를 토하는 것은 대개 肺가 熱한 것이니 오래되면 허하게 된다.

황·홍·적·흑색의 설사를 하는 것은 대개 열로 인한 것인데, 적색이 있는 것은 역시 열독으로 인한 것이다.

청백색의 설사를 하고 곡식 먹은 것이 삭지 않는 것은 胃가 冷한 것이다.

身熱이 있고 물을 마시지 않는 것은 熱이 바깥에(表位에) 있는 것이다.

身熱이 있고 물을 마시는 것은 열이 안에(內位에) 있는 것이다.

口噤이를 악물어 입을 열지 못하는 것)이 그치지 않으면 失音하여 목소리가 나오지 않게 되니, 더디게 발성을 하는(말을 배우는) 것도 마찬가지다.

키가 크고 몸집이 커져도 걸어다니지 않으니, 걸어다니게 되어도 다리가 가늘게 된다.

이가 오랫동안 나지 않다가 나게 되면 튼튼하지 않다.

머리카락이 오랫동안 나지 않다가 나면 검지 않다.

血이 虛弱하면 冷氣가 虛를 틈타 침입하게 되니 입술이 푸르다.

오줌이 짙은 黃色인 것이 오래되면 尿血이 된다.

오줌이 나오지 않는 것이 오래되면 아랫배가 창만하게 되니 당연히 소변을 잘 통하게 해야 마땅하다.

목욕할 때 배꼽의 물기를 닦아 건조시키지 않으면 풍이 들어가서 瘡을 일으키게 되며, 아이로 하여금 撮口(숨이 차고 입을 오므려 주머니와 같이 하여 젖을 먹지 못하는 증상)하게 하는데, 증상이 심한 것은 脾가 虛한 것이다.

침과 가래를 토하고 열이 있는 것은 下法을 쓴다.

침과 가래를 토하고 냉증이 있는 것은 溫法을 쓴다.

먼저 膿疱가 생기고 나중에 斑子가 생기는 것은 逆證이다.

먼저 膿疱가 생기고 나중에 疹子가 생기는 것은 順證이다.

먼저 水疱가 생기고 나중에 疹子가 생기는 것은 逆證이다.

먼저 膿疱가 생기고 뒤에 수포가 생기는 경우, 수포가 많이 생기면 順證이고 조금 생기면 逆證이다.

처음에는 水疱가, 나중에는 斑子가 생기는데, 斑子가 많이 생기면 逆證이고 조금 생기면 順證이다.

처음에는 疹子가 생기고 나중에는 斑子가 생기는 것은 順證이다.

무릇 瘡疹이 (잡스런 양상이 아니라) 단지 한 가지 양상으로 나오는 것은 치료하기에 좋은 징후이다.

태어나면서 몸이 實한데, 얼굴이 붉고 눈에 검은자위가 많은 아이는 喜笑가 많다.

태어나면서 몸이 허약한데, 얼굴이 누렇고 눈에 검은자위가 적으며 흰자위가 많은 아이는 울기를 잘한다.

무릇 병이 처음부터 허하거나 혹은 下法을 썼는데, (이제) 下法을 써야 적당한 경우에는 먼저 그 어미를 실하게 한 연후에 瀉下시킨다. 가령 肺虛하고 痰

實하면 이것은 瀉下할 수는 있지만 우선 마땅히 脾를 補益하고 후에 비로소 肺를 瀉한다.

크게 기뻐한 뒤에 젖이나 밥을 먹으면 驚癎이 되는 일이 많다.
크게 울고 난 뒤에 젖이나 밥을 먹으면 吐瀉症을 이루는 일이 많다.
명치 밑에 통증이 있고 물을 토하는 경우는 蟲痛이다.
명치 밑에 통증이 있고 물을 토하지 않는 경우는 冷心痛이다.
물을 토하고 명치 밑에 통증이 없는 경우는 胃冷이다.

병세가 重하고 얼굴에 五色이 있되 일정하게 정상적인 색깔이 아니고, 윤기가 없는 경우에는 죽는다.
하품하고 얼굴이 붉은 것은 風熱이다.
하품하고 얼굴이 푸른 것은 驚風이다.
하품하고 얼굴이 누른 것은 脾虛驚이다.
하품하고 잠이 많은 것은 內熱이다.
하품하고 입김이 뜨거운 것은 傷風이다.
熱證이 소산되고 빠져나가거나, 혹 열증이 풀어진 뒤에 허증이 없으면 溫補하지 말아야 하는데, 열이 반드시 따라서 生하기 때문이다.

## 不治證

目, 赤脈貫瞳人. 顋腫及陷. 鼻乾黑. 魚口氣急. 吐蟲不定. 瀉不定, 精神好. 大渴不定, 止之又渴. 吹鼻不嚏. 病重口乾不睡. 時氣, 脣上靑黑點. 頰深赤, 如塗胭脂. 鼻開張, 喘息不定.

### 치료하지 못하는 병증의 경우

눈에서 赤脈이 눈동자를 貫通하는 것.
숫구멍이 부어오르거나 움푹 꺼지는 것.
코가 마르며 검은 빛을 띠는 것.

물고기 입 모양을 하며 숨이 가쁜 것.
기생충을 토하는 것이 일정한 때 없이 계속되는 것.
泄瀉하는 것이 계속되는데 정신상태는 (도리어) 양호한 것.
심하게 갈증나는 것이 계속되고 그치고 나면 또 갈증이 나는 것.
콧속에 뭔가를 불어넣어도 재채기하지 않는 것.
병세가 重하며 입안이 마르고 잠자지 않는 것.
時氣로 입술 위에 靑黑色의 반점이 있는 것.
뺨이 짙은 赤色을 띠어 연지를 바른 듯한 것.
콧구멍이 넓게 벌어지는 것.
숨이 가쁜 것이 급하고 계속되는 것.

# 소아약증직결 중권

## 小兒藥證直訣 卷中

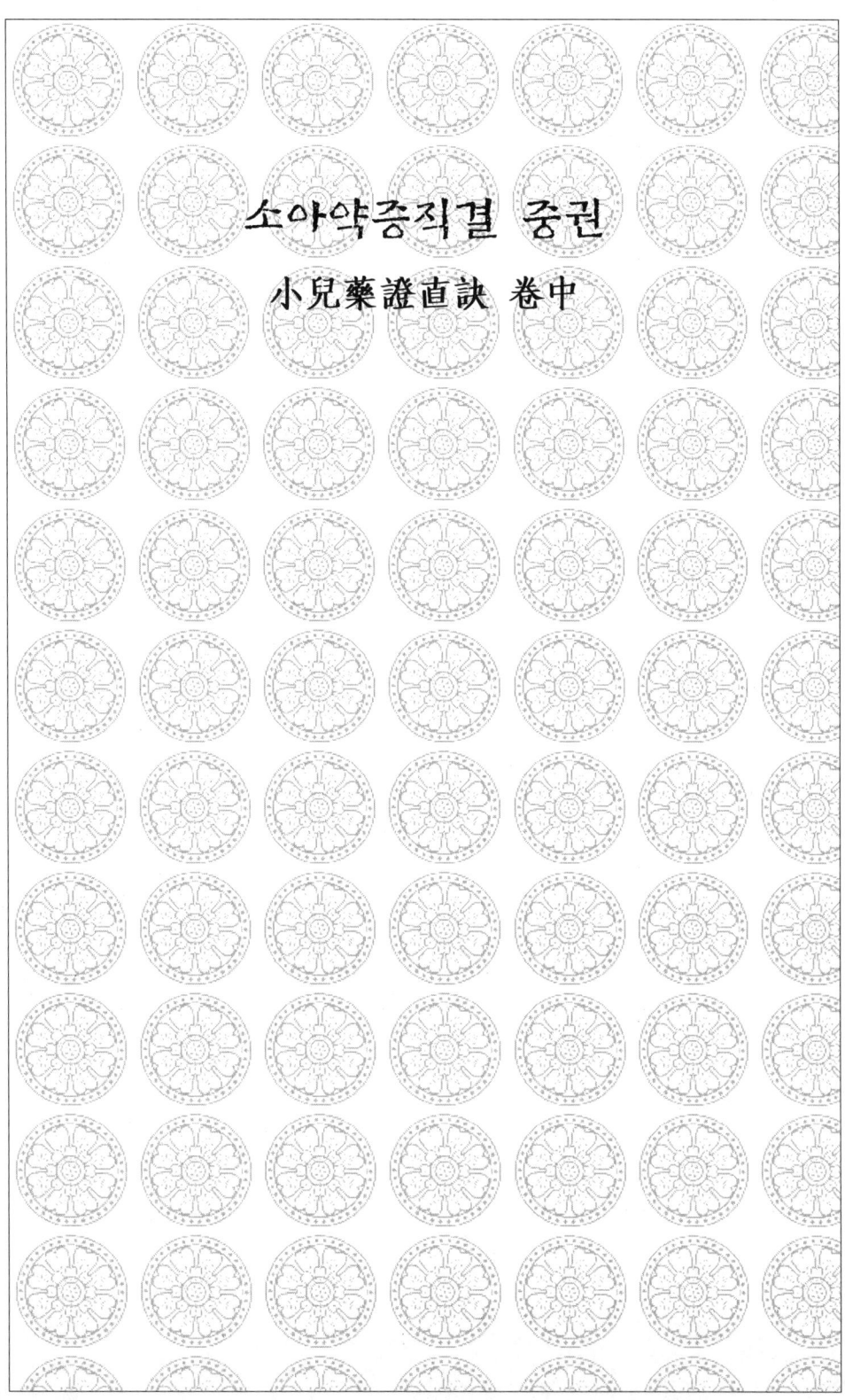

# (일찍이 치료한) 23가지 병증의 치험례
〔記嘗所病二十三證〕

李寺丞子, 三歲, 病搐, 自卯至巳. 數醫不治, 後召錢氏視之. 搐目右視, 大叫哭. 李曰: 何以搐右? 錢曰: 逆也. 李曰: 何以逆? 曰: 男爲陽而本發左. 女爲陰而本發右. 苦男目左視, 發搐時無聲, 右視有聲. 女發時右視無聲, 左視有聲. 所以然者, 左肝右肺, 肝木肺金, 男目右視, 肺勝肝也, 金來刑木, 二臟相戰, 故有聲也. 治之瀉其强而補其弱. 心實者, 亦當瀉之, 肝虛不可瀉. 肺虛之候, 悶亂哽氣, 長出氣, 比病男反女, 故男易治於女也. 假令女發搐目左視, 肺之勝肝, 又病在秋, 卽肺兼旺位, 肝不能任, 故哭叫. 當大瀉其肺, 然後治心續肝. 所以俱言目反直視, 乃肝主目也. 凡搐者, 風熱相搏於內, 風屬肝, 故引見之於目也. 錢用瀉肺湯瀉之, 二日不悶亂, 當知肺病退. 後下地黃圓補腎, 三服後, 用瀉青圓, 凉驚圓, 各二服. 凡用瀉心肝藥, 五日方愈 不妄治也. 又言: 肺虛不大瀉者, 何也? 曰: 設令男目右視, 木反克金, 肝旺勝肺而但瀉肝. 若更病在春夏, 金氣極虛, 故當補其肺, 愼勿瀉也.

李寺丞의 아들이 세 살인데 卯時(새벽 5~7시)에서 巳時(오전 9~11시)까지 경련을 앓았다. 여러 의사가 치료하지 못하고 나중에 錢氏를 불러서 진찰하게 하였다. 아이는 경련을 일으켜 눈을 오른쪽으로 향하며, 큰 소리로 울었다.

이사승이 '왜 오른쪽으로 경련하는 것이냐'고 하자 전 씨가 '이것은 逆證'이라고 하였다. 이사승이 '왜 逆證이라 하느냐'고 묻자 전 씨가 말하였다.

'남아는 陽이므로 본래 왼쪽으로 나타나고, 여아는 陰이므로 본래 오른쪽으로 나타난다. 만약 남아가 눈이 왼쪽으로 돌아가면 경련을 발할 때에도 소리내어 울지 않으며, 눈이 오른쪽으로 돌아가면 소리내어 운다. 여아가 경련을 일으켜서 오른쪽으로 눈이 돌아가면 소리냄이 없고, 왼쪽으로 돌아가면 소리냄이 있다. 그러한 까닭은 왼쪽은 肝에 해당하고 오른쪽은 肺에 해당하여 肝木이 되고 肺金이 되는데, 남아의 눈이 오른쪽을 보게 되는 것은 肺가 肝을 이겨서 억제하려는 것이다. 金이 와서 木을 벌하니 두 臟이 서로 싸워서 우는 소리가 있는 것이다. 치료는 강한 臟을 瀉하고 약한 臟을 補하는 것이다. 心實은 瀉하는 것이 당연하지만, 폐허는 瀉할 수 없다. 폐허의 징후는 가슴이 답답하고 어지러우며 목이 메이다가 길게 숨을 내뿜는 것인데, 이러한 병은 남아가 여아와 반대된다. 그러므로 남아가 여아보다 치료하기 쉽다.

가령 여아가 경련을 발하여 왼쪽을 보는 것은 폐가 간을 이겨서 억제하려는 것이며, 더욱이 병이 가을에 있다면 곧 폐가 겸하여 왕성한 위치에 있게 되어, 간이 감당해낼 수 없으므로 소리내어 哭하게 되는 것이다. (이 경우에는) 폐를 크게 瀉하는 것이 마땅하고, 연후에 心과 肝을 차례로 치료해야 한다.

눈을 뒤집고 눈알을 굴리지 못하고 直視하는 것을 함께 말한 까닭은 곧 肝이 눈을 主하기 때문이다. 무릇 경련은 풍열이 안에서 치고 받고 다투는 것인데, 風은 肝에 속하므로 눈에서 그 증상을 끌어내어 볼 수 있다.'

전 씨가 瀉肺湯으로 폐를 사하였다. 둘째 날에는 가슴이 답답하고 어지럽지 않으니 마땅히 폐병이 물러남을 알 수 있었다. 후에 地黃圓을 먹여서 腎을 補하니 세 번 먹인 후에 瀉靑圓, 凉驚圓을 써서 각기 두 번씩 먹였다.

무릇 心肝을 瀉하는 약을 쓰는 것은 5일이면 바로 나으니, 경망스럽게 치료하지 않는다.

또 말하기를 '폐허할 때 크게 瀉하지 않는 것은 무엇 때문인가' 하니 (전 씨가) 말하기를, '만약 남아의 눈이 오른쪽으로 돌아간다면 목이 도리어 금을 克하는 것인데 肝이 왕성하여 肺를 이겨서 억제하니 다만 肝을 瀉한다. 만약 다시 봄·여름에 병이 든다면 金氣가 지극히 허약하므로 당연히 肺를 補해야 하고 신중히 하여 瀉하지 말라' 하였다.

**廣親宅七太尉, 方七歲, 潮熱數日, 欲愈. 錢謂其父二大王曰: 七使潮熱將安, 八使預防驚搐. 王怒曰: 但使七使愈, 勿言八使病. 錢曰: 八使過來日午間, 卽無苦也. 次日午前, 果作急搐. 召錢治之, 三日而愈. 蓋預見目直視而腮赤, 必肝心俱熱, 更坐石杌子, 及欲冷, 比熱甚也. 肌膚素肥盛, 脈又急促, 故必驚搐. 所言午時者, 自寅至午, 皆心肝所用事時, 治之瀉心肝補腎, 自安矣.**

廣親宅의 七太尉가 이제 막 일곱 살인데, 潮熱이 수일간 있다가 나으려 하였다. 전 씨가 그 아비 되는 자인 二大王에게 이르기를 '일곱째 아드님(七太尉)의 조열은 장차 안정될 것이고, 여덟째 아드님의 驚風을 예방해야 한다'고 하자 왕이 노하여 말하기를 '오직 일곱째 아이만 낫게 하면 되고, 여덟째 아이의 病을 언급하지 말라' 하였다. 전 씨가 가로되, '여덟째 아드님은 내일 午時 무렵만 넘기면 걱정할 필요는 없을 것이다' 하였다. 다음날 午前에 과연 급성 경련을 일으켰다. 전 씨를 불러 치료하니 3일이 되어 나았다.

대개 눈동자를 굴리지 못하고 直視하게 되고 뺨이 붉은 症을 미리 보이면 반드시 肝과 心에 모두 열이 있는 것이며, 또 石杌子(돌로 만든 그루터기 모양의 걸상)에 앉아서 몸을 냉하게 하려 하니 이는 열이 심한 것이다. 평소 살집이 좋고 맥이 또 急促하므로 반드시 경풍을 앓게 된다. 午時를 언급한 것은 寅時부터 午時까지는 대개 心肝이 用事하는 때인 까닭이다. 心肝을 瀉하고 腎을 補하여 치료하면 스스로 편안하게 된다.

李司戶孫病, 生百日, 發搐三五次. 請衆醫治, 作天釣, 或作胎驚, 癎, 皆無應者. 後錢用大青膏如小豆許, 作一服發之, 復與塗顖法封之, 及浴法, 三日而愈. 何以然? 嬰兒初生, 肌骨嫩怯, 被風傷之, 子不能任, 故發搐頻發者, 輕也. 何者? 客風在內, 每遇不任卽搐. 搐稀者, 是內臟發病, 不可救也. 搐頻者, 宣散風冷, 故用大青膏, 不可多服. 蓋兒至小, 易虛易實, 多卽生熱, 止一服而已. 更當封浴, 無不效者.

　　李司戶의 손자가 병에 걸렸다. 태어난 지 100일인데, 경련을 세 차례 내지 다섯 차례 일으켰다. 의사들을 불러서 치료했는데, 어떤 의사는 天釣를 일으킨 것이라 하고 어떤 의사는 胎驚癎을 일으킨 것이라 했는데 모두 치료를 해서 효과를 보지 못하였다. 후에 전 씨가 팥알 만한 크기의 大青膏를 小豆 정도 썼는데 한 번 먹인 후에도 효과를 발하자 다시 (大青膏와) 더불어 塗顖法으로 封하였고 浴法도 함께 썼는데 3일이 되어 나았다. 왜 그러한가? 젖먹이(어린아이)가 처음 태어나면 살과 뼈가 어리고 약하니 風을 쏘여서 상하게 되고, 젖먹이(어린아이)가 감당해낼 수 없으므로 경련을 일으키게 된다. (경련이) 자주 일어나는 것이 병세가 가볍다. 어찌해서 그러한가? 풍이 침범하여 안에 머물러 있고 매번 감당해내지 못하여 경련하게 되는 것이다. 경련이 드물게 일어나는 것은 內臟에서 발병한 것으로, 구할 도리가 없다. 경련이 잦은 것은 風冷을 발산하는 것이 마땅하므로 大青膏를 쓰는데, 많이 먹여서는 안 된다. 대개 어린아이는 매우 작아서 쉽게 허하고 쉽게 邪氣로 실해지며, 많이 먹이면 열을 생하니 한 번 먹이는 것으로 그쳐야 한다. 다시 封法과 浴法을 쓰는 것이 마땅하니, (그리하여) 효험을 드러내지 않음이 없다.


東都王氏子, 吐瀉, 諸醫藥下之至虛, 變慢驚. 其候睡露睛, 手足瘈瘲而身冷.
　錢曰: 此慢驚也, 與苦葶湯. 其子胃氣實, 卽開目而身溫. 王疑其子不大小便, 令諸醫以藥利之. 醫留八正散等, 數服不利而身復冷. 令錢氏利小便, 錢曰: 不當利小便. 利之, 必身冷. 王曰: 已身冷矣. 因抱出, 錢曰: 不能食而胃中虛, 苦利大小便卽死. 久卽脾胃俱虛, 當身冷而閉目, 幸胎氣實而難衰也. 錢用益黃散, 史君子圓四服, 令微飮食. 至日午, 果能飮食. 所以然者? 謂利大小便, 脾胃虛寒, 當補脾, 不可別攻也. 後又不語, 諸醫作失音治之. 錢曰: 旣失音, 何開目而能飮食? 又牙噤, 而口不緊也. 諸醫不能曉, 錢以地黃圓補腎. 所以然者? 用淸藥利小便, 致脾腎俱虛. 今脾已實, 腎尚虛. 故補腎必安. 治之半月而能言, 一月而痊也.

東都 王氏의 아들이 토하고 설사하는데 여러 의사들이 약을 써서 瀉下시키니 매우 虛해져 (증세가) 변하여 慢驚風이 되었다. 그 증후는 혼수하여 눈을 홉뜨고 손발이 瘈瘲으로 경련을 일으켜 몸이 冷한 것이었다. 전 씨가 말하기를 '이것은 慢驚이다' 하며 苦蔞湯을 주었다. 그 아들이 胃氣가 충실해지자 곧 눈을 뜨고 몸이 따뜻해졌다. 왕 씨가 아들이 대소변을 보지 못함을 보고 (전 씨를) 의심하여 여러 의사로 하여금 약을 써서 소변을 通利하게 하여 八正散 등으로 계속 치료하였다. 여러 번 먹어도 소변이 잘 나오지 않고 몸이 다시 냉하게 되었다. 전 씨로 하여금 소변을 通利하게 하라 하자 전 씨가 말하기를 '소변을 通利하는 것은 마땅하지 않다. 通利하면 반드시 몸이 냉해질 것이다' 하니 왕 씨가 '벌써 몸은 냉하게 되었다'라고 말하며, 아이를 안고 나와 전 씨에게 보였다. '먹을 수가 없는 것은 胃中이 허한 것이고, 만약 대소변을 通利시키면 죽게 된다. 오래되면 脾腎이 모두 허해지니 마땅히 몸이 냉하고 눈을 감은 채 뜨지 못하게 될 것인데, 다행히 胎氣가 충실하여 쉽게 쇠약해지지 않는 것이다' 하였다. 전 씨가 益黃散과 史君子圓을 써서 네 번 먹게 하니, (아이가) 이제 조금씩 먹고 마시게 되었고 午時에 이르러 과연 능히 음식을 먹게 되었다. 왕 씨가 '그러한 까닭은 무엇인가?' 물으니 전 씨가 왕 씨에게 이르기를, '대소변을 通利시키면 비위가 허한하게 되는 것이니 마땅히 脾를 補해야 하고, 따로 攻下시켜서는 안 된다'

하였다.

　후에 또 말을 못하는 증세가 생겨서 여러 의사들이 失音했다고 여기고 치료하였다. 전 씨가 말하기를 '이미 失音했는데 어찌 눈을 뜨고 음식을 먹을 수 있겠는가? 또한 이를 악물지 않으며 입을 꽉 다물고 있지도 않다'고 하였다. 여러 의사들이 병의 이치를 깨달을 수 없었고, 전 씨가 地黃圓으로 腎을 補하였다. 왜 그런가? 한약(淸利藥)을 써서 소변을 通利하면 脾와 腎이 모두 허약하게 된다. 지금 脾는 이미 충실하지만 腎은 아직도 허하다. 그러므로 腎을 補하면 반드시 안정된다. 치료한 지 보름이 되어 말할 수 있게 되고, 한 달이 되어 병이 나았다.

　　東都藥鋪杜氏, 有子五歲, 自十一月病嗽, 至三月未止. 始得, 嗽而吐痰, 乃外風寒, 蓄入肺經, 今肺病. 嗽而吐痰, 風在肺中故也. 宣以麻黃輩發散, 後用凉藥壓之. 卽愈, 時醫以鐵粉圓, 半夏圓, 褊銀圓, 諸法下之, 其肺卽虛而嗽甚, 至春三月間尚未愈. 召錢氏視之, 其候面青而光, 嗽而喘促, 哽氣, 又時長出氣. 錢曰: 痰困十已八九. 所以然者, 面青而光, 肝氣旺也. 春三月者, 肝之位也, 肺衰之時也. 嗽者, 肺之病. 肺之病 自十一月至三月, 久卽虛痿. 又曾下之, 脾肺子母也, 復爲肝所勝, 此爲逆也. 故嗽而喘促, 哽氣, 長出氣也. 錢急與瀉靑圓瀉之, 後與阿膠散實肺. 次日, 面青而不光. 錢又補肺, 而嗽如前. 錢又瀉肝, 瀉肝未已, 又加肺虛唇白如練. 錢曰: 此病必死, 不可治也. 何者? 肝大旺而肺虛熱, 肺病不得其時而肝勝之. 今三瀉肝, 而肝病不退. 三補肺, 而肺證猶虛, 此不久生, 故言死也. 此證病於秋者, 十救三四. 春夏者, 十難救一, 果大喘而死.

　　東都藥鋪 杜氏에게 다섯 살 난 아들이 있었는데, 11월부터 해수병을 앓았고 3월이 되어서도 그치지 않았다. 처음에 병을 얻어 기침을 하면서 가래를 뱉은 것

은, 외부의 풍한이 모여서 폐경으로 침입한 것이고, 이제 폐가 병들어 기침하고 가래를 뱉는 것은 풍이 肺 속에 머물러 있는 까닭이었다. 마땅히 麻黃 같은 부류의 약으로 발산시키고 나중에 凉藥으로 肺氣가 뜨는 것을(上逆하는 것을) 억눌러주어야 한다. 그리한즉 병이 낫게 될 것인데, 당시의 의사들이 鐵粉圓·半夏圓·褊銀圓 등 여러 방법으로 瀉下시키니 폐가 곧 허해져서 해수병이 심했으며 춘삼월 무렵에도 아직 낫지 않았다. 전 씨를 불러 보이니, 그 징후가 얼굴색이 푸르면서 광택이 있고 기침을 하면서도 숨이 차고 목이 메다가 또 때때로 길게 숨을 내뿜는 것이었다. 전 씨가 말하기를, '천식의 병세가 곤궁함이 십중팔구이니, 그 이유는 얼굴이 푸르고 광택이 나므로 肝氣가 왕성한 것인데 춘삼월은 간이 속한 계절이며 폐는 쇠약해지는 때인 까닭이다. 해수병은 폐의 병이다. 폐의 병이 11월부터 3월까지 오래된즉 (폐가 허손되고 시들어가는) 虛痿의 병증을 보이게 된다. 또한 일찍이 瀉下시키는 방법을 썼는데, 脾와 肺는 어미 - 자식의 관계로서 (脾와 肺가 모두 허약해지자) 다시 肝이 이겨 肺를 억제하게 되니 이것은 逆證이다. 그러므로 기침하면서도 숨이 차고 목이 메이다가 길게 숨을 내뿜는다' 하였다. 전 씨가 급히 瀉靑圓을 주어 瀉하고 뒤에 阿膠散을 주어 폐를 충실하게 하였다. 다음날 얼굴이 푸르긴 한데 광택이 나지는 않았다. 전 씨가 또 폐를 補했는데도 기침이 여전하였다. 전 씨가 또 간을 瀉하였는데 간을 瀉하기를 채 마치지 않아 또 폐허로 입술이 흰 명주처럼 허옇게 되었다. 전 씨가 말하기를, '이 병으로 틀림없이 죽게 될 것 같다. 치료가 불가능하다. 왜 그러한가 하면, 肝氣가 매우 왕성한데 肺에는 虛熱이 있으니, 폐병이 (치료에 유리한) 시기를 타고나지 못하면 (오히려) 간이 (肺를) 이겨 억제하기 때문이다. 지금 간을 세 번 瀉했는데도 간병이 물러나지 않는다. 세 번 폐를 補했으나 肺의 병증이 더욱 허하니, 이것은 오래 살지 못하는 것이다. 그러므로 죽는다고 하였다. 이 병증을 가을에 앓는 경우에는 열 중에 서넛을 구한다. 봄여름에 앓는 경우에는 열 중 하나를 구하기 어렵다'고 하였다.

과연 숨을 크게 헐떡거리다가 죽었다.

京東轉運使李公, 有孫八歲, 病嗽而胸滿短氣. 醫者言肺經有熱, 用
竹葉湯, 牛黃膏, 各二服治之, 三日加喘. 錢曰: 此肺氣不足, 復有寒
邪, 卽使喘滿. 當補肺脾, 勿服涼藥. 李曰: 醫已用竹葉湯, 牛黃膏.
錢曰: 何治也? 醫曰: 退熱, 退涎. 錢曰: 何熱所作? 曰: 肺經熱而生
嗽, 嗽久不除生涎. 錢曰: 本虛而風寒所作, 何熱也? 苦作肺熱, 何不
治其肺而反調心? 蓋竹葉湯, 牛黃膏治藥也. 醫有慚色, 錢治愈.

京東轉運使 李公에게 여덟 살짜리 손자가 있었다. 해수병을 앓아서 가슴이 답답하고 (어깨를 들썩이지 않고 고통스러워하지 않으며) 숨이 가빴다.[1] 의사가 폐경에 열이 있다 하여 竹葉湯과 牛黃膏를 썼다. 각기 두 번 복용하여 치료했는데, 3일째 되자 천식 증세가 더하여 생겼다. 전 씨가 말하기를 '이것은 肺氣가 부족한 데다가 다시 寒邪가 있은즉 숨이 차며 가슴이 답답하게끔 한 것이다. 마땅히 肺와 脾를 보하고 涼藥을 먹이지 말아야 한다'고 하였다. 이 씨가 '의사가 이미 竹葉湯과 牛黃膏를 썼다'고 하니 전 씨가 '어찌하여 그리 치료했는가?'라고 묻자, 의사가 '열을 물러나게 하고, 가래침〔痰涎〕을 그만 나오게 하려는 것이었다'라고 대답하였다. 전 씨가 '무슨 열이 증세를 일어나게 한다는 것인가?' 하자 의사가 말하기를, '폐경에 열이 있어 해수병이 생겼고, 해수병이 오래되어 제거되지 않으니 가래침이 생긴 것이다'라고 하였다. 전 씨가 말하였다. '본래 허약한 데다가 風寒이 증세를 유발시킨 것이지 무슨 열이란 말인가? 만약 폐열이 증세를 일으킨 것이라면 어찌 肺를 치료하지 않고 도리어 心을 調理했는가? 대개 죽엽탕과 우황고는 심을 치료하는 약이다.' 의사가 부끄러운 기색을 보였고, 전 씨가 치료하니 나았다.

東都張氏孫, 九歲, 病肺熱. 他醫以犀, 珠, 龍, 麝, 生牛黃治之, 一

---

1) '短氣'를 '숨이 차다'라고 해석하기도 하나, '喘'과 달리 어깨를 들썩이지 않고 통증으로 신음하지 않고 다만 숨이 가쁘고 몹시 급한 것이다.

月不愈. 基證嗽喘, 悶亂, 飲水不止, 全不能食. 錢氏用史君子圓, 益黃散. 張曰: 本有熱, 何以又行溫藥? 他醫用凉藥攻之, 一月尙無效. 錢曰: 凉藥久則寒不能食, 小兒虛不能食, 當補脾. 候飲食如故, 卽瀉肺經, 病必愈矣. 服補脾藥二日, 其子欲飲食, 錢以瀉白散瀉其肺, 遂愈十分. 張曰: 何以不虛? 錢曰: 先實其脾, 然後瀉肺, 故不虛也.

東都 張氏의 손자가 아홉 살인데, 폐열로 인한 병을 앓았다. 다른 의사가 서각·진주·용골·사향·생우황으로 치료했는데 1개월이 되어도 낫지 않았다. 그 증세가 기침하고 숨이 차며 가슴이 답답하고 어지러워 물 마시기를 그치지 않으면서 아무것도 먹을 수 없었다. 전 씨가 史君子圓과 益黃散을 썼다. 장 씨가 말하기를, '본래 열이 있는데, 왜 또 溫藥으로 치료를 행하는가? 다른 의사는 凉藥을 써서 攻下시켰는데 1개월이 되어도 오히려 효험이 없었다'고 하니 전 씨가 말하기를, '凉藥을 오래 쓰면 寒하여(뱃속이 차가워져서) 능히 먹을 수가 없으니, 어린아이가 허약하여 먹지 못하면 脾를 補하는 것이 마땅하다. 음식 먹는 것을 살펴 전과 같아질 때, 바로 폐경을 瀉하면 병이 틀림없이 낫게 될 것이다' 하였다. 補脾藥을 2일 복용시키니 앓던 아이가 음식을 먹고자 하였고, 전 씨가 瀉白散으로 폐를 瀉하였더니 드디어 (완전히) 병이 나았다. 장 씨가 '왜 허약해지지 않는가?' 하니 전 씨가 말하기를 '먼저 脾를 충실하게 한 연후에 폐를 瀉하게 되므로 허약해지지 않는 것이다'라고 하였다.


睦親官十太尉, 病瘡疹, 衆醫治之. 王曰: 疹未出, 屬何臟腑? 一醫言胃大熱. 一醫言傷寒不退. 一醫言母腹中有毒. 錢氏曰: 苦言胃熱, 何以乍凉乍熱? 苦言母腹中有毒, 發屬何臟也? 醫曰: 在脾胃. 錢曰: 旣在脾胃, 何以驚悸? 醫無對. 錢曰: 夫胎在復中, 月至六七已成形, 食母穢液入兒五臟. 食至十月, 滿胃脘中. 至生之時, 口有不沽, 産母以手拭淨, 則無疾病. 俗以黃連汁壓之, 云下臍糞及涎穢也. 此亦母之不沽, 餘氣入兒臟中. 本先因微寒入而成, 瘡疹未出, 五臟皆見病症. 内一臟受穢多者, 乃出瘡疹. 初欲病時, 先呵欠頓悶, 驚悸, 乍凉乍熱, 手足冷痺, 面腮燥赤, 咳嗽, 時嚏, 此五臟證具也. 呵欠頓悶, 肝也. 時發驚悸, 心也. 作凉作熱, 手足冷, 脾也. 面目腮頰赤, 嗽嚏, 肺也. 惟腎無候, 以在腑下, 不能食穢故也. 凡瘡疹, 乃五臟毒. 苦出歸證, 則肝水疱, 肺膿疱, 心斑, 脾疹, 惟腎不食毒穢, 而無諸證. 瘡黑者, 屬腎, 由不愼風冷, 而不飽, 内虛也. 又用抱龍圓數服, 愈, 其別無他候. 故未發出, 則見五臟證. 已出, 則歸一臟也.

　　睦親宮 十太尉가 瘡疹을 앓아서 뭇 의사들이 치료하였다. 왕이 말하기를 '疹이 아직 나오지 않았는데 어느 장부에 속하는가?' 하니, 한 의사는 胃에 大熱이 있는 것이라 하였고, 다른 한 의사는 傷寒의 증세가 물러가지 않는 것이라 하였다. 또 한 의사는 어미 뱃속에 있을 때 받은 胎毒 때문이라 하였다. 전 씨가 말하기를 '만약 胃熱 때문이라 한다면 어째서 잠깐 동안 몸이 서늘하다가 잠깐 동안 몸에서 열이 나는가? 만약 어미 뱃속에서 胎毒을 받은 것이 증세를 발현한 것이라고 한다면 어느 臟에 속하여 증세가 발현된다는 말인가?' 하니, 의사가 답하기를 '병이 脾胃에 있다' 하였다. 전 씨가 말하기를 '이미 脾胃에 있다면 왜 가슴이 두근거리는 驚悸의 증이 있게 되는가?' 하자 의사가 대답하지 못하였다.

　　전 씨가 말하였다. '무릇 胎가 뱃속에 있어 6~7개월에 이르면 이미 형체를 이루고 어미의 穢液을 먹게 되어, (이것이) 태아의 오장으로 들어가게 된다. 열 달째에 이르면 胃脘 속이 그득하게 된다. 태어날 때가 되면 입안에 불결한 것이 있고, 산모가 손으로 아기 입을 씻어주면 질병이 없게 된다. 민간에서는 黃連汁으로 病邪를 제압해버리는데, (황련즙이) 臍糞과 침 속의 더러운 것을 제압해서 내보낸다고 한다. (지금 아이가 앓고 있는) 이 병증도 역시 어미의 불결한 餘氣가 태아의 臟 속에 들어감으로 인한 것이고, 본래 胎毒을 받기에 앞서 약간의 寒邪가 침입해 들어감으로 인해 병이 이루어진 것이다. 瘡疹이 (피부에)

아직 나오지 않았을 때에는 오장이 모두 병증을 보이게 된다. 내부의 한 臟이 더러운 것을 많이 받아들이면, 곧이어 瘡疹이 (피부에) 드러나게 된다. 처음에 병이 되려 할 때에 먼저 하품하고 갑자기 멍해지며, 가슴이 두근거리고 잠깐 동안 몸이 서늘하다가 잠깐 동안 몸에서 열이 나며, 손발이 冷하여 마비 동통이 있고, 얼굴·뺨이 건조하면서 붉어지고, 기침하고 때때로 재채기하니, 이는 오장의 증을 모두 갖춘 것이다. 하품을 하다가 갑자기 정신이 멍해지는 것은 肝의 증상이다. 때때로 가슴이 두근거리는 驚悸症이 나타나는 것은 心의 증상이다. 잠깐 동안 몸이 서늘하다가 잠깐 동안 몸에서 열이 나며 손발이 冷한 것은 脾의 증상이다. 얼굴·눈·뺨이 붉고, 기침하고 재채기하는 것은 肺의 증상이다. 오직 腎은 증후가 없으니 腑의 아래에 있어서 더러운 것을 먹을 수 없는 까닭이다. 무릇 瘡疹은 곧 五臟의 毒으로 인한 것이다. 만약 하나의 臟에 귀속되어 一證을 나타낸다면 肝은 수포, 肺는 농포, 心은 斑, 脾는 疹의 증을 나타내고, 오직 腎은 毒穢를 먹지 않으니 여러 증상을 나타냄이 없다. 瘡疹이 검은 腎에 속하니, 풍랭을 맞는 것을 삼가지 않고 배불리 먹지 않아 內虛한 것으로 말미암는다'고 하였다. 또한 抱龍圓을 여러 번 복용시키니 나았고, 그 외에 별다른 증세도 없었다. 그러므로 (瘡疹이) 아직 나오지 않았으면 오장의 증이 (모두) 보이고, 이미 나왔으면 하나의 臟에 귀속시킬 수 있다.


四大王宮五太尉, 因墜鞦韆, 發驚搐. 醫以發熱藥治之, 不愈. 錢氏曰. 本急驚, 後生大熱, 當先退其熱. 以大黃圓, 玉露散, 惺惺圓, 可以牛黃, 龍, 麝解之.

不愈, 至三日, 肌膚尚熱. 錢曰. 更二日不愈, 必發斑瘡, 皆熱不能出也. 他醫初用藥發散, 發散入表, 表熱則斑生. 本初驚時, 當用利驚藥下之, 今發散, 乃逆也.

後二日, 果斑出, 以必勝膏治之, 七日愈.

四大王宮 五太尉가 그네에서 떨어져서 驚風을 일으켰다. 의사가 發散하는 辛溫한 藥으로 치료했으나 낫지 않았다. 전 씨가 말하기를 '본래 急驚風인데 나중에 大熱이 생긴 것이니 마땅히 먼저 그 열을 물러나게 해야 한다' 하고 大黃圓, 玉露散, 惺惺圓에 우황, 용골, 사향을 가미하여 (열을) 풀어주었다. 낫지 않고 3일에 이르자, 肌膚에 오히려 열이 있게 되었다. 전 씨가 말하기를, '다시 이틀이 지나도 낫지 않으면 반드시 斑瘡이 나게 될 것인데, 대개 열이 나올 수가 없는 때문이다. 다른 의사가 처음에 약을 써서 발산하니, 발산하여 (邪熱이) 표로 들어가 표열이 있은즉 斑이 생긴다. 본래 처음에 경풍이 생길 때 마땅히 利驚藥으로 瀉下시켜야 하는데 지금 발산해서 순리대로 낫지 않고 逆證이 된 것이다' 하였다. 이틀이 지난 후 과연 斑이 나와서 必勝膏로 치료하니 7일이 지나서 나았다.

睦親宅一大王, 病瘡疹. 始用一李醫, 又召錢氏. 錢留抱龍圓三服, 李以藥下之. 其疹稠密, 錢見大驚, 曰. 若非轉下, 則爲逆病. 王言. 李已用藥下之. 錢曰. 瘡疹始出, 未有他證, 不可下也. 但當用平和藥, 頻與乳食, 不受風冷可也. 如瘡疹三日不出, 或出不快, 卽微發之. 微發不出, 則加藥. 不出, 則大發之. 如大發後不多, 及脈平無證者, 卽瘡本稀, 不可更發也, 有大熱者, 當利小便. 小熱者, 當解毒. 若出快, 勿發, 勿下故止用抱龍圓治之, 瘡痂若起, 能食者, 大黃圓下一二行, 卽止. 今先下一日, 瘡疹未能出盡而稠密甚, 則難治, 此誤也. 縱得安其病有三. 一者疥, 二者癰, 三者目赤, 李不能治, 經三日黑陷, 復召錢氏, 曰. 幸不發寒, 而病未困也. 遂用百祥圓治之, 以牛李膏爲助, (各一大服, 至五日間, 瘡復紅活, 七日而愈.)²⁾ 若黑者, 歸腎也. 腎主勝脾, 土不克水, 故脾虛寒戰則難治. 所用百祥圓者, 以瀉膀胱之腑, 腑若不實, 臟自不盛也. 何以不瀉腎? 曰. 腎主虛, 不受瀉. 若二服不效, 則加寒而死.

---

2) 다른 판본에는 괄호 안의 부분이 없는 경우가 있다.

睦親宅 一大王이 瘡疹을 앓았다. 처음에는 이 씨 성을 가진 의사를 등용하더니, 다시 전 씨를 불러들였다. 전 씨는 抱龍圓을 남겨두며 세 번 먹게 하였고, 이 씨는 瀉下시키는 약으로 하였다. 그 疹이 조밀해지니 전 씨가 보고 크게 놀라 말하기를, '만약 (약을) 바꾸어 瀉下시키지 않는다면, 逆證이 될 것이다' 하였다. 왕이 '이 씨가 이미 약을 써서 瀉下시켰다' 하니 전 씨가 말하기를 '瘡疹이 비로소 나오는데 아직 다른 증상이 있지 않았으니 瀉下시켜서는 안 되는 것이었다. 다만 (氣味가 치우치지 않은) 平和藥을 써야 마땅하고, 자주 젖을 먹이되 풍랭을 받지 않게 하는 것이 좋다. 만약 瘡疹이 3일 동안 나오지 않거나 혹 나와도 시원스럽게 나오지 않으면, 곧 살짝 발산시킬 수 있다. 살짝 발산시켜도 나오지 않으면 곧 약을 가미하여 써야 한다. 나오지 않으면 크게 발산시킨다. 만약 크게 발산시킨 후에도 (나온 것이) 많지 않으면서 맥이 平하고 (다른) 증상이 없는 것은 瘡이 본래 드문 것이니 다시 발산시켜서는 안 된다. 大熱이 있는 것은 마땅히 소변을 通利해야 한다. 小熱이 있는 것은 마땅히 解毒시켜야 한다. 만약 나오는 것이 시원스럽게 잘 나오면 발산하지 말며, 하법을 써서는 안 된다. 그러므로 발산이나 瀉下를 그치고 포룡원을 써서 치료해야 한다. 瘡에 딱지가 생기는 것 같으며, 능히 먹을 수 있는 사람은 大黃圓으로 瀉下시키기를 한두 번 하고 그친다. 지금 먼저 하루를 瀉下시켰는데 瘡疹이 아직 능히 다 나오지 못하고 조밀한 것이 심하면 곧 치료하기 어려우니, 이것은 잘못 치료해서 그렇다. 설사병을 안정시킨다 하더라도 세 가지 증세가 있게 된다. 첫째는 疥이고, 둘째는 癰이고, 셋째는 눈이 벌겋게 충혈되는 것이다'라고 하였다.

이 씨가 치료할 수 없었고, 3일이 지나자 瘡疹이 움푹해지면서 시커멓게 되었다. 다시 전 씨를 불렀다. 전 씨가 말하기를, '다행히 오한과 전율의 증상을 나타내지는 않았으나, 병이 아직 곤궁한 지경에 이른 것은 아니다' 하였다. 마침내 百祥圓으로 치료하고 牛李膏로 도와서 각각 한 차례 많이 먹였다. (5일쯤 되자 瘡이 다시 紅活해지고, 7일이 되자 나았다.)

만약 (瘡疹이) 검은색이 된다면 腎에 속하는 증이 된 것이다. 腎이 왕성하여 脾를 이겨 억제하니, 土가 水를 克하지 못하므로 脾가 허약하여 오한·전율하게 되면 난치병이 된다. 백상원을 쓰는 까닭은 방광이라는 腑를 사하는 것인데, 腑

가 만약 (邪氣로) 실하지 않으면 臟이 스스로 盛하지 않게 된다. '왜 腎을 사하지는 않는가?' 하니 대답하기를, '腎이 허를 主하여 瀉함을 받아서는 안 된다. 白祥圓을 두 번 먹여 효험이 없으면 곧 오한·전율의 증세가 생겨 죽게 된다' 하였다.


皇都徐氏子, 三歲, 病潮熱, 每日西則發搐, 身微熱, 而目微邪及露睛, 四肢冷而喘, 大便微黃. 錢與李醫同治, 錢問李曰. 病何搐也? 李曰 有風. 何身熱微溫? 曰. 四肢所作. 何目斜露睛? 曰. 搐則目斜. 下肢冷? 曰. 冷厥必內熱.

曰. 何喘? 曰. 搐之甚也. 曰. 何以治之? 曰. 嚏驚圓鼻中灌之, 必搐止. 錢又問曰. 旣謂風病, 溫壯搐引, 目斜露睛, 內熱肢冷, 及搐甚而喘, 併以何藥治之? 李曰. 皆此藥也. 錢曰. 不然. 搐者, 肝實也, 故令搐. 日西身微熱者, 肺潮用事. 肺主身, 溫且熱者, 爲肺虛. 所以目微斜露睛者, 肝肺相勝也. 肢冷者, 脾虛也. 肺若虛甚, (母脾亦弱, 木氣勝脾, 四肢卽冷, 治之當先)³⁾ 用益黃散, 阿膠散, 得脾虛證退, 後以瀉靑圓, 導赤散, 凉驚圓治之, 後九日平愈.

皇都 徐氏의 아들이 세 살인데 潮熱을 앓아서 매일 해가 서쪽으로 저물 때쯤 경련을 일으키고 搐을 발하고 몸에 미열이 있는데, 눈동자가 조금 삐뚤어지고 눈을 흡뜨며 四肢가 냉하고 숨이 차며 대변은 조금 누런색이었다. 전 씨와 이 씨 성의 의사가 함께 치료하였다. 전 씨가 이 씨에게 물어 가로되 '앓는데 왜 경련하는가?' 하니 이 씨가 말하기를 '풍이 있어서이다' 하였다. (전 씨가 묻기를) '왜 몸에 열이 있거나 미열이 있어 따뜻한가?' 하니 대답하기를 '사지에 경련이 일어나서 그렇다' 하였다. '왜 눈동자가 삐뚤어지고 눈을 흡뜨는가?' 하니 '경련

---

3) 다른 판본에는 없는 부분이다.

을 일으키면 사시가 된다' 하였다. '왜 四肢가 차가운가?' 물으니 답하기를 '厥冷한 것은 반드시 內熱이 있기 때문이다' 하였다. 가로되 '왜 숨이 가쁜 것인가?' 하니 '搐이 심해서이다' 하였다. 묻기를 '어떻게 치료할 것인가?' 하니 답하기를, '嚏驚圓을 콧속에 불어넣으면 반드시 경련이 멈춘다' 하였다. 전 씨가 또 묻기를 '원래 풍병으로 인하여 (身熱이 나서) 몸이 따끈하고, 경련을 일으키며, 눈동자가 삐뚤어지고 눈을 홉뜨는 것이라 하였고, 내열로 인해서 四肢가 찬 데다가 경련이 심하여 숨이 찬 증세를 보인다고 하니, 아울러서 무슨 약으로 치료하려는가?' 하니 이 씨가 말하기를 '모두 이런 약으로 치료한다' 하였다. 전 씨가 말하기를 '그렇지 않다. 경련이란 병증은 肝氣가 실하여 경련하게 하는 것이다. 해가 서쪽으로 저물 때쯤 몸에 미열이 있는 것은 폐가 때맞추어 用事하는 시기이기 때문이다. 肺는 온몸의 皮毛를 主하는데, (몸에 미열이 있어) 몸이 따뜻하거나 열이 나는 것은 肺가 허약하기 때문이다. 눈동자가 조금 삐뚤어지고 눈알을 홉뜨는 것은 肝과 肺가 서로 이기려 하기 때문이다. 四肢가 冷한 것은 脾가 허약한 것이다. 만약 肺가 허약한 것이 심하면 (母인 脾도 역시 허약하게 되고, 木氣가 脾를 이기니 四肢가 곧 냉하게 된다. 치료는 우선[4] 益黃散, 阿膠散을 써서 脾虛證을 물러나게 한 뒤에 瀉靑圓, 導赤散, 凉驚圓으로 치료하는 것이 당연하다' 하였다. 9일이 지난 후에 병이 나아 회복되었다.


朱監簿子, 五歲, 夜發熱, 曉卽如故. 眾醫有作傷寒者, 有作熱治者, 以凉藥解之, 不愈. 其候多涎而喜睡, 他醫以鐵粉圓下涎, 其病益甚. 至五日, 大引飮. 錢氏曰. 不可下之. 乃取白朮散末, 煎一兩, 汁三升, 使任其意, 取足服. 朱生曰. 飮多不作瀉否? 錢曰. 無生水下能作瀉, 縱瀉不足怪也, 但不可下耳. 朱生曰. 先治何病? 錢曰. 止渴, 治痰, 退熱, 清裏, 皆此藥也. 至晚服盡, 錢看之曰. 更可服三升. 又煎白朮

---

4) 다른 판본에는 없는 부분이다.

散三升, 服盡得稍愈. 第三日, 又服白朮散三升, 其子不渴無涎. 又投阿膠散, 二服而愈.

  朱監薄의 아들이 다섯 살인데, 밤에는 열이 나고 새벽이 되면 정상이었다. 뭇 의사들은 傷寒을 일으킨 것이라고 하는 자, 열을 발작한 것으로 보고 치료해야 한다는 자가 있었다. 그리하여 凉藥으로 (열을) 풀어주었으나 낫지 않았다. 그 증후는 침을 많이 흘리고 자꾸 잠을 자려고 하는 것이었다. 다른 의사가 鐵粉圓으로 攻下하여 痰涎(가래침)을 치료하려 하였으나 병이 더욱 심해졌다. 5일째에 이르러 물을 많이 마시고자 하였다. 전 씨가 말하기를, '下法을 써서는 안 된다. 곧 白朮散 가루를 취하여 1냥을 끓여 석 되의 즙으로 졸여서 마시고 싶은 대로 충분히 마시게 하라' 하였다. 朱生이 말하기를, '마시는 것이 많으면 설사를 일으키지 않겠는가?' 하니 전 씨가 말하였다. '水氣를 생함이 없으니 설사를 하게 되지는 않으며, 설령 설사를 한다고 해도 괴이하다 할 수 없다. 다만 下法을 써서는 안 될 따름이다.' 주생이 말하기를 '먼저 무슨 병을 치료하려는 것인가?' 하니 '갈증을 멎게 하고 痰을 다스리며 열을 물러나게 하고 裏部를 맑게 하는 것을 모두 이 약으로 치료하게 된다' 하였다. 저녁 늦게까지 복용하기를 다하고, 전 씨가 살펴보며 말하기를 '다시 석 되를 복용시키는 것이 좋겠다' 하니, 또 백출산 석 되를 끓여 복용하기를 다하자 (아이가) 조금 낫게 되었다. 3일째에 또 백출산 석 되를 복용하니 앓던 아이가 갈증이 나지 않고 침도 흘리지 않게 되었다. 다시 아교산을 투여하여 두 번 복용하고서 나았다.

  朱監簿子, 三歲, 忽發熱, 醫曰. 此心熱. 腮赤而脣紅, 煩躁引飮, 遂用牛黃圓三服, 以一物瀉心湯下之. 來日, 不愈, 反加無力而[5] 不能食, 又便利黃沫. 錢曰. 心經虛, 而有留熱在內, 必被凉藥下之致此, 虛勞之病也. 錢先用白朮散生胃中津, 後以生犀散治之. 朱曰. 大便黃沫如

---

5) 다른 판본에는 '而'자가 생략되어 있다.

何? 曰. 胃氣正, 卽瀉自止, 此虛熱也. 朱曰. 醫用瀉心湯如何? 錢曰. 瀉心湯者, 黃連性寒, 多服則利, 能寒脾胃也. 坐久, 衆醫至曰. 實熱 錢曰. 虛熱. 若實熱, 何以瀉心湯下之不安, 而又加面黃頰赤, 五心煩躁, 不食而引飮? 醫曰. 旣虛熱, 何大便黃沫? 錢笑曰. 便黃沫者, 服瀉心湯多故也. 錢後與胡黃連圓治愈.

　　朱監薄의 아들이 세 살인데, 갑자기 열이 났다. 의사가 말하기를 '이것은 心熱이다. 볼이 적색이면서 입술은 홍색이며, 번조하여 물을 들이키는 것으로 알 수 있다' 하니 마침내 牛黃圓을 세 차례 먹였는데 一物瀉心湯에 타서 복용시켰다. 다음날이 되었으나 낫지 않았고 도리어 (아이가) 무기력해지면서 밥을 먹지 못하는 증상이 더해졌다. 또 대변은 누렇고 거품이 섞인 설사가 되었다.

　　전 씨가 말하기를 '心經이 허하고 열이 머물러 안에 있으니, 틀림없이 凉藥으로 瀉下시킨 결과로 허로의 병이 된 것이다' 하였다. 전 씨가 첫째로 백출산을 써서 胃 안의 진액을 생하게 하고 나중에 生犀散으로 치료하였다. 주 씨가 말하기를 '대변의 黃沫은 어찌 된 것인가?' 묻자 (전 씨가) 말하기를 '胃氣가 제대로 된즉 설사하는 것은 스스로 멎게 되며, 이것은 허열로 인한 것이다' 하였다. 주 씨가 말하기를 '(다른) 의사는 瀉心湯을 썼는데 어떠한가?' 하자 전 씨가 말하기를 '瀉心湯이란, 황연의 약성이 寒하므로 많이 먹으면 설사하게 되는데, 비위를 차갑게 할 수 있는 것이다' 하였다. (아이의 증세가) 그 상태대로 오래가니, 뭇 의사들이 와서 말하기를 '實熱로 인한 것이다'라고 하니, 전 씨가 말하기를 '허열이다. 만약 실열이면 왜 사심탕을 복용하여 편안하지 않으며, 더하여 얼굴이 누렇고 뺨이 붉으며 五心煩躁하고, 먹지는 못하면서 물만 들이키게 되겠는가?' 하였다. 의사가 말하기를 '이미 허열이라면, 왜 대변에 黃沫이 나는가?' 하니 전 씨가 웃으며 답하기를, '대변에 黃沫이 있는 것은 사심탕을 많이 복용한 까닭이다' 하였다. 전 씨가 후에 胡黃連圓을 주어 치료하니 나았다.


張氏三子病, 歲大者, 汗遍身. 次者, 上至頂下至胸. 小者, 但額有汗. 衆醫以麥煎散治之, 不效. 錢曰. 大者與香瓜圓, 次者與益黃散, 小者與石膏湯, 各五日而愈.

장 씨의 세 아이가 병이 들었는데, 나이가 제일 많은 아이는 땀이 몸에 두루 나고, 둘째아이는 정수리에서 가슴까지 땀이 나며, 제일 나이 어린 아이는 이마에만 땀이 났다. 뭇 의사들이 麥煎散으로 치료했으나 효험이 없었다. 전 씨가 말하기를 '큰아이에게는 香瓜圓을 주고, 둘째에게는 益黃散을 주고, 막내에게는 石膏湯을 주시오' 하였다. 각기 5일이 되어 나았다.

廣親宅四大王宮五太尉, 病吐瀉不止, 水穀不化, 衆醫用補藥, 言用薑汁調服之. 六月中服溫藥, 一日而加喘, 吐不定. 錢曰. 當用涼藥治之. 所以然者, 謂傷熱在內也, 用石膏湯三服倂服之. 衆醫皆言. 吐瀉多, 而米穀不化, 當補脾, 何以用涼藥? 王信衆醫, 又用丁香散三服. 錢後至曰. 不可服此, 三日外, 必腹滿身熱, 飮水吐逆. 三日外, 一如所言. 所以然者, 謂六月熱甚, 伏入腹中, 而令引飮. 熱傷脾胃, 卽大吐瀉. 他醫又行溫藥, 卽上焦亦熱, 故喘而引飮, 三日當死. 衆醫不能治, 復召錢至宮中. 見有熱證, 以白虎湯三服, 更以白餠子下之. 一日減藥二分, 二日三日, 又與白虎湯各二服, 四日用石膏湯一服, 旋合麥門冬, 黃芩, 腦子, 牛黃, 天竺黃, 茯苓, 以朱砂爲衣, 與五圓, 竹葉湯化下, 熱退而安.

廣親宅 四大王宮의 五太尉가 병이 들어 구토와 설사를 그치지 않으며, 水穀이 소화되지 않은 채 나왔다[水穀不化]. 뭇 의사들이 補藥을 썼고, 생강즙에 타서 먹으라 하였다. 6월중에 溫藥을 복용하고 하루가 지나자 숨이 차고 구토하는 것이 (일정하지 않게) 계속되었다. 전 씨가 말하기를, '마땅히 涼藥을 써서 치료해야 한다. 그 까닭은 熱에 傷하여 邪氣가 안에 있기 때문이다'라고 하였다.

석고탕을 세 차례 연달아 먹였다. 뭇 의사들이 모두 말하기를 '吐瀉하는 것의 양이 많고 음식이 소화되지 않으니 마땅히 脾를 補해야 할 것인데, 어찌하여 凉藥을 쓰는가?' 하였다. 王이 뭇 의사들의 말을 믿고, 또한 丁香散을 세 차례 먹였다. 전 씨가 나중에 와서 말하기를 '이 약을 먹여서는 안 된다. 3일이 지나면 반드시 배가 팽만하게 되고 몸에서 열이 나며 물을 마시는 대로 토하게 될 것이다' 하였다. 3일이 지나서 말한 것과 똑같이 되었다. 그 까닭은 6월에는 (외부의) 열이 심하니 뱃속으로 (열이) 들어가 잠복하고, 그래서 물을 마시게끔 하는 것이라 하였다. 열이 비위를 상하게 한즉 크게 구토와 설사를 하게 된다. 다른 의사들이 溫藥을 써서 上焦도 열하게 되므로 숨이 차면서 물을 들이키게 되었으니, 이렇게 3일이 계속되면 죽게 됨이 마땅하다. 뭇 의사가 치료할 수가 없으니, 다시 전 씨를 宮中으로 불러왔다. 열증이 있는 것으로 보고, 白虎湯을 세 차례 먹이고 다시 白餠子로 瀉下시켰다. (약의 용량을) 하루에 약 2푼씩 줄여나가기를 2~3일 하고, 또 백호탕을 주어 각기 두 번 복용시키고, 4일째는 석고탕을 한 번 먹이며 麥門冬·黃芩·腦子·牛黃·天竺黃·茯苓을 합쳐서 둥글게 돌려 丸을 만들고 朱砂로 옷을 입혀 다섯 알을 竹葉湯에 타서 먹게 하니 열이 물러나면서 편안해졌다.


馮承務子, 五歲, 吐瀉, 壯熱不思食. 錢曰. 目中黑睛少而白睛多, 面色㿠白, 神怯也. 黑睛少, 腎虛也. 黑睛屬水, 本怯而虛, 故多病也. 縱長成, 必肌膚不壯, 不耐寒暑, 易虛易實, 脾胃亦怯. 更不可縱酒欲, 若不保養, 不過壯年. 面上常無精神光澤者, 如婦人之失血也. 今吐利不食, 壯熱者, 傷食也, 不可下, 下之虛. 入肺則嗽, 入心則驚, 入脾則瀉, 入腎則益虛. 此但以消積圓磨之, 爲微有食也. 如傷食甚, 則可下, 不下則成癖也. 實食在內, 乃可下之. 下[6]畢, 補脾必愈. 隨其虛實, 無不效者.

---

6) 다른 판본에는 '下'자가 생략되어 있다.

馮承務의 아들이 다섯 살인데, 구토와 설사를 하고 壯熱이 있어 밥 생각이 없었다. 전 씨가 말하기를 '눈에 검은 동자가 적고 흰자위가 많으며, 얼굴빛이 창백하고 정신이 怯弱하다. 검은 동자가 적은 것은 腎虛이다. 검은 동자는 水에 속하니, 근본이 怯弱하고 虛하므로 병이 많을 것이다. 장성한다고 해도 반드시 肌膚가 굳세지 못하여 추위나 더위를 감당해내지 못하고 쉽게 허하고 쉽게 邪氣로 인해 실하며 비위 역시 허약하다. 또 방자하게 酒色에 빠져서는 안 되니, 만약 보양하지 않으면 壯年을 넘기지 못할 것이다. 面上에 언제나 정신도 광택도 없어 보이는 것은 마치 부인이 월경으로 출혈이 지나친 것과 같다. 지금 토하고 설사하고 밥을 먹지 못하며 壯熱이 있는 것은 음식에 상한 것이다. 下法을 써서는 안 되며, 下法을 쓰면 虛하게 된다. 病邪가 폐로 들어가면 해수병이 되고 心으로 들어가면 깜짝깜짝 놀라는 증상이 되고, 脾로 들어가면 설사가 되고 腎으로 들어가면 더욱 虛하게 된다. 이것은 다만 消積圓으로 消磨시키기만 하면 조금씩 음식을 먹게 될 것이다. 만약 傷食이 심하면 下法을 쓰는 것이 좋고, 瀉下시키지 않으면 癖(적취병)이 된다. 실제로 먹은 것이 안에 있는 것은 瀉下시켜도 좋다. 下法을 마치고 脾를 보해야 반드시 낫게 된다. 그 허실에 따라 치료하면 효과를 보지 않음이 없다' 하였다.


廣親宮七太尉, 七歲, 病吐瀉, 是時七月. 其證全不食而昏睡, 睡覺而悶亂, 哽氣, 乾噦, 大便或有或無, 不渴. 衆醫作驚治之, 疑睡故也. 錢曰. 先補脾後退熱, 與史君子圓補脾, 退熱石膏湯. 次日, 又以水銀, 硫黃二物下之, 生薑水調下一字. 錢曰. 凡吐瀉, 五月內, 九分下而一分補. 八月內, 十分補而無一分下. 此者是脾虛瀉, 醫妄治之. 至于虛損, 下之卽死, 當卽補脾, 若以史君子圓卽緩. 錢又留溫胃益脾藥止之. 醫者李生曰. 何食而噦? 錢曰. 脾虛而不能食, 津少卽噦逆. 曰. 何瀉青褐水? 曰. 腸胃至虛, 冷極故也. 錢治而愈.

廣親宮의 七太尉가 일곱 살인데 구토 설사를 앓으니 이때가 7월이었다. 그 증상은 전혀 밥을 먹지 못하고 정신없이 잠을 자며, 잠에서 깨어서는 가슴이 답답하며 어지럽고 목이 메이며 헛구역질을 하는 것이었다. 대변을 혹 보거나 혹 보지 못하고 갈증은 나지 않았다. 뭇 의사들이 경풍을 일으킨 것으로 보고 치료했는데, 혼수의 증상을 의심하였기 때문이었다. 전 씨가 말하기를 '먼저 脾를 보한 후에 熱이 물러나게 해야 한다. 史君子圓을 주어서 脾를 보하고 石膏湯으로 熱을 물러나게 한다' 하였다. 다음날 다시 水銀과 硫黃의 두 약물도 瀉下시켰는데 생강물에 一字씩 타서 먹였다. 전 씨가 가로되 '무릇 吐瀉하는 것은 5월중이면 90%를 瀉下시키고 10%를 補한다. 8월중이면 모두 補하고 10%도 瀉下시킴이 없다. 이 경우는 脾가 허약하여 설사하는 것인데 의사가 경솔히 치료한 것으로, 虛損의 상태에 이르렀으니 下法을 쓰면 곧 죽는다. 마땅히 곧 脾를 補해야 한다. 史君子圓 같은 것으로써 치료하면 병세가 곧 완만해진다' 하였다. 전 씨가 또 溫胃益脾藥을 계속 써서 吐瀉를 그치게 하였다. 의사인 李生이 말하기를 '어찌하여 먹고서 헛구역질을 하게 되는가?' 하니 전 씨가 말하기를 '脾가 허하여 음식을 먹을 수가 없는데 진액이 적게 되면 곧 헛구역질을 하게 되는 것이다' 하였다. 묻기를 '왜 설사한 것이 청갈색의 물인가?' 하니 답하기를 '腸胃가 매우 허약하여 冷이 極한 까닭이다' 하였다. 전 씨가 치료하여 나았다.



黃承務子, 二歲, 病瀉, 衆醫止之十餘日, 其證便青白, 乳物不消, 身凉, 加噦氣昏睡, 醫謂病因篤. 錢氏先以益脾散三服, 補肺散三服, 三日身溫而不噦氣, 後以白餅子微下之, 與益脾散二服, 利止. 何以然? 利本脾虛傷食, 初不與大下, 措置十日, 上實下虛, 脾氣弱, 引肺亦虛. 補脾肺, 病退, 卽身溫不噦氣是也. 有所傷食, 仍下之也, 何不先下後補? 曰. 便青爲下臟冷, 先下必大虛, 先實脾肺, 下之則不虛, 而後更補之也.

黃承務의 아들이 두 살인데 설사병을 앓았다. 뭇 의사들이 (치료하여 설사를) 그치게 한 지 10여 일이 되자, 그 證이 대변은 푸르거나 허옇고 젖 먹은 것이 소화되지 않은 채이며 몸이 서늘하고, 게다가 목이 메이며 昏睡까지 하게 되어 의사들이 병이 위독하다고 하였다. 전 씨가 먼저 益脾散을 세 차례 먹이고 補肺散으로 세 차례 먹이니 3일이 지나자 몸이 따뜻해지고 목이 메이지 않게 되었는데, 후에 白餠子로 조금 瀉下시키고 익비산을 주어 두 차례 먹여서 설사가 멎게 하였다. '왜 그러한가?' (물으니 전 씨가 답하기를) '설사하는 것이 본래 脾虛에 傷食한 것이므로, 초기에 크게 瀉下시키는 약을 주지 말아야 하는데 (다른 의사들이 瀉下시키는 약으로) 10일을 치료하니, 上體가 實하고 下體가 虛하고 脾氣가 弱하여 폐까지 또한 허하게 되었다. 脾와 肺를 補하여 병이 물러나면 몸이 따뜻해지고 목이 메지 않게 될 것이다' 하였다. '傷食한 바가 있으니, 더욱 下法을 써야 한다. 어찌 먼저 瀉下시킨 후에 補하지 않았는가?' (하고 물으니) 답하기를 '변이 푸른색이니 脾胃가 冷하게 된 것이며, 먼저 瀉下시키면 반드시 크게 허약하게 된다. 먼저 脾와 肺를 충실하게 하고 瀉下시키면 허하지 않으며, 그리고 나서 다시 補한다' 라고 하였다.

**王駙馬子, 五歲, 病目直視而不食, 或言有神祟所使, 請巫師祝神燒紙, 病不愈. 召錢至, 曰. 臟腑之疾, 何用求神? 錢與瀉肝丸愈.**[7]

王駙馬의 아들이 다섯 살이며 병이 들어 눈동자를 좌우로 굴리지 못하고 直視하며 음식을 먹지 못했는데, 어떤 이가 神祟(귀신이 내린 재앙)으로 인한 것이라고 말하니 巫師를 청하여 귀신에게 빌고 지전을 태웠는데 병이 낫지 않자 전 씨를 불러왔다. 전 씨가 말하기를 '臟腑의 질병인데 어찌하여 귀신을 찾아서 이용해보려는가?' 하였다. 전씨가 瀉肝丸을 주니 나았다.

---

7) 이 부분인 열아홉 번째 치험례는 다른 판본에는 없고 전혀 다른 치험례로 나온다.

辛氏女子, 年⁸⁾五歲, 病蟲痛. 諸醫以巴豆, 乾漆, 硇砂之屬, 治之不效. 至五日外. 多哭而俯仰, 睡臥不安, 自按心腹, 時大叫, 面無正色, 或青或黄, 或白或黑, 目無光而慢, 脣白吐沫, 至六日, 胸高而臥轉不安, 召錢至. 錢詳視之, 用蕪荑散三服, 見目不除青色, 大驚曰. 此病大困, 若更加瀉, 則爲逆矣. 至次日, 辛見錢曰. 夜來三更, 果瀉. 錢於瀉盆中看, 如藥汁, 以杖攪之, 見有丸藥. 錢曰. 此子肌厚當氣實, 今證反虛, 不可治也. 辛曰. 何以然? 錢曰. 脾虛胃冷則蟲動, 而今反目青, 此肝乘脾, 又更加瀉, 知其氣極虛也. 而丸藥隨糞下, 卽脾胃已脫, 兼形病不相應, 故知死病. 後五日昏篤, 七日而死.

辛氏의 딸은 나이가 다섯 살이고 蟲痛(기생충으로 인한 복통)을 앓았다. 여러 의사가 巴豆, 乾漆, 硇砂의 등속으로 치료를 했는데 효험이 없었다. 5일이 지났는데 (아이가) 자꾸 울면서 벌렁 누워서 잠을 자는데 (자꾸 뒤척이며) 편안해하지 않았다. 스스로 명치 아래(상복부) 心腹을 어루만지고 때때로 크게 소리를 내어 우는데, 얼굴은 정상적인 색이 아니어서 혹은 푸르고 혹은 누르며 혹은 희고 혹은 검었다. 눈에는 광채가 없으면서 바보처럼 둔해 보이고, 입술은 혈색이 없이 허옇고 거품을 토하였다. 6일째 이르러 숨이 차서 가슴을 들썩거리고 누워서 뒤척이는 것이 편안치 않았다. 전 씨를 불러왔다. 전 씨가 자세히 살펴보고 蕪荑散을 세 차례 먹였는데, 눈에서 푸른색이 제거되지 않는 것을 보더니 크게 놀라 말하기를 '이 병은 매우 곤궁한 상태이다. 만약 다시 설사의 증상이 더해진다면, 逆證이 될 것 같다' 하였다. 다음날이 되어 신 씨가 전 씨를 만나 말하기를 '밤에 三更이 되자 과연 설사하였다'고 하였다. 전 씨가 설사해 놓은 항아리 속을 보니 약즙과 같았고, 몽둥이로 휘젓게 해보니 丸藥이 있었다. 전 씨가 말하기를, '이 아이는 肌肉이 두터워서 氣實한 것이 마땅한데, 지금은 도리어 허하니 치료할 수가 없다.' 신 씨가 왜 그런지 물었다. 전 씨 가로되, '脾가 虛하고 胃가 冷하면 기생충으로 인한 복통을 앓게 되는데, 지금 도리어 눈빛이 푸르니 이는 肝

---

8) 다른 판본에는 '年'자가 생략되어 있다.

이 脾를 억누르는 것이다. 또 다시 설사의 증상이 가해지니 氣가 극도로 虛함을 알 수 있다. 환약이 대변을 따라 내려가 버리니 곧 脾胃가 이미 탈진상태에 빠진 것이며, 겸하여 몸의 외형과 병의 증상이 상응하지 않으므로 죽을 병임을 알 수 있다' 하였다. 5일 후에 혼수상태에 빠져서 위독하다가 7일째에 죽었다.

段齋郎子, 四歲, 病嗽, 身熱吐痰, 數日而咯血. 前醫以桔梗湯及防己圓治之, 不愈. 涎上攻, 吐, 喘不止, 請錢氏. 下褊銀圓一大服, 復以補肺湯, 補脾散治之. 或問. 段氏 子咯血肺虛, 何以下之? 錢曰: 肺雖咯血, 有熱故也, 久則虛痿. 今涎上潮而吐, 當下其涎. 若不吐涎, 則爲不甚便. 蓋吐涎能虛, 又生驚也. 痰實上攻, 亦能發搐, 故依法只宜先下痰, 而後補脾肺, 必涎止而吐愈, 爲順治也. 若先補其肺爲逆耳. 此所謂識病之輕重先後爲治也.

段齊郎의 아들이 네 살인데 해수병을 앓았다. 身熱이 나고 가래를 토하며, 며칠 지나서는 각혈도 하였다. 앞서 진찰한 의사들은 桔梗湯 및 防己圓으로 치료했는데 낫지 않았다. 가래침이 자꾸 나오며 토하고 숨이 찬 것이 그치지 않아서 전 씨를 청하였다. 褊銀圓을 한 차례 많이 먹여 瀉下시키고, 다시 補肺湯과 補脾散으로 치료하였다. 어떤 사람이 '단 씨의 아이는 각혈하여 肺虛한데 어찌하여 下法을 쓰는가?' 라고 묻자 전 씨가 말하기를 '폐에서 비록 각혈이 나지만 열이 있기 때문이니 오래되면 虛痿가 될 것이다. 지금 가래침이 위로 치밀어 올라 吐하게 되는 것이니 마땅히 痰涎을 瀉下시켜야 한다. 만약 가래침을 吐하지 않는다면 (병세가) 심하지 않아 (치료를 하는데) 편안할 것이다.[9] 대개 가래침을 吐함으로 인해 虛해져 다시 驚風이 발생하며, 痰實하여 위로 치밀어 경련이 발생할 수 있다. 그러므로 이 방법대로 하여, 우선 오직 痰涎을 瀉下시킨 뒤에 脾와 肺를 補하는 것이 적절하니, 가래침이 나오던 것이 그치고 吐하

---

9) '則爲不甚便'을 '則爲不甚, 便'으로 해석하였다.

던 것도 낫게 되어 順治가 되는 것이다' 하였다. 만약 肺를 먼저 補하면 逆證이 될 뿐이며, 이것이 이른바 '병의 輕重과 先後를 알고 치료한다'는 것이다.

鄭人齊郞中者, 家好收藥散施. 其子忽臟熱, 齊自取靑金膏, 三服倂一服餌之. 服畢, 至三更, 瀉五行, 其子困睡. 齊言. 子睡多驚. 又與靑金膏一服, 又瀉三行, 加口乾身熱. 齊言. 尙有微熱未盡. 又與靑金膏, 其妻曰. 用藥十餘行未安, 莫生他病否? 召錢氏至, 曰. 已成虛羸, 先多煎白朮散, 時時服之, 後服香瓜圓. 十三日愈.

鄭人 齊郞中은 집에서 약을 모아두었다가 환자가 있으면 약을 나누어주며 치료를 베풀어주는 것을 좋아하였다. 그의 아들이 홀연히 臟熱이 있어, 齊氏가 스스로 靑金膏를 취하여 세 번 복용해야 할 것을 한번에 복용시켰다. 복용을 마치고 三更이 되어 설사를 다섯 번 하더니 아이가 혼수상태에 빠졌다. 제 씨가 말하기를 '아이가 혼수상태에 빠지는 것은 驚風인 경우가 많다'고 하여 또 靑金膏를 주어 복용시켰는데, 또 설사를 세 차례 하고 입이 마르고 身熱이 나는 症까지 생겼다. 제 씨가 '아직도 미열이 있어 다 낫지 않는구나' 하며 또 청금고를 주었다. 그의 아내가 가로되 '약을 10여 차례 투약했는데도 낫지 않으니, 다른 병이 생기지 않았겠어요' 하여 전 씨를 불러왔다. 전 씨가 말하기를 '이미 虛羸의 병증이 되었다. 먼저 白朮散을 많이 끓여서 수시로 복용하게 하고, 후에 香瓜圓을 복용시키라' 하였고, 13일이 지나서 나았다.

曹宣德子, 三歲, 面黃, 時發寒熱, 不欲食而飮水及乳. 衆醫以爲潮熱, 用牛黃圓, 麝香圓不愈, 及以止渴乾葛散服之, 反吐. 錢曰. 當下白餠子, 後補脾. 乃以消積圓磨之, 此乃癖也. 後果愈. 何以故? 不食但飮水者, 食伏於管內不能消, 致令發寒. 服止渴藥吐者, 以藥衝故也. 下之卽愈.

　　曹宣德의 아들은 세 살이었는데, 얼굴이 누렇고 때때로 한열이 왕래하여, 먹으려 하지는 않고 물과 젖을 마시기만 하였다. 뭇 의사가 潮熱이라 여겨 牛黃圓과 麝香圓을 썼으나 낫지 않았다. 止渴乾葛散을 복용시키자 도리어 토하였다. 전 씨가 가로되 '白餠子를 써서 瀉下시킨 후에 脾를 補하고, 消積圓으로 消磨시키는 것이 마땅하며, 이것은 바로 癖積이라는 적취병이다' 하였다. 후에 과연 나왔다. 무슨 까닭으로 그리 되는가? '먹지 않고 다만 물만 마시는 것은 소화관 내에 먹은 것이 소화되지 않고 쌓인 것이 있어 삭일 수 없어서이고, 오한을 일으킬 정도까지 이른 것이다. 止渴藥을 복용하고 吐한 것은 약 기운이 (脾와) 相衝하는 까닭이다. 瀉下시키면 곧 낫는다.'

# 소아약증직결 하권

小兒藥證直訣 卷下

## 大靑膏

治小兒熱盛生風, 欲爲驚搐, 血氣未實, 不能勝邪, 故發搐也. 大小便依度, 口中氣熱, 當發之.

天麻 末一錢　白附子 末生, 一錢五分　靑黛 硏, 一錢　蝎尾 去毒, 生末　烏蛇梢肉 酒浸, 焙乾取末, 各一錢　朱砂 硏　天竺黃 硏　麝香 各一字匕

右同再硏細, 生蜜和成膏, 每服半皂子大, 至一皂子大. 月中兒, 粳米大, 同牛黃膏, 溫薄荷水化一處, 服之. 五歲已上, 同甘露散服之.[1]

### 대청고

어린아이의 열이 성해 風이 생기고 驚氣가 오려는 것을 치료하는데, (어린아이는) 혈기가 충실하지 않아 邪氣를 이길 수 없어 경련이 발생한다. 대소변이 정

---

[1] 옛날에는 동전으로 약가루를 떴으며 一錢이라는 양은 동전으로 약가루를 한 번 떴을 때의 양을 말한다. 동전은 네 글자로 구성되어 있었는데, 동전 면의 한 글자만큼의 양이 一字이니 이는 2푼 5리에 해당한다.

상이고 입김이 뜨거우니 마땅히 발산시켜야 한다.

天麻(가루) 1돈, 白附子(법제하지 않은 상태로) 1돈 5푼, 靑黛(갈아서) 1돈, 蝎尾(독을 제거하고 분말로 만들어)·烏蛇梢肉(술에 담갔다가 불에 쬐어 말린 다음 분말을 만들어) 각 1돈, 朱砂(갈아서)·天竺黃(갈아서)·麝香 각 2푼 5리

위의 약들을 함께 다시 곱게 갈아서, 生蜜로 고약을 만들어 매번 쥐엄나무열매 크기 반에서 하나 정도를 복용한다. 태어난 지 한 달이 못 되는 아이는 粳米 크기로 牛黃膏와 함께 따뜻한 薄荷 끓인 물로 먹인다. 5세 이상은 甘露散과 함께 복용시킨다.

## 凉驚圓

治驚疳.

草龍膽 防風 靑黛 各三錢匕 鉤藤 二錢匕 黃連 五錢 牛黃 麝香 龍腦 各一字匕

右同硏, 麵糊圓, 粟米大, 每服三五圓至一二十圓, 金銀湯下.

### 양경원

驚疳을 치료한다.

草龍膽·防風·靑黛 각 3돈, 鉤藤 2돈, 黃連 5돈, 牛黃·麝香·龍腦 각 2푼 5리

위의 약들을 함께 갈아서 밀가루풀로 환약을 좁쌀 크기로 만들어, 매번 3~5알에서 10~20알을 먹는다. 金銀花를 달인 물로 먹는다.

## 粉紅圓 (又名 溫驚圓)

天南星 臘月釀牛膽中百日, 陰乾, 取末四兩, 別硏. 如無釀者, 只取生者, 剉, 炒熟用 硃砂 一錢五分, 硏 天竺黃 一兩, 硏 龍腦 半字, 別硏 坯子胭脂 一錢, 硏, 乃染胭脂右用牛膽汁和圓, 雞頭大, 每服一圓, 小者半圓, 沙糖溫水化下.

### 분홍원(또는 온경원)

天南星(음력 섣달에 소의 쓸개 속에 100일 동안 넣어서 발효시킨 다음, 그늘에 말린 후 분말을 4냥 정도 내어 별도로 간 것. 만약 발효시킨 것이 없으면 생것을 취해 썰어서 볶아 사용), 硃砂(갈아서) 1돈 5푼, 天竺黃(갈아서) 1냥, 龍腦(별도로 갈아서) 1푼 2리 5모, 坯子臙脂(갈아서 臙脂로 색을 입힘) 1돈

위의 약들을 牛膽汁으로 환약을 雞頭(芡仁) 크기로 만들어 매번 1알을 먹고, 어린아이는 반 알을 따뜻한 설탕물에 녹여 먹게 한다.


## 瀉靑圓方

治肝熱搐搦, 脈洪實.

當歸 去蘆頭, 切·焙·秤　龍膽 焙,秤　川芎　山梔子仁　川大黃 濕紙裏, 煨　羌活　防風 去蘆頭, 切·焙·秤

右件等分爲末, 鍊蜜和圓, 雞頭大, 每服半圓至一圓, 煎竹葉湯, 同沙糖溫水化下.

### 사청원방

肝熱로 搐搦하고, 맥이 洪實한 것을 치료한다.

當歸(蘆頭를 제거하고 잘라 불에 쬐어 말려서 무게를 잼), 龍膽(불에 쬐어 말려서 무게를 잼), 川芎, 山梔子仁, 川大黃(젖은 종이에 싸서 구워서), 羌活, 防風(蘆頭를 제거하고 잘라 불에 쬐어 말려서 무게를 잼)

위의 약들을 등분하여 가루를 내고, 鍊蜜(꿀을 약한 불에 졸인 것)로 환약을 雞頭(芡仁) 크기로 만든다. 매번 반 알에서 1알을 먹는데, 대나뭇잎을 달여 따뜻한 설탕물과 함께 먹는다.

### 地黃圓

治腎怯失音, 顖開不合, 神不足, 目中白睛多, 面色㿠白等方.

熟地黃 炒, 秤八錢  山茰肉 乾山藥 各四錢  澤瀉 牡丹皮 白茯苓 去皮, 各三錢

右爲末, 鍊蜜圓如梧子大, 空心, 溫水化下三圓.

#### 지황원

腎虛하여 목소리가 나오지 않고 대천문이 닫히지 않으며, 神이 부족하고 눈에 흰자위가 많으며, 얼굴색이 창백한 것 등을 다스리는 처방.

熟地黃(볶아서 8돈만큼의 무게를 사용), 山茰肉・乾山藥 각 4돈, 澤瀉・牡丹皮・白茯苓(껍질을 벗겨서) 각 3돈

위의 약들을 가루를 내어, 鍊蜜(꿀을 약한 불에 졸인 것)로 梧子大 크기로 환약을 만들어 공복에 따뜻한 물에 녹여 3알을 먹는다.


### 瀉白散(又名 瀉肺散)

治小兒肺盛氣急, 喘嗽.

地骨皮 洗去土, 焙  桑白皮 細剉, 炒黃. 各一兩  甘草 炙, 一錢

右剉散, 入粳米一撮, 水二小盞, 煎七分, 食前服.

#### 사백산(또는 사폐산)

어린아이의 肺에 邪氣가 盛하여 숨이 급하고, 천식과 기침을 하는 것을 치료한다.

地骨皮(흙을 씻어내고 불에 쬐어 말려서)・桑白皮(잘게 잘라 노랗게 되도록 볶아서) 각 1냥, 甘草(구워서) 1돈

위의 약들을 갈아 가루를 내어 멥쌀 한 움큼을 넣고 작은 대접으로 두 번 물을 담아 7푼이 되게 달여 식전에 먹는다.

## 阿膠散(又名 補肺散)

治小兒肺虛氣粗喘促.

阿膠 一兩五錢, 麩炒 黍粘子 炒香 甘草 炙, 各二錢五分 馬兜鈴 五錢, 焙 杏仁 七個, 去皮尖, 炒 糯米 一兩, 炒

右爲末, 每服一二錢, 水一盞, 煎至六分, 食後溫服.

### 아교산(또는 보폐산)

어린아이가 肺虛하여 숨이 거칠고 천식이 급한 것을 치료한다.

阿膠(밀기울과 같이 볶아서) 1냥 5돈, 黍粘子(향기가 날 정도로 가볍게 볶아서)·甘草(구워서) 각 2돈 5푼, 馬兜鈴(불에 쬐어 말려서) 5돈, 杏仁(껍질과 꼭지를 제거하고 볶아서) 7개, 糯米(볶아서) 1냥

위의 약들을 가루내어 매번 1~2돈을 물 한 대접으로 6푼이 되게 달여 식후에 따뜻하게 복용한다.


## 導赤散

治小兒心熱. 視其睡口中氣溫, 或合面睡, 及上竄咬牙, 皆心熱也. 心氣熱, 則心胸亦熱, 欲言不能, 而有就冷之意, 故合面睡.

生地黃 甘草 生 木通 各等分

右同爲末, 每服三錢, 水一盞, 入竹葉, 同煎至五分, 食後溫服. 一本不用甘草, 用黃芩.

### 도적산

어린아이의 心熱을 치료한다. 잠잘 때 입안에서 뜨거운 김이 나오거나 엎드려서 자고 눈을 위로 치뜨고 이를 가는 것은 모두 心熱로 인한 것이다. 心氣熱하면 心胸이 또한 熱하여 말하려 하나 할 수 없고 차가운 것을 취하려 하는 것이니, 고로 엎드려서 자는 것이다.

生地黃·甘草(생것)·木通 각각 같은 양

위의 약들을 함께 가루내어 매번 3돈을 물 한 대접으로 대나뭇잎을 넣어 5푼이 되게 함께 달이고, 식후에 따뜻하게 복용한다. 어떤 책에서는 甘草를 사용하지 않고 黃芩을 사용한다.

## 益黃散(又名 補脾散)

治脾胃虛弱, 及治脾疳, 腹大身瘦.

陳皮 去白, 一兩 丁香 二錢, 一方用木香 訶子 炮去核 靑皮 去白 甘草 炙, 各五錢

右爲末, 三歲兒, 一錢半, 水半盞, 煎三分, 食前服.

### 익황산(또는 보비산)

脾胃가 허약하고 脾疳으로 인해 배가 부어오르면서 몸이 수척해지는 것을 치료한다.

陳皮(속의 흰 껍질을 제거하여) 1냥, 丁香(어떤 처방에서는 木香을 사용) 2돈, 訶子(통째로 구워 씨를 제거하여)·靑皮(속의 흰 껍질을 제거하여)·甘草(구워서) 각 5돈

위의 약들을 가루내어, 3세의 아이에게는 1돈 반을 물 한 대접으로 3푼이 되게 달여 식전에 먹인다.

## 瀉黃散(又名 瀉脾散)

治脾熱弄舌.

藿香葉 七錢 山梔子仁 一錢 石膏 五錢 甘草 三兩 防風 四兩, 去蘆, 切焙

右剉, 同蜜酒微炒香, 爲細末, 每服一錢至二錢, 水一盞, 煎至五分, 溫服淸汁, 無時.

### 사황산(또는 사비산)

脾熱로 인해 혀를 날름거리는 것을 치료한다.

藿香葉 7돈, 山梔子仁 1돈, 石膏 5돈, 甘草 3냥, 防風(蘆頭를 제거하고 잘라 불에 쬐어 말려서) 4냥

위의 약들을 잘게 잘라서 꿀과 술을 넣고 향기가 날 정도로 가볍게 볶은 다음 곱게 가루로 만들고 매번 1돈에서 2돈을 먹는데, 물 한 대접으로 5푼이 되게 달여 시간에 상관없이 맑은 즙을 내어 따뜻하게 복용한다.


## 白朮散

治脾胃久虛, 嘔吐泄瀉, 頻作不止, 精液苦竭, 煩渴躁, 但欲飮水, 乳食不進, 羸瘦困劣, 因而失治, 變成驚癎. 不論陰陽虛實, 並宜服.

人參 切去頭, 二錢五分 白茯苓 五錢 白朮 五錢, 炒 藿香葉 五錢 木香 二錢 甘草 一錢 葛根 五錢, 渴者, 加至一兩

右㕮咀, 每服三錢, 水煎. 熱甚發渴, 去木香.

### 백출산

脾胃가 오래도록 虛하여 구토와 설사가 자주 일어나고 그치지 않으며, 精液이 고갈되고 煩渴하고 煩躁하며 다만 물만 마시려 하고 젖을 먹으려 하지 않아 몸이 쇠약해지고 피곤해하는 것을 치료한다. 잘못 다스리면 변하여 驚癎이 되니, 陰陽虛實을 막론하고 함께 복용함이 마땅하다.

人參(蘆頭를 제거하여) 2돈 5푼, 白茯苓 5돈, 白朮(볶은 것) 5돈, 藿香葉 5돈, 木香 2돈, 甘草 1돈, 葛根 5돈(갈증이 있는 경우에는 1냥까지로 늘림)

위의 약들을 잘 씹어서, 매번 3돈을 물로 달여 복용한다. 열이 심하여 갈증이 생기면 목향을 뺀다.

## 塗顋法

麝香 一字ヒ 蝎尾 去毒, 爲末, 半錢. 一作半匙 薄荷葉 半字ヒ 蜈蚣 末 牛黃 末 靑黛 末 各一字ヒ

右同硏勻, 熟棗肉劑爲膏, 新綿上塗勻, 貼顋上, 四方可出一指許, 火上灸手, 頻熨. 百日內外小兒可用此.

### 숫구멍 칠하는 법

麝香 2푼 5리, 蝎尾(독을 제거하여 분말로 만들어서) 반 돈(어느 책에는 반 숟가락이라고 적혀 있음), 薄荷葉 1푼 2리 5모, 蜈蚣(가루)·牛黃(가루)·靑黛(가루) 각 2푼 5리

위의 약들을 함께 잘 갈아서 熟棗肉으로 고약을 만들어, 새 면베 위에 잘 발라서 뺨 위에 붙인다. 사방으로 손가락 하나 정도 빠져 나오는 것은 괜찮다. 불 위에서 손을 따뜻하게 데워 자주 만져준다. (생후) 100일 내외의 어린아이에게는 이를 사용할 수 있다.


## 浴體法

治胎肥, 胎熱, 胎怯.

天麻 末 二錢 全蝎 去毒, 爲末 硃砂 各五錢 烏蛇肉 酒浸, 焙乾 白礬 各二錢 麝香 一錢 靑黛 三錢

右同硏勻, 每用三錢, 水三碗, 桃枝一握, 葉五七枚, 同煎至十沸, 溫熱浴之, 勿浴背.

### 욕체법

胎肥, 胎熱, 胎怯을 치료한다.

天麻(가루) 2돈, 全蝎(독을 제거하여 분말로 만들어)·硃砂 각 5돈, 烏蛇肉(술에 담갔다가 불에 쬐어 말려서)·白礬 각 2돈, 麝香 1돈, 靑黛 1돈

위의 약들을 함께 잘 갈아서 매번 3돈을 물 세 주발에, 복숭아나무 가지 한 움큼과 잎 5~7장과 같이 열 번을 끓여 따뜻하게 목욕시키되, 등 쪽은 목욕시키지 말아야 한다.

## 甘桔湯

治小兒肺熱, 手搯眉目鼻面.

桔梗 二兩 甘草 一兩

右爲麤末, 每服二錢, 水一盞, 煎至柒分, 去滓, 食後溫服. 加荊芥 防風, 名如聖湯. 熱甚, 加羌活·黃芩·升麻.

### 감길탕

어린아이가 肺熱로 인해 손으로 눈썹, 눈, 코, 얼굴을 만져대는 것을 치료한다.

桔梗 2냥, 甘草 1냥

위의 약들을 거칠게 갈아서 매번 2돈을 먹는데, 물 한 대접이 7푼이 되게 달여 찌꺼기를 버리고 식후에 따뜻하게 복용한다. 荊芥, 防風을 더하여 如聖湯이라 이름한다. 열이 심하면 羌活, 黃芩, 升麻를 더한다.

## 安神圓

治面黃頰赤, 身壯熱, 補心. 一治心虛肝熱, 神思恍惚.

馬牙硝 五錢 白茯苓 五錢 麥門冬 五錢 乾山藥 五錢 龍腦 一字 寒水石 五錢, 硏 硃砂 一兩, 硏 甘草 五錢

右末之, 煉蜜爲圓, 雞頭大, 每服半圓, 沙糖水化下, 無時.

### 안신원

얼굴이 누렇고 뺨이 붉으며 몸에 고열이 나는 것을 치료하는데, 心을 補하는 처방이다. 또 心虛肝熱로 인해 정신이 황홀한 것을 치료한다.

馬牙硝 5돈, 白茯苓 5돈, 麥門冬 5돈, 乾山藥 5돈, 龍腦 2푼 5리, 寒水石(갈아서) 5돈, 硃砂(갈아서) 1냥, 甘草 5돈

위의 약들을 가루내어 煉蜜로 환약을 鷄頭(芡仁) 크기로 만들어 매번 반 알을 설탕물로 복용하는데, 때에 상관없이 복용한다.

## 當歸散

治小兒夜啼者, 臟寒而腹痛也, 面青手冷, 不吮乳者是也.

當歸 去蘆頭, 切, 焙, 秤　白芍藥　人蔘 各一分　甘草 炙半分　桔梗　陳皮 不去白. 各一分

右爲細末, 水煎半盞, 時時少與服. 又有熱痛, 亦啼叫不止, 夜發面赤脣焦, 小便黃赤, 與三黃圓, 人參湯下.

### 당귀산

어린아이의 夜啼를 치료하는데, 臟이 차가워서 배가 아프기 때문이다. 얼굴이 푸르고 손이 차고 젖을 잘 빨지 않는 것이 바로 이것이다.

當歸(蘆頭를 제거하고 잘라 불에 쬐어 말려서 무게를 잼)·白芍藥·人蔘 각 1푼, 甘草(구워서) 반 푼, 桔梗·陳皮(속의 흰 껍질을 제거하지 말 것) 각 1푼

위의 약들을 곱게 가루를 내어 물 반 대접으로 달여 때때로 조금씩 복용한다. 또한 熱痛이 있어 울며 부르짖는 것이 그치지 않고 밤에 얼굴이 붉고 입술이 타는 증상을 보이며 소변이 황적색이면 三黃圓을 人參湯으로 먹게 한다.

## 瀉心湯

治小兒心氣實, 則氣上下行澁, 合臥則氣不得通, 故喜仰臥, 則氣上下通.

黃連 一兩, 去鬚

右爲末, 每服五分, 臨臥取溫水化下.

### 사심탕

어린아이의 心에 邪氣가 實하여 氣가 상하로 운행하는 것이 원활하지 못한 것을 치료하며, 엎드려 누우면 기가 통하지 못하므로 자주 바로 누우면 氣가 상하로 通한다.

黃連(수염을 제거하여) 1냥

위의 약들을 가루로 만들어 매번 5푼을 복용하는데, 잠자리에 들 때에 더운물로 먹는다.


### 生犀散

治目淡紅, 心虛熱.

生犀 二錢, 剉末 地骨皮 自採者佳 赤芍藥 柴胡根 乾葛 剉, 各一兩 甘草 炙, 五錢

右爲麤末, 每服一二錢, 水一盞, 煎至七分, 溫服食後.

### 생서산

눈이 담홍색인 경우, 즉 心의 虛熱을 치료한다.

生犀(썰어서 가루내어) 2돈, 地骨皮(직접 캔 것이 좋음)·赤芍藥·柴胡根·乾葛(썰어서) 각 1냥, 甘草(구워서) 5돈

위의 약들을 성기게 가루를 내어 매번 1~2돈을 물 한 대접이 6푼이 되게 달여, 식후에 따뜻하게 복용한다.


### 白餅子(又名 玉餅子)

治壯熱.

滑石 末, 一錢 輕粉 五錢 半夏 末 一錢 南星 末, 一錢 巴豆 二十四個, 去皮膜, 用水一升, 煮乾, 研細

右三味搗, 羅爲末, 入巴豆粉, 次入輕粉, 又硏勻, 却入餘者藥末, 如法令勻. 糯米粉圓, 如綠豆大, 量小兒虛實用藥. 三歲以下, 每服三圓至五圓, 空心, 紫蘇湯下, 忌熱物. 若三五歲兒, 壯實者不以此爲, 加至二十圓, 以利爲度.

### 백병자(또는 玉餠子)

열이 심한 것을 치료한다.

滑石(가루) 1돈, 輕粉 5돈, 半夏(가루) 1돈, 南星(가루) 1돈, 巴豆(껍질과 막을 제거한 후 물 1되를 넣고 끓인 것을 말린 다음 곱게 가루를 내어) 24개

위의 세 가지 약물(활석, 반하, 남성)을 찧어서 골고루 가루내어, 巴豆粉을 넣고 다음으로 輕粉을 넣어 또 고르게 갈고, 다시 남은 약가루를 넣어 앞서의 방법과 같이 고르게 한다. 찹쌀가루로 환약을 녹두 크기로 만들어 어린아이의 虛實을 헤아려 약을 쓴다. 3세 이하에게는 매번 3알에서 5알을 공복에 紫蘇湯으로 먹게 하는데, 뜨거운 음식을 삼간다. 만약 3~5세의 건강한 아이라면 이대로 하지 말고 20알까지 먹이고 설사할 때까지를 기준으로 삼는다.


## 利驚圓

治小兒急驚風.

靑黛 輕粉 各一錢 牽牛 末, 五錢 天竺黃 二錢

右爲末, 白麵糊圓, 如小豆大, 二十圓, 薄荷湯下. 一法煉蜜圓, 如芡實大, 一粒化下.

### 이경원

어린아이의 急驚風을 치료한다.

靑黛·輕粉 각 1돈, 牽牛(가루) 5돈, 天竺黃 2돈

위의 약들을 가루를 내어 밀가루로 환약을 작은 콩 크기로 만들어, 20알씩 박하 달인 물로 먹는다. 또 다른 방법으로는 煉蜜로 芡實 크기의 환약을 만들어

한 알씩 녹여 먹는다.

## 括蔞湯

治慢驚

括蔞根 二錢 白甘遂 一錢

右同於慢火上, 炒焦黃色, 研勻, 每服一字, 煎麝香薄荷湯調下, 無時. 凡藥性雖冷, 炒焦用之乃溫也.

### 과루탕

慢驚을 치료한다.

括蔞根 2돈, 白甘遂 1돈

위의 약들을 함께 약한 불로 황색이 되도록 볶아서 고르게 간다. 매번 2푼 5리씩 麝香·薄荷를 끓인 물로 때에 상관없이 복용한다. 무릇 藥性은 비록 차가우나, 볶아서 사용하면 따뜻한 성질을 가지게 된다.

## 五色圓

治五癎

硃砂 五錢, 研 水銀 一兩 雄黃 一兩 鉛 三兩, 同水銀煎 眞珠末 一兩, 研

右煉蜜圓, 如麻子大, 每服三四圓, 煎金銀薄荷湯下.

### 오색원

五癎을 치료한다.

硃砂(갈아서) 5돈, 水銀 1냥, 雄黃 1냥, 鉛(수은을 함께 넣어 달여서) 3냥, 眞珠末(갈아서) 1냥

위의 약들을 煉蜜로 환약을 삼씨 크기로 만들어 매번 3~4알을 金銀花·薄荷를 끓인 물로 복용한다.

## 調中圓

人參 去蘆 白朮 乾薑 炮. 各三兩 甘草 灸, 減半

右爲細末, 圓如綠豆大, 每服半圓, 至二三十圓, 食前溫水送下.

### 조중원

人參(蘆頭를 제거하여)·白朮·乾薑(통째로 구워서) 각 3냥, 甘草(구워 반으로 줄여서)

위의 약들을 곱게 가루내어 환약을 녹두 크기로 만들어 매번 반 알에서 20~30알까지 먹는데, 식전에 더운물로 복용한다.

## 塌氣圓

治虛脹. 如腹大者, 加蘿蔔子, 名褐圓子.

胡椒 一兩 蝎尾 去毒, 五錢

右爲細末, 麵圓粟米大, 每服五七圓至一二十圓, 陳米飮下, 無時. 一方有木香一錢.

### 탑기원

虛脹을 치료한다. 배가 빵빵한 경우에는 蘿蔔子를 넣는데 이름을 褐圓子라 한다.

胡椒 1냥, 蝎尾(독을 제거하여) 5돈

위의 약들을 곱게 가루내어 밀가루풀로 환약을 좁쌀 크기로 만든다. 매번 5~7알에서 10~20알을 묵은 쌀로 끓인 미음으로, 때에 상관없이 복용한다. 어떤 처방에는 木香 1돈이 들어 있다.

## 木香圓

治小兒疳瘦, 腹大.

木香 靑黛 另硏 檳榔 豆蔲 去皮, 各一分 麝香 另硏, 一錢五分 續隨子 去皮, 一兩 蝦蟆 三個, 燒存性

右爲細末, 蜜圓綠豆大, 每服三五圓, 至一二十圓, 薄荷湯下, 食前.

### 목향원

어린아이가 疳瘦으로 수척하고, 배가 빵빵한 것을 치료한다.

木香·靑黛·另硏·檳榔·豆蔲·去皮 각 1푼, 麝香(별도로 갈아서) 1돈 5푼, 續隨子(껍질을 제거하여) 1냥, 蝦蟆(약성이 남을 정도로만 태워서) 3개

위의 약들을 곱게 가루내어 꿀로 환약을 녹두 크기로 만든다. 매번 3~5알에서 10~20알을 박하 달인 물로 식전에 복용한다.

## 胡黃連圓

治肥熱疳.

川黃連 五錢 胡黃連 五錢 硃砂 一錢, 另硏

右以上二物爲細末, 入硃砂末, 都塡入猪膽內, 用淡漿水煮, 以杖子於銚子上, 用線釣之, 勿着底, 候一炊久, 取出, 硏入蘆薈·麝香各一分, 飯和圓, 如麻子大, 每服五七圓, 至二三十圓, 米飮下, 食後.

### 호황련원

肥熱疳을 치료한다.

川黃連 5돈, 胡黃連 5돈, 硃砂(별도로 간 것) 1돈

위의 처음 두 가지 약물을 곱게 가루내어 硃砂가루를 넣어 모두를 돼지쓸개에 채우고 묽은 식촛물을 이용하여 끓인다. 막대기에 실로 매달아 달고, 바닥에 닿지 않게 하고, 밥 지을 정도의 시간을 기다려 꺼내어 蘆薈·麝香 각 1푼을 갈아넣어 밥풀로 환약을 삼씨 크기로 만든다. 매번 5~7알에서 20~30알을 미음으로 식후에 복용한다.

## 蘭香散

治疳氣鼻下赤爛.

蘭香葉 菜名, 燒灰 二錢 銅靑 五分 輕粉 二字

右爲細末, 令勻, 看瘡大小, 乾貼之.

### 난향산

疳氣에 鼻下가 赤爛된 것을 치료한다.

蘭香葉(나물 이름. 태워 재를 만들어서) 2돈, 銅靑 5푼, 輕粉 5푼

위의 약들을 곱게 가루를 내어 환부의 크기에 따라 말려서 붙여준다.


## 白粉散

治諸疳瘡

海螵蛸 三分 白芨 三分 輕粉 一分

右爲末, 先用漿水洗, 拭乾貼.

### 백분산

모든 疳瘡을 치료한다.

海螵蛸 3푼, 白芨 3푼, 輕粉 1푼

위의 약들을 가루내어 우선 식촛물을 이용하여 씻고 닦아서 말려 붙여준다.


## 消積圓

治大便酸臭.

丁香 九個 縮砂仁 二十個 烏梅肉 三個, 焙 巴豆 二個, 去皮·油·心·膜

右爲細末, 麵糊圓, 黍米大. 三歲已上三五圓, 已下三二圓, 溫水下, 無時.

### 소적원

대변에서 시큼한 냄새가 나는 것을 치료한다.

丁香 9개, 縮砂仁 20개, 烏梅肉(불에 쬐어 말려서) 3개, 巴豆(껍질, 기름, 속 심지, 막을 제거하여) 2개

위의 약들을 곱게 가루내어 밀가루로 환약을 기장쌀 크기로 만든다. 3세 이상은 3~5알, 그 이하는 2~3알을 더운물로 때에 상관없이 먹는다.


## 安蟲散

治小兒蟲痛.

胡粉 炒黃 檳榔 川棟子 去皮核 鶴蝨 炒黃, 各二兩 白礬 鐵, 器熬, 一分

右爲細末, 每服一字, 大者半錢, 溫米飮調下, 痛時服.

### 안충산

어린아이의 蟲痛을 치료한다.

胡粉(누렇게 될 때까지 볶아서)·檳榔·川棟子(껍질과 씨를 제거하여)·鶴蝨(누렇게 될 때까지 볶아서) 각 2냥, 白礬(철기그릇에서 달구어서) 1푼

위의 약들을 곱게 가루를 내어 매번 2푼 5리를 복용하는데, 큰 아이는 반 돈을 복용한다. 따뜻한 미음으로 통증이 있을 때에 복용한다.


## 紫霜圓

消積聚.

代赭石 煅, 醋淬七次 赤石脂 各一錢 杏仁 五十粒, 去皮尖 巴豆 三十粒, 去皮膜·心, 去油

右先將杏仁·巴霜入乳鉢內, 細硏如膏, 却入代赭·石脂末, 硏勻, 以湯浸蒸餠爲圓, 如粟米大. 一歲服五圓, 米飮湯下. 一二百日內兒,

三圓, 乳汁下更宜. 量其虛實加減, 微利爲度. 此藥兼治驚痰諸症, 雖下不致虛人.

### 자상원

積聚를 치료한다.

代赭石(불에 달구어 식초에 7회 담가서)·赤石脂 각 1돈, 杏仁(껍질과 꼭지를 제거하여) 50알, 巴豆(껍질, 막, 심지, 기름을 제거하여) 30알

위의 약 중 먼저 杏仁·巴霜를 막자사발 안에 넣어 고약과 같이 가늘게 갈고, 代赭石·赤石脂가루를 넣어 고르게 갈고, 시루에 쪄서 좁쌀 크기로 환약을 만든다. 1세 된 아이는 5알을 미음과 함께 복용한다. 100~200일 내의 아이는 3알을 먹이는데, 유즙과 같이 먹이는 것이 마땅하다. 虛實을 헤아려 가감하고 약간 설사할 때까지를 기준으로 삼는다. 이 약은 驚痰의 모든 증상을 겸해서 다스리니, 비록 瀉下하는 약이지만 아이를 허약하게 하지는 않는다.

## 止汗散

治太陽虛汗, 上至頭下至項, 不過胸也, 不須治之. 喜汗厚衣, 臥而額汗出也, 止汗散止之.

蒲扇灰 如無扇, 只將故蒲燒灰

右硏細, 每服一二錢, 溫酒調下, 無時.

### 지한산

太陽經이 부위의 虛汗을 치료한다. 정수리부분에서 목 뒷부분으로 가슴을 넘지 않는 정도의 땀은 치료할 필요가 없다. 땀을 잘 흘리나 옷을 두껍게 입으려 하고, 누워서 이마에 땀을 흘리는 경우에 止汗散으로 치료한다.

蒲扇灰(부들로 만들 부채가 없으면 부들을 태운 재를 사용한다)

위의 약들을 곱게 갈아서 매번 1~2돈을 따뜻한 술에 타서 시간에 상관없이 복용한다.

## 香瓜圓

治遍身汗出.

大黃瓜 黃色者, 一個去穰 川大黃 濕紙裹, 煨至紙焦 胡黃連 柴胡 去蘆 鱉甲 醋炙黃 蘆薈 靑皮 黃柏 黃連 各等分

右除黃瓜外, 同爲細末, 將黃瓜割去頭, 塡入諸藥置滿, 却蓋口, 用杖子揷定, 慢火內煨熟, 麵糊圓, 如綠豆大, 每服三二圓, 食後, 冷漿水或新水下. 大者, 五七圓至十圓.

### 향과원

한쪽 몸에만 땀이 나는 것을 치료한다.

大黃瓜(노랗게 익은 것, 속을 파냄) 1개, 川大黃(젖은 종이에 싸서 종기가 탈 때까지 구워서)·胡黃連·柴胡(蘆頭를 제거하여)·鱉甲(식촛물을 넣고 노랗게 될 때까지 구워서)·蘆薈·靑皮·黃柏·黃連 각각 같은 양

위의 약물들에서 黃瓜를 제외하고 같이 곱게 가루내어, 황과를 去頭하고 모든 약을 채워넣어 그 입구를 열고, 나무막대기를 이용하여 고정시키고 약한 불에 천천히 익혀서 밀가루풀로 환약을 녹두 크기로 만든다. 매번 2~3알을 식후에 찬 식촛물이나 깨끗한 물로 복용한다. 큰 아이는 5~7알에서 10알을 복용한다.


## 花火膏

治夜啼

燈花 一棵

右取下, 塗乳上, 令兒吮之.

### 화화고

夜啼를 치료한다.

燈花 1단

위의 약을 유두에 칠하고 아이가 빨아먹게 한다.

## 白玉散

治熱毒氣客於腠理, 搏於血氣, 發於外皮上, 赤如丹, 是方用之.

白土 二錢五分, 又云滑石 寒水石 五錢

右爲末, 用米醋或新水調塗.

### 백옥산

熱毒이 腠理에 침범하여, 血氣와 싸우다가 밖의 피부에 나타나는데 붉기가 丹과 같은 것을 다스리는 데에 이 처방을 쓴다.

白土(또는 滑石이라 함) 2돈 5푼, 寒水石 5돈

위의 약들을 가루내어 식초 혹은 깨끗한 물에 개어 바른다.


## 牛黃膏

治驚熱.

雄黃 小棗大, 用獨莖蘆葡根, 水並醋, 共一大盞, 煮盡 甘草 末 䜴硝 各三錢 硃砂 半錢匕 龍腦 一錢匕 寒水石 研細, 五錢匕

右同硏勻, 蜜和爲劑, 食後, 薄荷湯溫化下半皂子大

### 우황고

驚熱을 치료한다.

雄黃(작은 대추 크기, 뿌리가 갈라지지 않은 무뿌리의 즙과 식초를 같이 한 대접 넣어 졸여서), 甘草(가루)·䜴硝 각 3돈, 硃砂 반 돈, 龍腦 반 돈, 寒水石(곱게 갈아서) 5돈

위의 약들을 함께 고르게 갈아서 꿀과 함께 고약을 만들어, 식후에 쥐엄나무 열매 크기 반을 박하 달인 물로 따뜻하게 먹는다.

## 牛黃圓

治小兒疳積.

雄黃 硏, 水飛 天竺黃 各二錢 牽牛 末, 一錢

右同再硏, 麵糊爲圓, 粟米大, 每服三圓至五圓, 食後, 薄荷湯下. 兼治疳·消積, 常服尤佳, 大者加圓數.

### 우황원

어린아이의 疳積을 치료한다.

雄黃(갈아서 물에 뜨는 것)·天竺黃 각 2돈, 牽牛(가루) 1돈

위의 약들을 함께 다시 갈아서 밀가루로 환약을 좁쌀 크기로 만들어 매번 3알에서 5알, 식후에 박하 달인 물로 복용한다. 疳·消積을 겸해서 다스리니 수시로 복용하면 더욱 좋고, 큰 아이는 개수를 늘린다.


## 玉露散(又名 甘露散)

治傷熱吐瀉, 黃瘦.

寒水石 軟而微靑, 黑中有細紋者是 石膏 堅白而有墻壁, 手不可折者是好. 各半兩

甘草 生, 一錢

右同爲細末, 每服一字, 或半錢·一錢, 食後, 溫湯調下.

### 옥로산(또는 감로산)

熱에 상해 구토하는 것과 누렇게 마르는 것을 치료한다.

寒水石(무르고 약간 푸른 빛이 나며, 검은 가운데 가는 무늬가 있는 것)·石膏(단단하고 희며 겹겹이 벽이 있으며 손으로 부수어지지 않는 것) 각 반 냥, 甘草(생것) 1돈

위의 약들을 함께 곱게 가루내어 매번 2푼 5리 혹은 반 돈·1돈을, 식후에 따뜻한 물에 타서 복용한다.

## 百祥圓(一名 南陽圓)

治瘡疹倒靨黑陷.

用紅芽大戟不以多少, 陰乾, 漿水煮軟去骨, 日中曝乾, 復內汁中, 煮汁盡, 焙乾爲末, 水圓如粟米大, 每服一二十圓, 硏赤脂·麻湯下. 吐利同, 無時.

### 백상원(또는 남양원)
瘡疹이 허물어지면서 검게 파인 것을 치료한다.

紅芽大戟을 양에 상관없이 사용하여 그늘에 말리고, 식촛물로 삶아 부드럽게 하여 심을 제거하고, 낮 동안에 햇볕에 말리고 다시 속에 있는 즙이 다하도록 삶아 구워 말려서 가루로 만든다. 물로 환약을 좁쌀 크기로 만들어 매번 10~20알을 硏赤脂·麻湯으로 복용한다. 토하거나 설사할 때에도 마찬가지이며, 때에 상관없이 복용한다.


## 牛李膏(一名 必勝膏)

治同前方.

牛李子

右杵汁石器內, 熬膏, 每服皂子大, 煎杏膠湯化下.

### 우이고(또는 필승고)
치료는 前方과 같다.

牛李子

위 약물을 돌그릇 안에 넣고 찧어 즙을 만든 후, 고약이 되도록 달여 매번 쥐엄나무열매 크기만큼 杏仁, 阿膠 달인 물로 복용한다.

## 宣風散

治小兒慢驚.

檳榔 兩個 陳皮 甘草 各半兩 牽牛 四兩, 半生半熬

右爲細末, 三二歲兒, 蜜湯調下五分, 已上, 一錢, 食前服.

### 선풍산

어린아이의 慢驚을 치료한다.

檳榔 2개, 陳皮·甘草 각 반 냥, 牽牛(반은 생것, 반은 익힌 것) 4냥

위의 약들을 곱게 가루내어 2~3세 아이는 꿀물에 타서 5푼을, 그 이상의 아이는 1돈을 식전에 복용한다.


## 麝香圓

治小兒一切驚·疳等病.

草龍膽 胡黃連 各半兩 木香 蟬殼 去劍爲末, 乾秤 蘆薈 去砂秤 熊膽 青黛 各一錢 輕粉 腦麝 牛黃 各一錢, 並別研 瓜蒂 二十一個爲末

右猪膽圓如桐子及綠豆大, 驚疳, 臟腑或秘或瀉, 清米飲或溫水下, 小圓五七粒至一二十粒. 疳眼, 猪肝湯下. 疳渴, 燖猪湯下亦得, 猪肉湯下亦得. 驚風發搐眼上, 薄荷湯化下一圓, 更水硏一圓, 滴鼻中. 牙疳瘡, 口瘡, 硏貼. 蟲痛, 苦楝根或白蕪荑湯送下. 百日內小兒, 大小便不通, 水硏封臍中. 蟲候, 加乾漆, 好麝香各少許, 並入生油一二點, 溫水化下. 大凡病急則硏碎, 緩則浸化. 小兒虛極慢驚者勿服, 尤治急驚痰熱.

### 사향원

어린아이의 일체의 驚·疳 등의 병을 치료한다.

草龍膽·胡黃連 각 반 냥, 木香·蟬殼다리를 제거하고 가루를 낸 것을 말려 무

게를 잼)·蘆薈(모래를 제거하여 무게를 잼)·熊膽·靑黛 각 1돈, 輕粉·腦麝·牛黃(세 약물을 각각 별도로 갈아서) 각 1돈, 瓜蔕(가루내어) 21알

위의 약들을 돼지쓸개로 환약을 오동나무씨 및 녹두 크기로 만들어, 驚疳證으로 변비나 혹은 설사의 경우에 맑은 쌀뜨물이나 더운물로, 작은 알로 5~7알에서 10~20알을 먹는다. 疳眼은 돼지쓸개 달인 물로, 疳渴은 반쯤 익힌 돼지고기탕으로 먹거나 돼지고기탕으로 먹는 것도 역시 (효과를) 얻을 수 있다. 驚風으로 눈 위에 경련이 생길 때에는 박하 달인 물로 1알을 먹고 다시 1알을 물로 갈아 콧속에 떨어뜨린다. 牙疳瘡, 口瘡에는 갈아붙인다. 蟲痛에는 苦楝根 혹은 白蕪荑湯으로 마신다. 100일 내의 어린아이가 대소변이 통하지 않으면 물로 갈아서 배꼽에 붙인다. 蟲候에는 乾漆, 好麝香을 각기 조금씩 넣는다. 아울러 生油 한두 방울을 넣고 더운물로 마신다. 대개 病이 급하면 깨뜨려서 복용하고, 완만하면 물에 녹여 먹는다. 어린아이가 매우 허약하고 慢驚하는 경우에는 복용하지 말아야 하니, 急驚痰熱을 치료한다.

## 大惺惺圓

治驚疳百病及諸壞病, 不可具述.

辰砂 研 靑礞石 金牙石 各一錢半 雄黃 一錢 蟾灰 二錢 牛黃 龍腦 各一字, 別研 麝香 半錢, 別研 蛇黃 三錢, 醋淬五次

右硏勻細, 水煮, 蒸餠爲圓, 硃砂爲衣, 如綠豆大. 百日兒每服一圓, 一歲兒二圓. 薄荷溫湯化下, 食後.

### 대성성원

驚疳으로 인한 모든 병 및 壞病을 치료하니, 그 述을 이루 다 말할 수 없다.

辰砂(갈아서)·靑礞石·金牙石 각 1돈 반, 雄黃 1돈, 蟾灰 2돈, 牛黃·龍腦(별도로 갈아서) 각 2푼 5리, 麝香(별도로 갈아서) 반 돈, 蛇黃(약재를 구운 후 식초에 5번 담갔다가 꺼내어) 3돈

위의 약들을 갈아 고루 가늘게 하여, 물로 달여 시루에 쪄서 환약을 만들어

砂로 옷을 입히고 녹두 크기로 만든다. 100일 된 아이는 매번 1알을 복용하고 1세 된 아이는 2알을 복용하는데, 식후에 박하 달인 따뜻한 물로 마신다.

## 小惺惺圓

解毒, 治急驚·風癎·潮熱, 及諸疾虛煩, 藥毒上攻, 躁渴.

臘月取東行母猪糞 燒灰存性 辰砂 水研, 飛 腦麝 各二錢 牛黃 一錢, 各別研 蛇黃 西山者. 燒赤醋淬三次, 水研, 飛. 乾用半兩

右以東流水作麵糊圓, 桐子大, 砂爲衣, 二三歲每服二圓, 鑰匙研破, 溫水化下. 小兒才生, 便宜服一圓, 除胎中百疾, 食後.

### 소성성원

해독한다. 急驚·風癎·潮熱 및 虛煩하고 藥毒이 상부를 침공하고 躁渴한 것을 치료한다.

음력 섣달에 동쪽으로 향한 母猪糞(약성이 남을 정도로 태워서)·辰砂(물에 갈아 뜨는 것)·腦麝 각 2돈, 牛黃(각각 별도로 갈아서) 1돈, 蛇黃(西山의 것을 사용. 붉게 구워서 식촛물에 3회 담갔다가 꺼낸 후 물에 갈아 뜨는 것을 말려 사용) 반 냥
위의 약들을 동쪽으로 흐르는 물로 만든 밀가루풀로 환약을 오동나무씨 크기로 만들어 砂로 옷을 입힌다. 2·3세 아이는 매번 2알을 열쇠로 갈아 부수어 더운물로 먹인다. 1세 이하의 어린아이에게는 1알을 먹여 胎中의 모든 질환을 없애준다. 식후에 복용한다.

## 銀砂圓

治涎盛膈熱, 實痰嗽, 驚風·積·潮熱.

水銀 結砂子, 三皂子大 辰砂 研, 二錢 蝎尾 去毒 爲末 硼砂 粉霜 各研 輕粉 郁李仁 去皮, 焙秤, 爲末 白牽牛 鐵粉 好臘茶 各三錢

右同爲細末, 熬梨汁爲膏, 圓如綠豆大, 龍腦水化下, 一圓至三圓. 亦名梨汁餅子, 及治大人風涎, 並食後.

### 은사원

입에 침이 가득하고 가슴에서 열이 나며, 가래가 가득한 기침 및 驚風・積滯・潮熱을 치료한다.

水銀(모래처럼 뭉쳐진 것으로, 쥐엄나무열매 3배 크기의 것)・辰砂(갈아서) 2돈, 蝎尾(독을 제거하고 가루내어)・硼砂・粉霜(각각 갈아서)・輕粉・郁李仁(독을 제거하고 불에 쬐어 말려서 무게를 재어 가루낸 것)・白牽牛・鐵粉・好臘茶 각 3돈

위의 약들을 함께 곱게 가루내어 배즙으로 달여 고약이 되게 하고, 녹두 크기로 환약을 만들어 龍腦水로 1알에서 3알 복용한다. 또한 梨汁餅子라 부르기도 하는데, 어른의 風涎을 치료한다. 식후에 복용한다.


## 蛇黃圓

治驚癎. 因震駭恐怖, 叫號恍惚是也.

蛇黃 眞者 三個, 火煅, 醋淬 鬱金 七分, 一處爲末 麝香 一匕

右爲末, 飯圓桐子大, 每服一二圓, 煎金銀・磨刀水化下

### 사황원

驚癎을 치료한다. 震駭恐怖, 叫號恍惚한 것이 그것이다.

蛇黃(진품을 불에 달구어 식촛물에 담가서) 3개, 鬱金(한 곳에서 가루내어) 7푼, 麝香 1순가락

위의 약들을 가루내어 밥으로 환약을 오동나무씨 크기로 만들어, 매번 1~2알을 金銀花 달인 물이나 칼을 갈았던 물로 복용한다.


## 三聖圓

化痰涎寬膈, 消乳癖, 化驚風・食癎・諸疳, 小兒一歲以內, 常服極妙.

**小青圓**

靑黛 一錢 牽牛 末, 三錢 膩粉 一錢

並硏勻, 麵糊圓, 黍米大.

**小紅圓**

天南星 末一兩, 生 硃砂 半兩, 硏 巴豆 一錢, 取霜

並硏勻, 薑汁麵糊圓, 黍米大.

**小黃圓**

半夏 生末, 一分 巴豆 霜, 一字匕 黃蘗 末, 一字匕

並硏勻, 薑汁麵糊圓, 黍米大.

以上百日者各一圓, 一歲者各二圓, 隨乳下.

### 삼성원

痰涎을 삭히고 흉격을 부드럽게 하며, 乳癖을 없애고 모든 疳病을 없애니, 1세 이내의 어린아이가 상시 복용하면 효과가 매우 뛰어나다.

#### 소청원

靑黛 1돈, 牽牛(가루) 3돈, 膩粉 1돈

아울러 고르게 갈아 밀가루풀로 알약을 기장쌀 크기로 만든다.

#### 소홍원

天南星(가루내어, 생것) 1냥, 硃砂(갈아서) 반 냥, 巴豆(霜으로 만든 것) 1돈

아울러 고르게 갈아 생강즙, 밀가루풀로 환약을 기장쌀 크기로 만든다.

#### 소황원

半夏(생가루) 1푼 巴豆(흰 것) 각 2푼 5리, 黃蘗(가루) 2푼 5리

아울러 고르게 갈아 생강즙, 밀가루풀로 환약을 기장쌀 크기로 만든다.

100일 이상 된 아이는 각기 1알을, 1세 아이는 각 2알을 젖과 함께 먹는다.

## 鐵粉圓

治涎盛・潮搐・吐逆.

水銀砂子 二分 硃砂 鐵粉 各一分 輕粉 二分 天南星 炮製, 去皮臍, 取末 一分

右同研, 水銀星盡爲度, 薑汁麵糊圓, 粟米大. 煎生薑湯下十圓至十五圓・二三十圓, 無時.

### 철분원

잠이 많고, 潮熱과 함께 경련을 하고, 심하게 토하는 것을 치료한다.

水銀砂子 2푼, 硃砂・鐵粉 각 1푼, 輕粉 2푼, 天南星(불에 구워 껍질과 싹을 제거하고 가루를 만들어) 1푼

위의 약들을 함께 갈아서 水銀의 반짝이는 빛을 없앨 정도를 기준으로 하여 생강즙, 밀가루풀로 환약을 좁쌀 크기로 만든다. 생강 달인 물로 10알에서 15알, 20~30알을 때에 상관없이 복용한다.


## 銀液圓

治驚熱, 膈實嘔吐, 上盛涎熱.

水銀 半兩 天南星 二錢, 炮 白附子 一錢, 炮

右爲末, 用石腦油爲膏, 每服一皂子大, 薄荷湯下

### 은액원

아이가 놀라면서 열이 나고, 흉격이 그득하여 구토를 하며, 위쪽으로 침이 뜨거운 경우를 치료한다.

水銀 반 냥, 天南星(통째로 구워서) 2돈, 白附子(통째로 구워서) 1돈

위의 약들을 가루내어 石腦油를 사용하여 고약을 만들어 매번 쥐엄나무열매 크기로 박하 달인 물로 먹는다.


## 鎭心圓

治小兒驚癇, 心熱.

硃砂 龍齒 牛黃 各一錢 鐵粉 琥珀 人參 茯苓 防風 各二錢 全蝎 七個焙

右末, 煉蜜圓如桐子大, 每服一圓, 薄荷湯下.

### 진심원

어린아이의 驚癎, 心熱을 치료한다.

硃砂·龍齒·牛黃 각 1돈, 鐵粉·琥珀·人參·茯苓·防風 각 2돈, 全蝎(불에 쬐어 말려서) 7개

위의 약들을 가루내어 煉蜜로 환약을 오동나무씨 크기로 만들고, 매번 1알을 박하 달인 물로 먹는다.

## 金箔圓

治急驚涎盛.

金箔 二十片 天南星 剉, 炒 白附子 炮 防風 去蘆·須, 焙 半夏 湯浸七次, 切焙, 乾秤, 各半兩 雄黃 辰砂 各一分 生犀 末半分 牛黃 腦麝 各半分. 以上六物研

右爲細末, 薑汁麵糊圓, 麻子大, 每服三五圓至一二十丸, 人參湯下. 如慢驚, 去龍腦, 服無時.

### 금박원

急驚涎盛을 치료한다.

金箔 20쪽, 天南星(썰어 볶아서)·白附子(통째로 구워서)·防風(蘆頭와 잔뿌리를 제거하고 불에 쬐어 말려서)·半夏(끓는 물에 7회 담갔다가 자른 후 불에 쬐어 말려 무게를 잼) 각 반 냥, 雄黃·辰砂 각 1푼, 生犀(가루) 반 푼, 牛黃·腦麝(이상 위의 6가지 약물을 갈아서) 각 반 푼

위의 약들을 곱게 가루내어 생강즙, 밀가루풀로 환약을 삼씨 크기로 만들고 매번 3~5알에서 10~20알을 인삼탕으로 먹는다. 만약 慢驚에는 龍腦를 빼고 때에 상관없이 복용한다.

## 辰砂圓

治驚風涎盛潮作, 及胃熱吐逆不止.

辰砂 別研 水銀砂子 各一分 天麻 牛黃 五分 腦麝 別研五分 生犀 末 白僵蠶 酒炒 蟬殼 去足 乾蝎 去毒, 炒 麻黃 去節 天南星 湯浸七次, 焙切, 乾秤, 各一分

右同爲末, 再研勻, 熟蜜圓, 如綠豆大, 硃砂爲衣, 每服一二圓, 或五七圓, 食後服之, 薄荷湯送下.

### 진사원

驚風으로 침이 많이 생기고 潮熱이 나타나며 胃熱이 심해서 구토하는 것이 그치지 않는 것을 치료한다.

辰砂(별도로 갈아서) 水銀砂子 각 1푼 天麻·牛黃 5푼, 腦麝(별도로 갈아서) 5푼, 生犀(가루)·白僵蠶(술에 볶아서)·蟬殼(다리를 제거하여)·乾蝎(독을 제거하고 볶아서)·麻黃(마디를 떼어내어)·天南星(끓는 물에 7회 담갔다가 불에 쬐어 말려서 자른 후 무게를 잼) 각 1푼

위의 약들을 함께 가루내어 다시 고르게 갈고, 熟蜜로 환약을 녹두 크기로 만들어 硃砂로 옷을 입힌다. 매번 1~2알 혹은 5~7알을 식후에 복용하는데 박하 달인 물로 함께 복용시킨다.


## 翦刀股圓

治一切驚風, 久經宣利, 虛而生驚者.

硃砂 天竺黃 各研 白僵蠶 去頭·足, 炒 蝎 去毒, 炒 乾蟾 去四足並腸, 洗, 炙焦黃爲末 蟬殼 去劍 五靈脂 去黃者爲末. 各一分 牛黃 龍腦 並研, 各一字 麝香 研, 五分 蛇黃 五錢, 燒赤醋淬三五次, 放水研飛

右藥末共二兩四錢, 東流水煮, 白麵糊圓, 桐子大, 每服一圓, 翦刀環頭研破, 食後, 薄荷湯化下. 如治慢驚, 卽去龍腦.

### 전도고원

일체의 驚風을 치료한다. 오랫동안 發汗法과 瀉下法을 잘못 사용하여 虛해져서 驚風이 생긴 것을 치료한다.

硃砂・天竺黃(각각 갈아서)・白僵蠶(머리와 다리를 제거하고 볶아서)・蠍(독을 제거하고 볶아서)・乾蟾(네 다리와 내장을 제거하고 씻은 다음 노랗게 될 때까지 볶아 가루내어)・蟬殼(다리를 제거하여)・五靈脂(누런 부분을 제거하고 가루내어) 각 1푼, 牛黃・龍腦(함께 갈아서) 각 2푼 5리, 麝香(갈아서) 5푼, 蛇黃(붉은색을 띨 정도로 태워 식촛물에 3~5번 담갔다 꺼내어 물과 함께 갈아 뜨는 것을 사용) 5푼

위의 약가루를 함께 2냥 4돈을 동쪽으로 흐르는 물로 달여, 밀가루풀로 환약을 오동나무씨 크기로 만든다. 매번 1알을 가위의 고리 끝으로 갈아 부수어서 식후에 박하 달인 물로 먹는다. 만약 慢驚을 다스릴 때에는 龍腦를 뺀다.


### 麝蟾圓

治驚風・涎熱・潮搐.

大乾蟾 秤二錢, 燒灰, 各另研  鐵粉 三錢  硃砂  靑礞石 末  雄黃 末  蛇黃 燒・淬, 取末, 各二錢匕  龍腦 一字  麝香 一錢匕

右件硏勻, 水浸, 蒸餠爲圓, 如桐子大, 硃砂爲衣, 薄荷水下, 半圓至一圓, 無時.

### 사섬원

驚風 및 뜨거운 침을 흘리고, 경련이 일어나는 것을 치료한다.

大乾蟾(재가 되도록 태워 별도로 갈아서) 2돈, 鐵粉 3돈, 硃砂・靑礞石(가루)・雄黃(가루)・蛇黃(태워서 물에 담갔다가 가루내어) 각 2돈, 龍腦 2푼 5리, 麝香 1돈

위의 약들을 고르게 갈아서 물에 담그고, 蒸餠으로 환약을 오동나무씨 크기로 만들어 硃砂로 옷을 입힌다. 박하 달인 물로 반 알에서 1알을 때에 상관없이 먹는다.

## 軟金丹

治驚熱痰盛, 壅嗽膈實.

天竺黃 輕粉 各二兩 青黛 一錢 黑牽牛 取頭末 半夏 用生薑三錢, 搗柚, 同焙乾, 再爲細末, 各三分

右同研勻, 熟蜜劑爲膏, 薄荷水化下, 半皂子大至一皂子大, 量兒度多少用之, 食後.

### 연금단

놀라서 열이 나고 가래가 많으며, 흉격이 답답하고 기침하는 것을 치료한다.

天竺黃·輕粉 각 2냥, 靑黛 1돈, 黑牽牛(꼭지 부분을 취해 갈아서)·半夏(생강 3돈과 함께 찧어서 발효시킨 후 말려 건조시켜 다시 고운 가루를 내어서) 각 3푼

위의 약들을 함께 고르게 갈아서 구운 꿀로 고약을 만들어 박하 달인 물로 쥐엄나무열매 크기 반에서 하나 크기로 먹는다. 아이의 상태에 따라 용량을 조절하여 식후에 복용한다.


## 桃枝圓

疏取積熱及結胸, 又名桃符圓.

巴豆霜 川大黃 黃蘗 末. 各一錢一字 輕粉 硇砂 各五分

右爲細末, 麵糊圓粟米大, 煎桃枝湯下, 一晬兒五七圓, 五七歲二三十圓, 桃符湯下亦得. 未晬兒三二圓, 臨臥.

### 도지원

積熱 및 結胸을 풀어준다. 또 桃符圓이라 이름하기도 한다.

巴豆霜·川大黃·黃蘗(가루) 각 1돈 2푼 5리, 輕粉·硇砂 각 5푼

위의 약들을 곱게 가루내어 밀가루풀로 환약을 좁쌀 크기로 만들어 복숭아가지를 끓인 물로 먹는다. 1세 된 아이는 5~7알을, 5~7세의 아이는 20~30알을 桃符湯으로 먹어도 되고, 1세 미만의 아이는 2~3알을 잠자리에 들 때 먹는다.

## 蟬花散

治驚風, 夜啼咬牙, 咳嗽, 及療咽喉壅痛.

蟬花 和殼　白僵蠶 直者, 酒炒熟　甘草 炙, 各一錢　延胡索 半分

右爲末, 一歲一字. 四五歲半錢, 蟬殼湯下, 食後.

### 선화산

驚風 및, 밤에 울고 이를 갈며 기침하고 인후가 막혀서 아픈 것을 치료한다.

蟬花(껍질과 같이 사용)·白僵蠶(곧은 것으로 술에 볶아 익혀서)·甘草(구워서) 각 1돈, 延胡索 반 푼

위의 약들을 가루내어 1세 된 아이는 2푼 5리를, 4~5세 된 아이는 반 돈을 蟬殼湯으로 마시는데, 식후에 먹는다.


## 鉤藤飮子

治吐利, 脾胃氣弱, 虛風慢驚

鉤藤 三分　蟬殼　防風 去蘆頭, 切　人參 去蘆頭, 切　麻黃 去節, 秤　白僵蠶 炒黃　天麻　蝎尾 去毒, 炒. 各半兩　甘草 炙　川芎 各一分　麝香 一分, 別硏入

右同爲細末, 每服二錢, 水一盞, 煎至六分, 溫服, 量多少與之. 寒多, 加附子末半錢, 無時.

### 구등음자

구토하고 설사하며 비위가 허약한 것과 虛風慢 및 慢驚을 치료한다.

鉤藤 3푼, 蟬殼·防風(蘆頭를 제거하고 잘라서)·人參(蘆頭를 제거하고 잘라서)·麻黃(마디를 제거하고 무게를 잼)·白僵蠶(누렇게 될 때까지 볶아서)·天麻·蝎尾(독을 제거하고 볶아서) 각 반 냥, 甘草(구워서) 川芎 각 1푼, 麝香(별도로 갈아서 넣음) 1푼

위의 약들을 함께 곱게 가루내어 매번 2돈을 물 한 대접이 6푼이 되게 달여 따뜻하게 복용한다. (아이 나이의) 많고 적음을 헤아려주며, 寒이 심한 경우에는 附子분말 반 돈을 가하고 때에 상관없이 먹는다.

## 抱龍圓

治傷風瘟疫, 身熱昏睡, 氣粗風熱, 痰實壅嗽, 驚風潮搐, 及蠱毒中暑, 沐浴後並可服. 壯實小兒, 宜時與服之.

天竺黃 一兩 雄黃 水飛, 一錢 辰砂 麝香 各別研, 半兩 天南星 四兩, 臘月釀牛膽中陰乾百日, 如無, 只將生者去皮·臍·剉·炒乾用

右爲細末, 煮甘草水和圓, 皂子大, 溫水化下服之. 百日小兒, 每圓分作三四服, 五歲一二圓, 大人三五圓, 亦治室女白帶. 伏暑用鹽少許, 嚼一二圓, 新水送下. 臘月中雪水煮甘草和藥, 尤佳. 一法用漿水, 或新水, 浸天南星三日, 候透軟, 煮三五沸, 取出, 乘軟切去皮, 只取白軟者, 薄切, 焙乾, 炒黃色, 取末八兩, 以甘草二兩半拍破, 用水二碗, 浸一宿, 慢火煮至半碗, 去滓, 旋旋洒入天南星末, 慢研之, 令甘草水盡, 入餘藥.

### 포룡원

傷風證, 瘟疫證, 몸에 열이 나고, 目睡 상태가 되며 숨이 거칠고 風熱證이 있으며 가래가 그득하여 기침하고 驚風으로 潮熱이 나고, 경련이 발생하여 蠱毒 및 中暑를 다스리는데, 목욕 후 아울러 복용할 수 있다. 壯實한 어린아이는 때에 맞추어 먹인다.

天竺黃 1냥, 雄黃(물에 뜨는 것) 1돈, 辰砂·麝香(각각 별도로 갈아서) 반 냥, 天南星(섣달에 牛膽에 넣고 발효시킨 다음 100일 동안 건조시킨 것. 이것이 없으면 생것을 껍질과 꼭지를 제거하고 잘라 볶은 후 말려서 사용) 4냥

위의 약들을 곱게 가루내어 甘草 달인 물로 환약을 쥐엄나무열매 크기로 만들어 더운물로 먹는다. 100일 된 어린아이는 매번 환약을 3~4조각으로 나누어 복용하고, 5세 아이는 1~2알을, 어른은 3~5알을 먹는데, 처녀의 白帶도 치료할 수 있다. 三伏에는 소금을 조금 넣어도 괜찮고, 1~2알을 씹어서 깨끗한 물로 마신다. 섣달 중에는 눈 녹은 물로 甘草를 달여 藥을 만들면 더욱 좋다. 또 다른 방법에는 식촛물이나 혹은 깨끗한 물을 사용하여 天南星을 3일간 담가놓아, 스

머들어 연해지기를 기다려 3~5차례 달여 끄집어내어 부드러워진 상태에서 자르고 껍질을 벗기는데, 다만 흰색의 무른 것만을 골라 얇게 잘라서 불에 쬐어 말리고 누렇게 볶아서 가루 8냥을 취하고, 감초 2냥 반으로 갈아 부수어 물 두 사발을 써서 하룻밤 담가놓고 약한 불로 반 공기가 될 때까지 달여서 찌꺼기를 버려 旋旋酒를 天南星 분말에 넣고 부드럽게 갈아서 감촛물이 스며들게 하고, 나머지 약을 넣는다.

## 豆卷散

治小兒慢驚, 多用性太溫及熱藥治之, 有驚未退, 而別生熱證, 有病愈而致熱證者, 有反爲急驚者甚多. 當問病者幾日, 因何得之, 曾以何藥療之, 可用解毒之藥, 無不效, 宜此方.

大豆黃卷 水浸黑豆, 生芽是也. 晒乾 板藍根 貫衆 甘草 炙, 各一兩

右四物同爲細末, 每服半錢至一錢, 水煎, 去滓服. 甚者三錢, 漿水內入油數點, 煎. 又治吐蟲, 服無時.

### 두권산

어린아이의 慢驚을 치료한다. 性이 너무 溫하거나 熱한 약을 많이 사용하여 다스리면 驚이 사라지지 않고 다시 熱證이 발생하는 경우가 있고, 병은 나았으나 熱證에 이르게 된 경우 도리어 急驚이 된 경우도 매우 많다. 마땅히 병자에게 병이 걸린 지는 얼마나 되었는지, 어찌하여 병을 얻었는지, 이전에 어떤 약으로 치료받았는지를 묻고, 해독하는 약을 쓸 수 있으며 효과가 매우 뛰어나니, 이 처방이 적합한 것이다.

大豆黃卷(검은 콩을 물에 담가 생기는 싹이 바로 이것임. 햇볕에 말려서)·板藍根·貫衆·甘草(구워서) 각 1냥

위의 네 가지 약물을 함께 곱게 가루내어, 매번 반 돈에서 1돈을 물로 달여 찌꺼기를 버리고 복용한다. 심한 경우에는 3돈을 식촛물에 기름을 몇 방울 넣어 달인다. 또한 吐蟲을 치료하고 때에 상관없이 복용한다.

## 龍腦散

治急慢驚風

大黃 蒸 半夏 湯洗, 薄切, 用薑汁浸一宿, 焙乾, 炒 甘草 金星石 禹餘粮 不灰木 靑蛤粉 銀星石 寒水石

右各等分, 同爲細末, 硏入龍腦一字, 再硏勻, 新水調一字至五分, 量兒大小與之, 通解諸毒. 本舊方也, 仲陽添入甘松三二枝, 藿香葉末一錢, 金牙石一分 減大黃一半, 治藥毒吐血, 神妙.

### 용뇌산

急慢驚風을 치료한다.

大黃(쪄서)·半夏(뜨거운 물에 씻은 다음 얇게 자르고 생강즙에 하루 담가놓았다가 불에 쬐어 말린 후 볶은 것)·甘草·金星石·禹餘粮·不灰木·靑蛤粉·銀星石·寒水石

위의 약들을 같은 양으로 나누어 함께 곱게 가루로 하고 龍腦 2푼 5리를 갈아 넣고 다시 고르게 간다. 깨끗한 물로 2푼 5리에서 5푼을 먹는데, 아이의 성장정도를 헤아려주고 통틀어 모든 독을 풀어준다. 이는 이전 처방인데, 仲陽이 甘松 2~3가지, 藿香葉 가루 1돈, 金牙石 1푼을 더하여 넣고, 大黃을 반으로 줄였다. 藥毒으로 토혈하는 것을 치료하는 데에도 그 효과가 뛰어나다.


## 治虛風方

治小兒吐瀉, 或誤服冷藥, 脾虛生風, 因成慢驚.

大天南星 一個, 重八九錢以上者良

右用地坑子一個, 深三寸許, 用炭火五斤, 燒通赤, 入好酒半盞在內, 然後入天南星, 却用炭火三二條, 盖却坑子, 候南星微裂, 取出剉碎, 再炒勻熟, 不可稍生, 候冷爲細末, 每服五分或一字, 量兒大小, 濃煎生薑防風湯, 食前調下, 無時.

### 虛·風을 다스리는 처방

어린아이가 吐瀉하거나 혹은 冷藥을 잘못 복용하여 脾虛生風하여 慢驚이 된 것을 치료한다.

大天南星(무게가 8~9돈 이상의 것이 좋은 것이다) 1개

위의 약을 땅에 구덩이를 3寸 깊이로 파고 숯 5근을 사용하여 태워서 붉은색이 되게 하여 잘 빚은 술 반 대접 안에 넣고, 연후에 天南星을 넣고, 숯 2~3개를 사용하며, 다시 구덩이의 입구를 덮고 南星이 약간 갈라지기를 기다려 끄집어내서 갈아 부순다. 다시 볶아서 고르게 익히는데, 조금이라도 덜 익은 것은 안 된다. 식기를 기다려 곱게 가루로 하고 매번 5푼 혹은 2푼 5리를 복용하는데, 아이의 성장정도를 헤아려 짙게 달인 生薑防風湯으로 식전에 때에 상관없이 마신다.


### 虛風又方

半夏 一錢, 湯洗七次, 薑汁浸半日, 晒乾 梓州厚朴 一兩, 細剉

右件米泔三升同浸, 一百刻, 水盡爲度. 如百刻水未盡, 加火熬乾, 去厚朴, 只將半夏硏爲細末, 每服半字·一字, 薄荷湯調下, 無時.

### 虛·風을 다스리는 다른 처방

半夏(뜨거운 물에 7번 씻어 생강즙에 반나절 동안 담가놓았다가 햇볕에 말려서) 1돈, 梓州厚朴(가늘게 잘라서) 1냥

위의 약들을 쌀뜨물 세 되에 함께 담가 하루 동안 물이 다 없어질 때까지 둔다. 만약 하루 동안 물이 다 없어지지 않으면 불에 볶아 말린다. 厚朴을 빼고 다만 半夏를 갈아서 곱게 가루로 하고 매번 1푼 2리 5모에서 2푼 5리를 복용하는데, 박하 달인 물로 때에 상관없이 마신다.


### 褊銀圓

治風涎膈實上熱, 及乳食不消, 腹脹喘粗.

巴豆 去皮·油·心·膜·研細 水銀 各半兩 黑鉛 二錢半, 同水銀結砂子 麝香 五分, 另研 好墨 八錢, 研

右將巴豆末並墨, 再研勻, 和入砂子·麝香·陳米粥, 和圓如綠豆大, 捏褊, 一歲一圓, 二三歲二三圓, 五歲以上五六圓, 煎薄荷湯, 放冷送下, 不得化破.

更量虛實增減, 並食後.

### 편은원

風涎 및 가슴이 그득하고 上熱이 있으며, 젖을 소화시키지 못하고, 배가 빵빵하고 호흡이 거친 것을 치료한다.

巴豆(껍질과 기름, 심지와 막을 제거하고 곱게 갈아서)·水銀 각 반 냥, 黑鉛(水銀과 함께 결정을 이룬 것) 2돈 반, 麝香(따로 갈아서) 5푼, 好墨(갈아서) 8푼

위의 巴豆 분말과 墨을 다시 고르게 갈고, 砂子·麝香·묵은 쌀죽을 넣어 환약을 녹두알 크기로 납작하게 눌러 만든다. 1세 된 아이는 1알, 2~3세 된 아이는 2~3알, 5세 이상의 아이는 5~6알을, 박하 달인 물을 식게 방치했다가 같이 삼켜서 먹게 하며, 알을 깨뜨려서 먹게 해서는 안 된다.

虛實을 헤아려 양을 증감하고 식후에 복용한다.

## 又牛黃膏

治驚熱, 及傷風溫壯, 痄熱引飮.

雄黃 研 甘草 末 川甜硝 各一分 寒水石 生飛, 研一兩 鬱金 末 腦子 各一錢 綠豆粉 半兩

右研勻, 鍊蜜和成膏, 薄荷水化下, 半皂子大, 食後.

### 우우황고

驚熱 및 傷風溫壯, 痄熱로 마시려 하는 것을 치료한다.

雄黃(갈아서)·甘草(가루)·川甜硝 각 1푼, 寒水石(생것으로 물에 뜨는 것을 갈

아서) 1냥, 鬱金(가루)·腦子 각 1돈, 綠豆粉 반 냥

위의 약들을 고르게 갈아서 鍊蜜로 고약을 만들고 박하 달인 물로 먹는데, 쥐엄나무열매 반 크기로 식후에 복용한다.


## 五福化毒丹

治瘡疹餘毒上攻, 口齒燥煩, 亦咽乾口舌生瘡, 及治薀熱積毒, 熱驚惕狂躁.

生熟地黃 焙秤, 各五兩 元參 天門冬 去心 麥門冬 去心, 焙秤, 各三兩 甘草 炙 甛硝 各二兩 靑黛 一兩半

右上八味爲細末, 後硏入硝黛, 鍊蜜圓如雞頭大, 每服半圓或一圓, 食後, 水化下.

### 오복화독단

瘡疹 및 餘毒이 위로 침범하여 口齒燥煩하고 咽乾, 혀와 입에 瘡이 생기는 증상을 다스리고, 또한 열과 독이 몸에 축적되어 열이 나고 驚惕證 및 狂躁證인 경우를 치료한다.

生熟地黃(불에 쬐어 말려서 무게를 잼) 각 5냥, 元參·天門冬(심지를 제거하여)·麥門冬(심지를 제거하고 불에 쬐어 말려서 무게를 잼) 각 3냥, 甘草(구워서) 甛硝 각 2냥, 靑黛 1냥 반

위의 처음 여덟 가지 약물을 곱게 가루를 내고 후에 硝黛를 넣어 鍊蜜로 환약을 雞頭(芡仁) 크기로 만든다. 매번 반 알 혹은 1알을 식후에 물로 먹는다.


## 羌活膏

治脾胃虛, 肝氣熱盛生風, 或取轉過, 或吐瀉後, 爲慢驚者. 亦治傷寒.

羌活 去蘆頭 川芎 人參 去蘆頭 赤茯苓 去皮 白附子 炮. 各半兩 天麻 一兩

白僵蠶 酒浸, 炒黃 乾蝎 去毒, 炒 白花蛇 酒浸, 取肉焙乾. 各一分 川附子 炮去皮·臍 防風 去蘆頭, 切焙 麻黃 去節秤. 各三錢 豆蔲肉 雞舌香 卽母丁香 藿香葉 沈香 木香 各二錢 輕粉 一錢 珍珠 麝香 牛黃 各一錢 龍腦 半字 雄黃 辰砂 各一分. 以上七味各別硏入

右同爲細末, 熟蜜和劑旋圓大豆大, 每服一二圓, 食前薄荷湯, 或麥冬湯, 溫化下. 實熱急驚勿服, 性溫故也, 服無時.

### 강활고

脾胃가 허약하고 肝氣의 열이 심하며 風이 발생되거나, 토하고 설사한 후에 慢驚이 된 것을 다스리며 또한 傷寒도 치료한다.

羌活(蘆頭를 제거하여)·川芎·人蔘(蘆頭를 제거하여)·赤茯苓(껍질을 제거하여)·白附子(구워서) 각 반 냥, 天麻 1냥, 白僵蠶(술에 담갔다가 누렇게 될 때까지 볶아서)·乾蝎(독을 제거하고 볶아서)·白花蛇(술에 담갔다가 육질을 취해 불에 쬐어 말려서) 각 1푼, 川附子(구워서 껍질과 배꼽 부분을 제거하여)·防風(蘆頭를 제거하고 잘라 불에 쬐어 말려서)·麻黃(마디를 제거하고 무게를 잼) 각 3돈, 豆蔲肉·雞舌香(母丁香을 말한다)·藿香葉·沈香·木香 각 2돈, 輕粉 1돈, 珍珠·麝香·牛黃 각 1돈, 龍腦 1푼 2리 5모, 雄黃·辰砂(이상 7가지 약은 별도로 갈아서 넣음) 각 1푼

위의 약들을 함께 곱게 가루내어 熟蜜로 환약을 大豆 크기로 만들고, 매번 1~2알을 식전에 박하 달인 물이나 麥冬湯으로 따뜻하게 복용한다. 實熱 및 急驚에는 복용하지 말아야 하니 性이 따뜻하기 때문이다. 때에 상관없이 복용한다.

### 郁李仁圓

治襁褓小兒, 大小便不通, 驚熱痰實, 欲得溏動者.

郁李仁 去皮 川大黃 去粗皮, 取實者, 剉·酒浸半日, 控乾, 炒爲末, 各一兩 滑石 半兩, 硏細

右先將郁李仁研成膏, 和大黃·滑石, 圓如黍米大, 量大小與之, 以乳汁或薄荷湯下, 食前.

### 욱리인원

젖먹이 어린아이가 대소변이 통하지 않고 驚熱證, 痰實證으로 고생하고 있어 대변이 나오게 하려는 경우에 쓴다.

郁李仁(껍질을 제거하여)·川大黃(거친 껍질을 제거하고 충실한 것을 골라 잘라서 술에 반나절 담가놓은 후 말려서 볶은 다음 가루낸 것) 각 1냥, 滑石(곱게 갈아서). 반 냥

위의 약들에서 우선 郁李仁을 갈아서 고약을 만들고, 大黃·滑石과 함께 환약을 기장쌀 크기로 만든다. 아이의 성장정도를 보아 용량을 조절하고, 乳汁이나 박하 달인 물로 식전에 복용한다.

## 犀角圓

治風熱痰實面赤, 大小便秘澁, 三焦邪熱, 腑臟蘊毒, 疏導極穩方.

生犀角 末, 一分 人參 去蘆頭, 切 枳實 去瓤, 炙 檳榔 半兩 黃連 一兩 大黃 二兩, 酒浸切片, 以巴豆去皮一百個, 貼在大黃上, 紙裹飯上蒸三次, 切, 炒令黃焦, 去巴豆不用

右爲細末, 鍊蜜和圓, 如麻子大, 每服一二十圓, 臨臥熟水下. 未動, 加圓數.

亦治大人孕婦不損

### 서각원

風熱痰實로 인해 얼굴이 붉고 대소변이 시원하지 못한 것을 다스리고 三焦의 熱邪와 腑臟의 쌓인 독을 제거하는 데에 극히 효과가 뛰어난 처방이다.

生犀角(가루) 1푼, 人參(蘆頭를 제거하고 잘라서)·枳實(속을 파내고 볶아서)·檳榔 반 냥, 黃連 1냥, 大黃(술에 담가 자른 후 껍질을 제거한 巴豆 100개를 大黃 위에

두고, 종이에 싸서 밥 위에서 3번 찧어서 자른 후 노랗게 볶아 사용한다. 巴豆는 쓰지 않고 버린다) 2냥

위의 약들을 곱게 가루내어 鍊蜜로 환약을 삼씨 크기로 만들어 매번 10~20알을 잠자리에 들 때에 끓인 물로 복용한다. 차도가 없으면 약의 개수를 더한다. 또한 어른에게도 사용하며, 임산부에도 해를 끼치지 않는다.


## 異功散

溫中和氣, 治吐瀉不思乳食. 凡小兒虛冷病, 先與數服, 以助其氣.

人參 切去頂 茯苓 去皮 白朮 陳皮 剉 甘草 各等分. 炒

右爲細末, 每服二錢, 水一盞, 生薑五片, 棗二個, 同煎至七分, 食前溫服, 量多少與之.

### 이공산

속을 따뜻하게 하고 氣를 조화롭게 하여, 구토하고 설사하며 젖을 먹으려 하지 않는 것을 치료한다. 무릇 어린아이의 몸이 차가운 질병에는 먼저 여러 번 복용케 하여 그 기운을 돕는다.

人參(뇌두를 제거하여)·茯苓(껍질을 제거하여)·白朮·陳皮(썰어서)·甘草(볶아서) 각각 같은 양

위의 약들을 곱게 가루내어 매번 2돈을, 물 한 대접에 생강 5조각, 대추 2개를 함께 달여 7푼이 되게 하여 식전에 따뜻하게 복용한다. 아이의 성장정도에 따라 용량을 조절한다.


## 藿香散

治脾胃虛有熱, 面赤嘔吐, 涎嗽及轉過度者.

麥門冬 去心焙 半夏麯 炒 石膏 甘草 炙, 各半兩 藿香葉 一兩

右爲末, 每服五分至一錢, 水一盞半, 煎七分, 食前溫服.

### 곽향산

脾胃가 허약하고 熱이 있어서 얼굴이 붉고, 구토하며, 침이 나올 정도로 기침하고 몸의 떨림이 심한 것을 치료한다.

麥門冬(심지를 제거하고 무게를 잼)·半夏麴(볶아서)·石膏·甘草(구워서) 각 반 냥, 藿香葉 1냥

위의 약들을 가루내어 매번 5푼에서 1돈을, 물 한 대접 반이 7푼이 되게 달여 식전에 따뜻하게 복용한다.


## 如聖圓

治冷熱疳瀉.

胡黃連 白蕪荑 去扇, 炒 川黃連 各二兩 史君子 一兩, 去殼秤 麝香 別研, 五分 乾蝦蟆 五枚, 剉, 酒熬膏

右爲末, 用膏圓如麻子大, 每服人參湯下, 二三歲者五七圓, 以上者十圓至十五圓, 無時.

### 여성원

冷熱로 인한 疳證 및 설사를 치료한다.

胡黃連·白蕪荑(부들을 제거하고 볶아서)·川黃連 각 2냥, 史君子(껍질을 제거하고 무게를 잼) 1냥, 麝香(별도로 갈아서) 5푼, 乾蝦蟆(썰어 술에 찐 다음 고약을 만들어) 5장

위의 약들을 가루내어 고약을 사용하여 환약을 삼씨 크기로 만들고 매번 人參湯으로 마시는데, 2~3세 아이는 5~7알을, 그 이상 된 아이는 10알에서 15알을 때에 상관없이 먹는다.


## 白附子香連圓

治腸胃氣虛, 暴傷乳哺, 冷熱相雜, 瀉痢赤白, 裏急後重, 腹痛撮撮,

晝夜頻並, 乳食減少.

黃連 木香 各一分 白附子 大, 二個

右爲末, 粟米飯圓, 綠豆大, 或黍米大, 每服十圓至二三十圓, 食前淸米飮下, 日夜各四五服.

### 백부자향련원

腸胃의 기운이 허약하고 젖을 먹다 갑자기 傷하거나, 冷熱이 서로 엉키며, 赤白色의 설사를 하고, 裏急後重하며, 배가 뒤틀리듯 아프고, 밤낮으로 자주 발생하여 젖 먹는 것이 감소하는 증상을 치료한다.

黃連·木香 각 1푼, 白附子(큰 것) 2개

위의 약들을 가루내어 좁쌀밥으로 환약을 녹두 크기 혹은 기장쌀 크기로 만드는데, 매번 10알에서 20~30알까지 식전에 맑은 미음으로 마신다. 하루에 각 4~5회 복용한다.


## 豆蔲香連圓

治泄瀉, 不拘寒熱赤白, 陰陽不調, 腹痛腸鳴切痛, 可用如聖.

黃連 炒三分 肉豆蔲 南木香 各一分

右爲細末, 粟米飯圓, 米粒大, 每服米飮湯下十圓至二三十圓, 日夜各四五服, 食前.

### 두구향련원

설사하는 경우에 있어 寒熱·赤白을 불구하고 치료하니, 陰陽이 조화롭지 못하고, 배가 아프고 꾸르륵 하는 소리가 나며 끊어질 듯이 아픈 경우를 치료한다. 이러한 경우에 如聖圓도 쓸 수 있다.

黃連(볶아서) 3푼, 肉豆蔲·南木香 각 1푼

위의 약들을 곱게 가루내어 좁쌀밥으로 환약을 쌀알 크기로 만들어 매번 미음탕으로 10알에서 20~30알을 마시는데 하루에 각 4~5회씩 식전에 복용한다.

## 小香連圓

治冷熱腹痛, 水穀利, 滑腸方.

木香 訶子肉 各一分 黃連 半兩, 炒

右爲細末, 飯和圓, 綠豆大. 米飮下十圓至三五十圓, 頻服之, 食前.

### 소향련원

冷熱腹痛 및 음식물이 그대로 나오는 설사를 치료한다. 腸을 원활하게 하는 처방이다.

木香·訶子肉 각 1푼, 黃連(볶아서) 반 냥

위의 약들을 곱게 가루내어 밥으로 환약을 녹두 크기로 만든다. 미음으로 10알에서 30~50알을 복용하는데, 식전에 자주 복용한다.


## 二聖圓

治小兒臟腑或好或瀉, 久不愈, 羸瘦成疳, 宜常服.

川黃連 去鬚 黃蘗 去麤皮. 各一兩

右爲細末, 將藥末入猪膽內, 湯煮熟, 圓如綠豆大, 每服二三十圓, 米飮下, 量兒大小加減, 頻服無時.

### 이성원

어린아이 臟腑가 어떤 때에는 좋다가 어떤 때에는 설사를 하며 오랫동안 낫지 않고, 몸이 수척해지고 疳病이 되는 것을 다스리는데, 상시 복용함이 마땅하다.

川黃連(수염을 제거하여)·黃蘗(거친 껍질을 제거하여) 각 1냥

위의 약들을 곱게 가루내어 약가루를 돼지쓸개 속에 넣고 끓는 물에 넣어 익히고, 환약을 녹두 크기로 만들어 매번 20~30알을 미음으로 복용한다. 아이의 성장정도에 따라 가감하고 때에 상관없이 자주 복용한다.

## 沒石子圓

治泄瀉白濁, 及疳痢滑腸腹痛者方.

木香 黃連 各一分 沒石子 一個 豆蔻仁 訶子肉 三個

右爲細末, 飯和圓, 麻子大. 米飮下, 量兒大小加減, 食前.

### 몰석자원

백색의 탁한 설사를 하는 것과, 疳痢證 및 장의 활동상태가 너무 과잉되어 생기는 복통을 다스리는 처방

木香·黃連 각 1푼, 沒石子 1개, 豆蔻仁·訶子肉 3개

위의 약들을 곱게 가루내어 밥으로 환약을 삼씨 크기로 만들어 미음으로 복용한다. 아이의 성장정도에 따라 가감하고 식전에 복용한다.


## 當歸散

治變蒸有寒無熱.

當歸 二錢 木香 官桂 甘草 炙 人參 各一錢

右㕮咀, 每服二錢, 水七分盞, 薑三片, 棗一枚去核, 同煎服.

### 당귀산

變蒸 중에 寒하되 熱하지는 않은 것을 치료한다.

當歸 2돈, 木香·官桂·甘草(구워서)·人參 각 1돈

위의 약들을 잘게 부수어 매번 2돈을, 물그릇 7푼에 생강 3조각과 대추 1줄기를 씨를 제거하여 함께 달여 복용한다.


## 溫白圓

治小兒脾氣虛困, 泄瀉瘦弱, 冷疳洞痢, 及因吐瀉, 或久病後成慢驚, 身冷瘈瘲.

天麻 生, 半兩 白僵蠶 炮 白附子 生 乾蝎 去毒 天南星 剉, 湯浸七次, 焙. 各一分

右同爲末, 湯浸寒食麵和圓・如綠豆大, 圓了, 仍與寒食麵內養七日, 取出.

每服五七圓至三二十圓, 空心, 煎生薑米飮, 漸加圓數, 多與服.

### 온백원

어린아이가 脾의 기운이 약해서 설사하고 수척해지며 冷疳洞痢하고 토하고 설사하거나 오랜 병 후에 慢驚證이 생겨서 몸이 차고 경련을 일으키는 것을 치료한다.

天麻(생것) 반 냥, 白僵蠶(구워서)・白附子(생것)・乾蝎(독을 제거하여)・天南星(썰어 끓는 물에 7회 담갔다가 불에 쬐어 말려서) 각 1푼

위의 약들을 함께 가루내어 끓는 물에 잠시 넣었다가 寒食麵(한식 절기에 밀가루로 만든 누룩)과 함께 환약을 녹두 크기로 만들고 이에 寒食麵 속에 7일간 두었다가 꺼낸다. 매번 5~7알에서 20~30알을 空心에 생강즙을 넣은 미음에 복용하고 점차 알의 개수를 더하여 많이 복용한다.


## 豆蔲散

治吐瀉煩渴, 腹脹小便少.

豆蔲 丁香 各半分 舶上硫黃 一分 桂府白滑石 三分

右爲細末, 每服一字至半錢, 米飮下, 無時.

### 두구산

토하고 설사하며 煩渴하면서 배가 빵빵하고 소변 양이 적은 것을 치료한다.

豆蔲・丁香 각 반 푼, 舶上硫黃 1푼, 桂府白滑石 3푼

위의 약들을 곱게 가루내어, 매번 2푼 5리에서 반 돈을 미음으로 때에 상관없이 복용한다.

## 溫中圓

治小兒胃寒瀉白, 腹痛腸鳴, 吐酸水不思食, 及霍亂吐瀉.

人參 切去頂, 焙 甘草 剉焙 白朮 各一兩爲末

右薑汁麵和圓, 綠豆大. 米飮下一二十圓, 無時.

### 온중원

어린아이의 胃寒瀉白, 腹痛腸鳴, 吐酸水不思食 및 霍亂·吐瀉를 치료한다.

人參(뇌두를 제거하고 불에 쬐어 말려서)·甘草(썰어 불에 쬐어 말려서)·白朮(가루내어) 각 1냥

위의 약들을 생강즙과 밀가루풀로 환약을 녹두 크기로 만들어 미음으로 10~20알을 때에 상관없이 복용한다.

## 胡黃連麝香圓

治疳氣·羸瘦·白蟲作方.

胡黃連 白蕪荑 去扇, 各一兩半 木香 黃連 各半兩 辰砂 另硏一分 麝香 剉, 硏一錢

右爲細末, 麵糊圓, 綠豆大. 米飮下五七圓至十圓. 三五歲以上者, 可十五圓·二十圓, 無時.

### 호황련사향원

疳氣로 인해 수척하고, 기생충이 있는 경우를 치료하기 위해 만든 처방이다.

胡黃連·白蕪荑(부들을 제거하여) 각 1냥 반, 木香·黃連 각 반 냥, 辰砂(따로 갈아서) 1푼, 麝香(썰어 갈아서) 1돈

위의 약들을 곱게 가루내어 밀가루풀로 환약을 녹두 크기로 만들어, 미음으로 5~7알에서 10알을 복용한다. 3~5세 이상 된 아이는 15알에서 20알도 가능하며 때에 상관없이 복용한다.

## 大胡黃連圓

治一切驚疳, 腹脹蟲動, 好喫泥土生米, 不思飮食, 多睡嗞㖕, 臟腑或秘或瀉, 肌膚黃瘦, 毛焦髮黃, 飮水, 五心煩熱, 能殺蟲, 消脹進飮食. 兼治瘡癬, 常服不瀉痢方.

胡黃連 黃連 苦楝子 各一兩 白蕪荑 去扇, 半兩, 秋初, 三分 蘆薈 另硏 乾蟾頭 燒存性, 另硏. 各一分 麝香 一錢, 另硏 青黛 一兩半, 另硏

右先將前四味爲細末, 猪膽汁和爲劑, 每一胡桃大, 入巴豆仁一枚, 置其中, 用油單一重裹之, 蒸熟去巴豆, 用米一升許, 蒸米熟爲度, 入後四味爲圓. 如難圓, 少入麵糊, 圓麻子大, 每服十圓·十五圓, 淸米飮下, 食後, 臨臥, 日進三二服.

### 대호황련원

일체의 驚疳 및 배가 빵빵하고 기생충이 마구 움직이며, 진흙이나 생쌀을 좋아하고 음식을 먹으려 하지 않으며 잠을 많이 자고 짐승 울음소리를 내고, 臟腑가 어떨 때에는 변비였다가 어떨 때에는 설사를 하며, 피부가 누렇게 수척해지고 모발이 윤기가 없고 누런색이며, 물을 마구 마시려 하며 五心煩熱(양손바닥·발바닥과 심장부에 煩熱이 있는 것)을 치료한다. 능히 기생충을 없애고 脹을 없애고 음식을 잘 먹게 하며 겸하여 瘡癬을 다스리니, 상시 복용하면 설사하거나 이질을 일으키지 않게 하는 처방이다.

胡黃連·黃連·苦楝子 각 1냥, 白蕪荑(부들을 제거하여) 반 냥·(초가을에 채취한 것) 3푼, 蘆薈(따로 갈아서) 乾蟾頭(약성이 남을 정도로 태운 후 따로 갈아서) 각 1푼, 麝香(따로 갈아서) 1돈, 靑黛(따로 갈아서) 1냥 반

위의 약들을 우선 앞의 네 가지 약물을 곱게 가루내어 돼지쓸개즙으로 환약을 만들어 매번 호두 하나 크기로 巴豆仁 한 개를 그 중간에 넣어, 기름종이로 거듭 싸서 蒸熟하여 巴豆를 제거하고, 쌀 1되를 사용하여 익히는데 쌀이 익는 것을 기준으로 하고, 후의 네 가지 약물을 넣어 환약을 만든다. 만약 환약을 만들기 어려우면 밀가루풀을 조금 넣고 환약을 삼씨 크기로 만들어 매번 10알~

15알을 맑은 미음으로 복용한다. 식후 잠자리에 들 때 하루에 2~3회씩 복용한다.

## 楡仁圓

治疳熱, 瘦悴有蟲, 久服充肥.

楡仁 去皮 黃連 去頭, 各一兩

右爲細末, 用猪膽七個, 破開取汁, 與二藥同和, 入碗內, 甑上蒸九日, 每日一次, 候日數足, 硏麝香五分, 湯浸一宿, 蒸餠, 同和成劑, 圓如綠豆大. 每服五七圓至一二十圓, 米飮下, 無時.

### 유인원

疳熱 및 수척해지면서 기생충이 있는 경우를 치료하며 오래 복용하면 충실하게 살이 찌게 된다.

楡仁(껍질을 제거하여)·黃連(머리를 제거하여) 각 1냥

위의 약들을 곱게 가루내어 돼지쓸개 7개를 사용하여 깨뜨려 열어서 쓸개즙을 취하고 두 약을 함께 사발 안에 넣고 시루에서 9일간 찐다. 매일 한 차례 찌고, 9일째가 되면 麝香 5푼을 갈아서 하룻밤 동안 담그고 시루에 쪄서 함께 환약을 만드는데, 녹두알 크기로 만든다. 매번 5~7알에서 10~20알을 미음으로 때에 상관없이 먹는다.

## 大蘆薈圓

治疳殺蟲, 和胃止瀉.

蘆薈 硏 木香 靑橘皮 胡黃連 黃連 白蕪荑 去扇, 秤 雷丸 鶴虱 微炒, 各半兩 麝香 二錢, 另硏

右爲細末, 粟米飯圓, 綠豆大. 米飮下二十圓, 無時.

### 대로회원

疳病을 치료하고 기생충을 없애며, 胃를 조화롭게 하여 설사를 그치게 한다.

蘆薈(갈아서)·木香·靑橘皮·胡黃連·黃連·白蕪荑(부들을 제거하고 무게를 잼)·雷丸·鶴虱(약간 볶아서) 각 반 냥, 麝香(따로 갈아서) 2돈

위의 약들을 곱게 가루내어 좁쌀밥으로 환약을 녹두 크기로 만든다. 미음으로 20알을 때에 상관없이 먹는다.


## 龍骨散

治疳·口瘡·走馬疳.

砒霜 蟾酥 各一字 粉霜 五分 龍骨 一錢 定粉 一錢五分 龍腦 半字

右先硏砒粉極細, 次入龍骨再硏, 次入定粉等, 同硏, 每用少許傅之.

### 용골산

疳·口瘡·走馬疳을 치료한다.

砒霜·蟾酥 각 2푼 5리, 粉霜 5푼, 龍骨 1돈, 定粉 1돈 5푼, 龍腦 1푼 2리 5모

위의 약들을 우선 砒粉을 아주 곱게 갈고 다음에 龍骨을 넣고 다시 갈고 다음에 定粉 등을 넣고 함께 갈아서 매번 조금씩 바른다.


## 橘連圓

治疳瘦, 久服消食和氣, 長肌肉.

陳橘皮 一兩 黃連 一兩五錢, 去鬚, 米泔浸一日

右爲細末, 硏入麝香五分, 用猪膽七個, 分藥入在膽內, 漿水煮, 候臨熟, 以針微箚破, 以熟爲度, 取出, 以粟米粥和圓綠豆大. 每服十圓至二三十圓, 米飮下, 量兒大小與之, 無時.

### 귤련원

疳病으로 수척해지는 것을 치료한다. 오래 복용하면 食積을 없애고 氣를 조

화롭게 하여 肌肉을 튼튼하게 한다.

陳橘皮 1냥, 黃連(수염을 제거하고 쌀뜨물에 하루 정도 담가놓은 것) 1냥 5돈

위의 약들을 곱게 가루내어 麝香 5푼을 넣고, 돼지쓸개 7개를 써서 약을 쓸개 안에 나누어 넣고 식촛물로 삶아서 익기를 기다려 針으로 조금씩 찔러 익은 정도를 보고 꺼내어 좁쌀밥으로 환약을 녹두 크기로 만든다. 매번 10알에서 20~30알을 미음으로 복용하며, 아이의 성장정도를 헤아려 때에 상관없이 준다.

## 龍粉圓

治疳渴.

草龍膽 定粉 微炒 烏梅肉 焙 秤 黃連 各二分

右爲細末, 煉蜜圓如麻子大. 米飮下一二十圓, 無時.

### 용분원

疳病으로 인한 갈증을 치료한다.

草龍膽·定粉(약간 볶아서)·烏梅肉(불에 쬐어 말려서 무게를 잼)·黃連 각 2푼

위의 약들을 곱게 가루내어 煉蜜로 환약을 삼씨 크기로 만들어 미음으로 10~20알을 때에 상관없이 먹는다.

## 香銀圓

治吐.

丁香 乾葛 各一兩 半夏 湯浸十次, 切焙 水銀 各半兩

右上三味同爲細末, 將水銀與藥同硏勻, 生薑汁圓, 如麻子大. 每服 一二圓至五七圓, 煎金銀湯下, 無時.

### 향은원

吐하는 것을 치료한다.

丁香·乾葛 각 1냥, 半夏(끓는 물에 10회 담갔다가 잘라 불에 쬐어 말려서)·水

銀 각 반 냥

　위의 처음 세 약물을 함께 곱게 가루내어 이후에 수은과 약을 함께 고르게 갈아서 생강즙으로 환약을 삼씨 크기로 만든다. 매번 1~2알에서 5~7알을 金銀花 달인 물로 때에 상관없이 먹는다.


## 金華散

治乾濕瘡癬.

黃丹 煅, 一兩　輕粉 一錢　黃蘗　黃連　麝香 一字

右爲末, 先洗, 次乾摻之. 如乾癬瘡, 用臘月猪脂和傅. 如無, 用麻油亦可, 加黃芩·大黃.

### 금화산

乾濕瘡癬을 치료한다.

黃丹(불에 말려서) 1냥, 輕粉 1돈, 黃蘗·黃連·麝香 2푼 5리

위의 약들을 가루내어 먼저 씻고 다음으로 말린다. 乾癬瘡에는 음력 섣달의 돼지기름을 사용하여 붙이는데, 만약 없으면 麻油를 사용하는 것도 역시 가능하고, 黃芩·大黃도 더한다.


## 安蟲圓

治上中二焦虛, 或胃寒蟲動及痛, 又名苦楝圓方.

乾漆 三分, 杵碎, 炒烟盡　雄黃　巴豆霜 一錢

右爲細末, 麪糊圓, 黍米大. 量兒大小與服. 取東行石榴根煎湯下. 痛者, 煎苦楝根湯下, 或蕪荑湯下五七圓至三二十圓, 發時服.

### 안충원

上焦와 中焦가 허한 것이나 혹은 胃가 차가워 기생충이 요동하여 아픈 것을

치료한다. 또 苦楝圓方이라 하기도 한다.

乾漆(절구에 찧어 부순 후 연기가 없어질 정도로 볶아서) 3푼, 雄黃·巴豆霜 1돈

위의 약들을 곱게 가루내어 밀가루풀로 환약을 기장쌀 크기로 만든다. 아이의 성장정도를 헤아려, 동쪽으로 향한 석류뿌리 달인 물로 먹인다. 통증이 있는 경우에는 苦楝根 달인 물이나 蕪荑湯으로 5~7알에서 20~30알을 발작할 때에 복용한다.


## 蕪荑散

治胃寒蟲痛.

白蕪荑 去扇, 秤 乾漆 炒. 各等分

右爲細末, 每服一字, 五分或一錢, 米飮調下, 發時服右方. 杜壬『養生必用方』同, 杜亦治胃寒蟲上.

### 무이산

위가 차가워서 생기는 기생충으로 인한 통증을 치료한다.

白蕪荑(부들을 제거하고 무게를 잼) 乾漆(볶아서) 각각 같은 양

위의 약들을 곱게 가루내어 매번 2푼 5리, 5푼 혹은 1돈을 미음으로 복용하며, 발작할 때에는 위의 처방을 복용한다. 杜壬의 『養生必用方』에도 같으며, 杜壬의 처방 역시 胃가 차가워서 생기는 기생충으로 인한 통증을 치료하였다.


## 膽礬圓

治疳, 消癖進食, 止瀉和胃, 遺蟲.

膽礬 眞者一錢, 爲麤末 綠礬 眞者, 二兩 大棗 十四個, 去核 好醋 一升

以上四物同煎, 熬令棗爛, 和後藥;

史君子 二兩, 去殼 枳實 去瓤, 炒, 三兩 黃連 訶黎勒 去核. 各一兩, 並爲粗末

巴豆 二七枚, 去皮, 破之

已上五物同炒令黑, 約三分乾, 入後藥;

夜明砂 一兩 蝦蟆灰 存性, 一兩 苦楝根皮 末, 半兩

已上三物, 再同炒, 候乾, 同前四物杵羅爲末, 却同前膏和入臼中, 杵千下.

如未成, 更旋入熟棗肉, 亦不可多, 恐服之難化. 太稠, 卽入溫水可圓卽圓, 如綠豆大, 每服二三十圓, 米飲溫水下, 不拘時.

### 담반원

疳을 치료하고 몸 안에 뭉친 덩어리 및 食積을 제거하고 위를 조화롭게 하여 설사를 그치게 하고 기생충을 없앤다.

膽礬(진품을 가지고 거친 분말을 만든 것) 1돈, 綠礬(진품) 2냥, 大棗(씨를 제거하여) 14개, 好醋 1되

이상의 네 가지를 함께 달이고, 대추를 삶아서 약에 함께 넣는다.

史君子(껍질을 제거하여) 2냥, 枳實(속을 제거하고 볶아서) 3냥, 黃連·訶黎勒(씨를 제거하고 거친 분말을 만든 것) 각 1냥, 巴豆(껍질을 제거한 후 깨뜨려서) 2~7줄기

이상 다섯 가지 약물을 함께 검게 되도록 볶아서 3푼이 되도록 건조시켜 약에 넣는다.

夜明砂 1냥, 蝦蟆灰(약성이 있는 것) 1냥, 苦楝根皮(가루) 반 냥

이상 세 가지를 다시 함께 볶고, 마르기를 기다려서 앞의 네 가지와 함께 절구에 찧고 체에 걸러 가루로 만들어서, 각기 앞의 고약과 함께 절구에 넣고 1,000번 정도 찧는다.

만약 완성되지 않으면 다시 익힌 대추육질을 넣는데 역시 많이 넣으면 안 되니, 공복에 소화하기 힘들기 때문이다. 너무 걸쭉하면 더운물을 넣고 환약을 만드는데, 알은 녹두 크기로 만들어 매번 20~30알을 미음이나 따뜻한 물로 때에 구애받지 말고 먹는다.

## 眞珠圓

取小兒虛中一切積聚, 驚涎, 宿食乳癖, 治大小便澁滯, 療腹脹, 行滯氣.

木香 白丁香 眞者 丁香 末, 各半錢 巴豆仁 十四個, 水浸一宿, 硏極膩 輕粉 各五分, 留少許爲衣 白滑石 二錢

右爲末, 硏勻, 濕紙裹燒, 粟米飯圓, 麻子大. 一歲一圓, 八九歲以上至十五歲服八圓, 炮皂子煎湯, 放冷下. 挾風熱難動者, 先服涼藥一服. 乳癖者, 減圓數, 隔日臨臥一服.

### 진주원

어린아이의 虛證 중에서 일체 積聚, 驚涎, 宿食, 乳癖 및 대소변이 잘 나가지 않는 것을 다스리며 배가 빵빵한 것을 치료하고 氣의 순행을 원활하게 한다.

木香·白丁香(진품)·丁香(가루) 각 반 돈, 巴豆仁(하루 동안 물에 담가놓았다가 아주 곱게 가루내어), 14개, 輕粉(조금 남겨두었다가 옷을 입혀) 각 5푼, 白滑石 2돈

위의 약들을 가루내어 고르게 갈고 젖은 종이에 싸서 태워, 좁쌀밥으로 환약을 삼씨 크기로 만든다. 1세 아이는 1알, 8~9세 이상에서 15세 아이는 8알을 炮皂子煎湯을 식혀서 먹는다. 風熱을 겸하여 움직이기 힘든 경우에는 우선 차가운 성질의 약을 한 번 복용한다. 乳癖에는 알 개수를 적게 하고 격일로 잠자리에 들 때에 복용한다.


## 消堅圓

消乳癖及下交妳. 又治痰熱膈實取積.

硇砂 末 巴豆霜 輕粉 各一錢 水銀砂子 兩皂子大 細墨 少許 黃明膠 末, 五錢

右同研勻, 入麵糊圓, 如麻子大, 倒流水下, 一歲一圓, 食後.

### 소견원

乳癖을 제거하고 交妳(영양불량성 질환의 일종)를 下한다. 또한 痰熱로 인해 흉격이 답답한 것을 치료하고 積이 된 것을 치료한다.

硇砂(가루)·巴豆霜·輕粉 각 1돈, 水銀砂子(쥐엄나무열매 2개 크기)·細墨(조금씩)·黃明膠(가루) 5돈

위의 약들을 함께 고르게 갈아 밀가루풀을 넣어 환약을 삼씨 크기로 만들고, 역류하는 물로 1세 아이는 1알씩 식후에 복용한다.


## 百部圓

治肺寒壅嗽微喘.

百部 炒 麻黃 去節, 各二分 杏仁 四十個, 去皮·尖, 微炒, 煮三五沸

右爲末, 煉蜜圓, 如芡實大. 熱水化下三二丸, 無時, 日三四服. 此本方也, 仲陽加松子仁五十粒, 糖圓之, 含化大妙.

### 백부원

肺가 寒하여 생기는 막힌 듯한 기침과 약간 천식기운이 있는 것을 치료한다.

百部(볶아서)·麻黃(마디를 제거하여) 각 2푼, 杏仁(껍질과 꼭지를 제거하고 약간 볶아 3~5회 끓여서) 40개

위의 약들을 가루내어 煉蜜로 환약을 芡實 크기로 만들고, 뜨거운 물로 2~3환을 복용하는데, 때에 상관없이 하루 3~4회 복용한다. 이것이 본방이며, 仲陽이 여기에 松子仁 50알을 더하고 설탕으로 만든 환약이 있는데 입에서 녹여 복용하며, 그 효과가 뛰어나다.


## 紫草散

發斑疹.

鉤藤鉤子 紫草茸 各等分

右爲細末, 每服一字, 或五分一錢, 溫酒調下, 無時.

### 자초산

斑疹을 발산시킨다.

鉤藤鉤子·紫草茸 각각 같은 양

위의 약들을 곱게 가루내어 매번 2푼 5리 혹은 5푼~1돈을 더운 술로 복용하는데, 때에 상관없이 한다.


## 秦艽散

治潮熱減食蒸瘦方.

秦艽 去蘆頭, 切焙 甘草 炙, 各一兩 乾薄荷 半兩, 勿焙

右爲粗末, 每服一二錢, 水一中盞, 煎至八分, 食後溫服.

### 진구산

潮熱이 나고 먹는 양이 줄어들며, 열로 인해 몸이 수척해지는 것.

秦艽(蘆頭를 제거하고 잘라 불에 쬐어 말려서)·甘草(구워서) 각 1냥, 乾薄荷(불에 쬐어 말리지 않음) 반 냥

위의 약들을 거칠게 가루내어 매번 1~2돈을 물 한 대접이 8푼이 되게 달여 식후에 따뜻하게 복용한다.


## 地骨皮散

治虛熱潮作, 亦治傷寒壯熱及餘熱方.

地骨皮 自採, 佳 知母 銀州柴胡 去蘆 甘草 炙 半夏 湯洗七次, 切焙 人參 切去頂, 焙 赤茯苓 各等分

右爲細末, 每服二錢, 薑五片, 水一盞, 煎至八分, 食後溫服, 量大

小加減.

### 지골피산

虛熱 및 潮熱을 다스리고 傷寒으로 인해 열이 심하게 나는 경우 및 열이 떨어지지 않는 경우를 다스리는 처방.

地骨皮(직접 채집한 것이 좋음)·知母·銀州柴胡(蘆頭를 제거하여)·甘草(구워서)·半夏(끓는 물에 7회 씻은 후 잘라 불에 쬐어 말려서)·人參(뇌두를 제거하고 불에 쬐어 말려서)·赤茯苓 각각 같은 양

위의 약들을 곱게 가루내어 매번 2돈과 薑 5조각을 물 한 대접이 8푼이 되도록 달여, 식후에 따뜻하게 복용한다. 大小를 헤아려 가감한다.


### 人參生犀散

解小兒時氣, 寒壅咳嗽, 痰逆喘滿, 心忪驚悸, 臟腑或秘或泄, 調胃進食. 又主一切風熱, 服尋常涼藥卽瀉而減食者.

人參 切去蘆, 三錢 前胡 去蘆, 七錢 甘草 炙黃, 二錢 桔梗 杏仁 去皮尖, 暴乾胃末, 秤, 各五錢

右將前四味爲末, 後入杏仁, 再粗羅羅過, 每服二錢, 水一盞, 煎至八分, 去滓, 溫服, 食後.

### 인삼생서산

어린아이의 계절성으로 寒邪가 옹체되어 발생하는 기침 및 가래가 위로 올라와 숨이 가빠지는 증상, 무서움을 잘 타고 가슴이 두근거리며 간혹 설사하거나 변비가 되는 것을 풀어주고, 胃를 조화롭게 하여 밥을 먹게 한다. 또한 일체의 風熱을 주관하는데, 평소에 涼藥을 잘못 복용하면 설사를 하고 먹는 양도 줄게 된다.

人參(잘라서 蘆頭를 제거하여) 3돈, 前胡(蘆頭를 제거하여) 7돈, 甘草(누렇게 구워서) 2돈, 桔梗·杏仁(껍질과 꼭지를 제거하고 햇볕에 말린 다음 분말로 만들어 무게

를 잼) 각 5돈

위의 약들을 장차 앞의 네 가지 약물을 가루로 하고 후에 杏仁을 넣어 다시 거칠게 체를 쳐서, 매번 2돈을 물 한 대접이 8푼이 되게 달여 찌꺼기를 버리고 식후에 따뜻하게 복용한다.


## 三黃圓

治諸熱.

黃芩 半兩, 去心 大黃 去皮, 濕紙裏, 煨 黃連 去鬚, 各一錢

右同爲細末, 麵糊圓, 綠豆大, 或麻子大, 每服五七圓至十五圓·二十圓, 食後, 米飮送下.

### 삼황원

모든 熱證을 치료한다.

黃芩(심지를 제거하여) 반 냥, 大黃(껍질을 제거한 후 젖은 종이로 싸서 구워서) 黃連(수염을 제거하여) 각 1돈

위의 약들을 함께 곱게 가루내어 밀가루풀로 환약을 녹두 크기 혹은 삼씨 크기로 만들어 매번 5~7알에서 15알~20알을 복용하는데, 식후에 미음으로 마신다.


## 治顖開不合, 鼻塞不通方

天南星大者, 微炮去皮, 爲細末, 淡醋調, 塗緋帛上, 貼顖上, 火炙手頻熨之.

### 대천문이 닫히지 않고 코가 막혀 통하지 않는 것을 치료하는 처방

天南星 큰 것을 약간 구워 껍질을 제거하고 곱게 가루내어 묽은 식초에 섞어 비단 위에 바르고 뺨 위에 붙인다. 손을 불에 데워 따뜻하게 하여 자주 문질러 준다.

## 黃芪散

治虛熱盜汗.

牡蠣 煅 黃耆 生地黃 各等分

右爲末, 煎服, 無時.

### 황기산

虛熱로 인한 盜汗을 치료한다.

牡蠣(불에 달구어)·黃芪·生地黃 각각 같은 양

위의 약들을 가루내어 때에 상관없이 달여서 복용한다.


## 虎杖散

治實熱盜汗.

右用虎杖剉, 水煎服, 量多少與之, 無時.

### 호장산

實熱로 인한 盜汗을 치료한다.

이는 虎杖을 갈아서 쓰는데, 물에 달여 먹이되 아이의 성장정도에 따라 용량을 조절하여 때에 상관없이 준다.


## 捻頭散

治小便不通方.

延胡索 川苦楝 各等分

右同爲細末, 每服五分或一錢, 捻頭湯調下, 量多少與之. 如無捻頭湯, 卽湯中滴油數點, 食前.

### 염두산

소변불통을 다스리는 처방

延胡索·川苦楝 각각 같은 양

위의 약들을 함께 곱게 가루내어 매번 5푼 혹은 1돈을 捻頭湯으로 복용하는데, 성장정도에 따라 용량을 조절한다. 만약 捻頭湯이 없으면 끓는 물에 기름 몇 방울을 떨어뜨려 식전에 복용한다.

## 羊肝散

治瘡疹入眼成翳.

右用蟬蛻末, 水煎, 羊子肝湯調服, 二三錢. 凡痘瘡纔欲着痂, 卽用酥或面油不住潤之, 可揭卽揭去, 若不潤, 及遲揭, 瘡硬卽隱成瘢痕.

### 양간산

瘡疹이 눈에 들어가 翳膜이 것을 치료한다.

이는 蟬蛻 가루를 물에 달이고 羊子肝湯과 함께 2~3돈 복용한다. 무릇 痘瘡이 겨우 딱지가 앉으려 할 때에는 연유나 밀기름을 이용하여 딱지가 달라붙지 않게 하고 윤기 있게 해야 하니, 들리게 하면 곧 들려 떨어진다. 만약 윤기가 없거나 들리는 것이 지연되어 瘡이 딱딱하게 되면 서서히 흉터가 생기게 된다.

## 蟬蛻散

治斑瘡入眼, 半年以內者, 一月取効.

蟬蛻 去土, 取末, 一兩 猪懸蹄甲 二兩, 罐子內, 盐泥固濟, 燒存性

右二味硏, 入羚羊角細末一分, 拌勻, 每服一字, 百日外兒, 五分. 三歲以上一二錢, 溫水或新水調下, 日三四, 夜一二, 食後服, 一年以外難治.

### 선태산

斑瘡이 눈에 들어간 것을 치료하며 반년 이내인 경우에는 1개월이면 효과를 볼 수 있다.

蟬蛻(흙을 털어내고 가루내어) 1냥, 猪懸蹄甲(항아리에 약재를 넣고 입구를 갯벌 흙으로 단단하게 막고 약성만 남을 정도로 태워서) 2냥

위의 두 가지 약물을 갈아서 羚羊角 고운 가루 1푼을 넣고 균일하게 섞어 매번 2푼 5리를 먹는데, 100일 넘은 아이는 5푼을, 3세 이상의 아이는 1~2돈을, 따뜻한 물이나 깨끗한 물에 타서 낮에 3~4회, 밤에 1~2회 식후에 먹는다. 1년이 지나면 치료하기 어렵다.

## 烏藥散

治乳母冷熱不和, 及心腹時痛, 或水瀉, 或乳不好.

天台烏藥 香附子 破, 用白者 高良薑 赤芍藥

右各等分爲末, 每服一錢, 水一盞, 同煎六分, 溫服. 如心腹疼痛, 入酒煎, 水瀉, 米飮調下, 無時.

### 오약산

유모의 冷熱이 조화롭지 못하여 心腹부위가 때때로 아프고 혹 유즙이 잘 나오지 않는 것을 치료한다.

天台烏藥・香附子(깨뜨려보아 속이 백색인 것을 쓴다)・高良薑・赤芍藥

위의 약들을 같은 양으로 나누어 가루로 하고 매번 1돈을 물 한 대접과 함께 달여 6푼을 만들어 따뜻하게 복용한다. 만약 心腹부위가 아프면 술을 넣어 달이고, 水瀉에는 미음에 타서 때에 상관없이 먹는다.

## 二氣散

治冷熱驚吐反胃, 一切吐利諸治不效者

硫黃 半兩, 硏 水銀 二錢半, 硏不見星

右每服一字至五分, 生薑水調下. 或同炒, 結砂爲圓.

### 이기산

冷熱로 인한 경기, 구토, 反胃와 일체의 구토·설사에 여러 치료가 효과가 없는 경우를 치료한다.

硫黃(갈아서) 반 냥, 水銀(반짝이는 것이 보이지 않을 정도로 갈아서) 2돈 반

위의 약들을 매번 2푼 5리에서 5푼 정도 생강물에 타서 먹는다. 혹 함께 볶아서 작은 모래알만한 환약을 만든다.

## 葶藶圓

治乳食衝肺, 咳嗽, 面赤痰喘.

㖘葶藶 膈紙炒 黑牽牛 炒 漢防己 杏仁 炒, 去皮尖, 各一錢

右爲末, 入杏仁泥, 取蒸陳棗肉, 和搗爲圓, 如麻子大, 每服五圓至七圓, 生薑湯送下

### 정력원

젖을 먹은 것이 폐로 넘어가, 기침하고 얼굴이 붉어지고 가래가 그렁그렁하고 숨이 가쁜 것을 치료한다.

㖘葶藶(종이에 싸서 볶아서)·黑牽牛(볶아서)·漢防己·杏仁(볶아서 껍질과 꼭지를 제거한 것) 각 1돈

위의 약들을 가루내어 杏仁 짓이긴 것을 넣고, 대추 살을 찐 것을 취해 함께 찧어서 환약을 삼씨 크기로 만든다. 매번 5알에서 7알을 生薑湯으로 마신다.

## 麻黃湯

治傷風發熱無汗, 咳嗽喘急

麻黃 去節, 三錢, 水煮, 去沫, 漉出, 晒乾 肉桂 二錢 甘草 炙, 一錢 杏仁 七個, 去皮尖, 麩炒黃, 硏膏

每服一錢, 水煎服, 以汗出爲度 自汗者, 不宜服

### 마황탕

傷風으로 인해 열이 나지만 땀을 흘리지 않고, 기침을 하면서 喘急하는 것.

麻黃(마디를 제거하고 물에 끓여서 거품을 제거하고 걸러내어 말린 것) 3돈, 肉桂 2돈, 甘草(구워서) 1돈, 杏仁(껍질과 꼭지를 제거하고 밀기울로 누렇게 볶아 갈아서 고약을 만든 것) 7개

매번 1돈을 물에 달여 복용한다. 汗出을 기준으로 삼으며, 自汗에는 먹지 못한다.

## 生犀磨汁

治瘡疹不快, 吐血衄血.

生犀磨汁

右一物不拘多少, 於澁器物中, 用新水磨濃汁, 微溫, 飮一茶脚許, 乳食後, 更量大小加減之.

### 생서마즙

瘡疹이 시원하게 낫지 않고, 피를 토하거나 코피가 나는 경우를 치료한다.

生犀磨汁

위의 한 가지 약물을 많고 적음에 구애받지 말고, 맷돌을 사용하여 깨끗한 물을 사용하여 갈아 농축한 즙을 만들어 미지근하게 하여 차 한 잔으로 마셔도 좋다. 젖을 먹은 후에 다시 아이의 성장정도를 헤아려 가감한다.

## 大黃圓

治諸熱.

大黃 黃芩 各一兩

右爲末, 煉蜜圓, 如綠豆大, 每服五圓至十圓, 溫蜜水下, 量兒加減.

### 대황원

모든 熱證을 치료한다.

大黃·黃芩 각 1냥

위의 약들을 가루내어 煉蜜로 환약을 녹두 크기로 만들어 매번 5알에서 10알을 먹는데, 따뜻한 꿀물로 마신다. 아이를 헤아려 가감한다.

## 史君子圓

治臟腑虛滑, 及疳瘦下利, 腹脇脹滿, 不思乳食, 常服安蟲補胃, 消疳肥肌.

厚朴 去粗皮, 薑汁塗 甘草 炙 訶子肉 半生半煨 靑黛 各半兩. 如是兼驚及帶熱瀉, 入此味, 如只變疳不調, 不用此味 陳皮 去白一分 史君子 去殼一兩, 麵裏煨熱, 去麵不用

右爲末, 煉蜜圓, 如小雞頭大, 每服一圓, 米飮化下, 百日以上一歲以下服半圓, 乳汁化下.

### 사군자원

臟腑가 허약하여 疳病으로 수척하고, 설사를 하며, 복부와 옆구리가 빵빵하고, 젖을 먹으려 하지 않는 것을 치료한다. 상시 복용하면 기생충을 억제하고, 胃를 補하고, 疳病을 치료하여 살이 찌게 한다.

厚朴(거친 껍질을 제거하고 생강즙을 바른 것)·甘草(구워서)·訶子肉(반은 생것으로, 반은 구워서)·靑黛(만약 驚風과 열설사가 겸한 경우이면 이 약을 가미하고 疳病이 되어 몸이 조화롭지 못한 경우에는 쓰지 않음) 각 반 냥, 陳皮(속의 흰 껍질을 제거하여) 1푼, 史君子(去殼, 麵裏煨熱, 去麵不用) 1냥

위의 약들을 가루내어 煉蜜로 환약을 작은 雞頭(芡仁) 크기로 만들어 매번 1알을 미음으로 먹는데, 100일 이상 1세 이하의 아이는 반 알을 유즙과 함께 먹는다.

## 靑金丹

疏風利痰.

蘆薈 牙硝 靑黛 各一錢 史君子 三枚 硼砂 輕粉 各五分 蝎梢 十四個
右末, 磨香墨拌圓, 麻子大, 每三圓, 薄荷湯下.

### 청금단

風을 제거하고 가래를 삭힌다.

蘆薈·牙硝·靑黛 각 1돈, 史君子 3줄기, 硼砂·輕粉 각 5푼, 蝎梢 14개

위의 약들을 가루내어 香墨과 함께 갈아 환약을 삼씨 크기로 만들고 매번 3알씩 박하 달인 물로 마신다.


## 燒靑圓

治乳癖.

輕粉 粉霜 磠砂 各一錢 白麪 二錢 玄精石 一分 白丁香 一字 定粉 一錢
龍腦 半字

右同一處研, 令極細, 滴水和爲一餠, 以文武火燒熟勿焦, 再爲末, 研如粉麪, 滴水和圓, 如黃米大, 每服七圓, 漿水化下, 三歲以下服五圓, 量兒大小加減服之, 此古方也.

### 소청원

乳癖을 치료한다.

輕粉·粉霜·磠砂 각 1돈, 白麪 2돈, 玄精石 1푼, 白丁香 2푼 5리, 定粉 1돈, 龍腦 1푼 2리 5모

위의 약들을 함께 한 곳에서 매우 곱게 갈아서, 물을 떨어뜨려 함께 떡을 만들되 중간불로 익히는데, 태우지는 말고 다시 밀가루처럼 갈아서 물을 떨어뜨려 환약을 쌀알 크기로 만든다. 매번 7알을 식촛물로 마시는데, 3세 이하 아이는 5알을 복용하고, 아이의 성장정도를 헤아려 가감하여 먹인다. 이는 古方이다.

## 敗毒散

治傷風瘟疫風濕, 頭目昏暗, 四肢作痛, 憎寒壯熱, 項强睛疼, 或惡寒咳嗽, 鼻塞聲重.

柴胡 洗, 去蘆 前胡 川芎 枳殼 羌活 獨活 茯苓 桔梗 炒 人參 各一兩 甘草 半兩

右爲末, 每服二錢. 生薑薄荷煎, 加地骨皮·天麻. 或哎咀, 加蟬蛻·防風.

治驚熱, 可加芍藥·乾葛·黃芩. 無汗加麻黃.

### 패독산

傷風, 瘟疫, 風濕으로 인해 머리가 어지럽고 눈이 캄캄하며 팔다리가 아프고 오한이 심하면서 고열이 나고, 뒷목이 뻣뻣하고 눈이 아프며 혹 오한이 있으면서 기침하고 코가 막히며 목소리가 쉰 것을 치료한다.

柴胡(씻은 후 蘆頭를 제거하여)·前胡·川芎·枳殼·羌活·獨活·茯苓·桔梗(볶아서)·人參 각 1냥, 甘草 반 냥

위의 약들을 가루내어 매번 2돈을 복용하는데, 생강·박하를 달인 물에 地骨皮·天麻를 더한다. 혹은 씹어먹기도 하는데, 蟬蛻·防風을 더한다.

驚熱을 치료할 때에는 芍藥·乾葛·黃芩을 더하는 것도 좋다. 땀이 나지 않는 경우에는 麻黃을 더한다.


## 木瓜圓

治生下吐

木瓜 末 麝香 膩粉 木香 末 檳榔 末, 各一字

右同研末, 麵糊圓如小黃米大, 每服一二丸, 甘草水下, 無時.

### 목과원

소화되지 않은 생것을 토하는 것을 치료한다.

木瓜(가루)·麝香·膩粉·木香(가루)·檳榔(가루) 각 2푼 5리

위의 약들을 함께 갈아 가루내어 밀가루풀로 환약을 작은 쌀알 크기로 만들어 매번 1~2환을 감춧물로 복용하며, 때에 상관없이 한다.


## 大黃圓

治風熱裏實, 口中氣熱, 大小便秘赤, 飮水不止, 有下證者, 宜服之.

川芎 半兩, 銼, 黑牽牛 半兩, 半生熟炒 大黃 一兩, 酒洗過, 米下蒸熟, 切片, 曝乾 甘草 一分, 銼, 炙

右爲細末, 稀糊和丸如麻子大, 二歲每服十丸, 溫蜜水下, 乳食服, 以溏利爲度. 未利, 加丸數再服, 量大小虛實用之.

### 대황원

風熱로 인해 몸 안의 邪氣가 왕성하게 되어 입김이 뜨겁고 소변이 붉고 변비가 있으며 계속 물을 마시는 증세를 다스리는데, 瀉下시켜야 할 증상이 있으면 마땅히 복용해야 한다.

川芎(꺾어서) 반 냥, 黑牽牛(반은 생것, 반은 볶아 익혀서) 반 냥, 大黃(술로 씻은 후 쌀을 넣고 쪄서 익힌 다음 잘라서 햇볕에 말린 것) 1냥, 甘草(썰어 구워서) 1냥

위의 약들을 곱게 가루내어 묽은 풀로 환을 삼씨 크기로 만들어, 2세 된 아이는 매번 10환을 따뜻한 꿀물로 먹는데, 젖을 먹은 후에 먹으며 묽은 변을 보는 것을 기준으로 삼는다. 설사를 거의 하지 않으면 알 개수를 더해 복용한다. 아이의 성장정도와 虛實을 헤아려 이용한다.

# 후서(後序)

余平生刻意方藥, 察脈按證, 雖有定法, 而探源應變, 自謂妙出意表. 蓋脈難以消息, 求證不可言語取者, 襁褓之嬰, 孩提之童, 尤甚焉. 故專一爲業垂四十年. 因緣遭遇, 供奉禁掖, 累有薄效, 誤被恩寵. 然小兒之疾, 陰陽癎爲最大, 而醫所覃思, 經有備論. 至於斑疹之候, 蔑然危惡, 與驚搐傷寒二癎大同, 而用藥甚異, 投劑小差, 悖謬難整, 而醫者恬不爲慮, 比得告歸里中, 廣川及之, 出方一秩示予. 予開卷而驚歎曰; 是予平昔之所究心者, 而子乃不言傳而得之. 予深嘉及之少年藝術之精, 而又愜素所願, 以授人者, 於是輒書卷尾焉.

時元祐癸酉十月丙申日 翰林醫官太醫丞賜紫金魚袋 錢乙題

내가 평생 열심히 방약을 공부하고 진찰함에 있어, 비록 定法이 있으나 근원을 탐구하고 변화에 따를 수 있게 되었으며, 오묘함이 있으며 뜻이 드러난다고 스스로 말할 수 있는 경지가 되었다. 무릇 맥이 강하고 약함을 알기 어렵고, 證을 알아냄에도 말을 들어 알기 어려우니, 업어 키우는 어린아이나 손잡고 데리고 다니는 어린아이에서는 더욱 심하다. 그러므로 오로지 하나에 전념하기를 40년이었다. 인연이 되어 황제를 모시게 되었으며 누차 효과가 미미했지만 과분하게 은공을 입었다. 하지만 어린아이의 질병은 陰陽癎이 최대이나 의사가 충분히 생각하여 치료할 수 있으며, 經에 이미 治療論이 갖추어져 있었다. 斑疹의 증후에 이르러서는 일반의사들이 등한시하여 위험하게 되니, 驚搐·傷寒 및 陰陽癎이 거의 같지만 약을 씀은 매우 달라서 투여함에 조금만 어긋나도 어그러져 정리하기 매우 어렵게 되나, 다른 의사들은 편하게 여겨 그에 대해 생각하지 않았다.

마을에 돌아간다고 말하면서, 廣川及之가 한 권의 책을 나에게 보여 주었다. 내가 책을 펼치고는 감탄하여 말하기를 "이것이 바로 내가 평소에 추구하던 바이니, 당신이 말하지 않더라도 그 뜻을 얻을 수 있다"고 하였다. 내가 매우 及之의 어린아이의 의술에 정통한 것을 아름답게 여기고 또한 흡족하여 원하게 된 바이니, 받은 자의 입장으로 이때에 문득 책 말미에 글을 쓴다.

時元祐 癸酉[2] 十月 丙申日

翰林醫官으로 紫金魚袋를 하사받은 錢乙이 앞글을 씀.

---

2) A. D. 1093년 10월.

# 부방(附方)

# 염씨소아방론
# 閻氏小兒方論

余家幼稚多疾, 率用『錢氏方訣』, 取效如神, 因復硏究諸法, 有得於心. 如驚·疳等, 錢仲陽之未悉者, 今見於下, 並以仲陽傳附卷末.

우리 집안에 어릴 때 질병이 많았는데,『錢氏方訣』을 좇아 사용하여 신묘하게도 효과를 보았고, 이로 인해 모든 치료법을 연구하게 되어 마음에 얻는 바가 있었다. 驚·疳 등에 대해서는 錢仲陽이 갖추지 않은 것을 지금 아래에 보게 하고, 아울러 仲陽傳의 卷末에 덧붙였다.

## 치법(治法)

**治小兒急慢驚**

　小兒急慢驚, 古書無之, 惟曰陰陽癇. 所謂急慢驚者, 後世名之耳, 正如赤白痢之類是也. 陽動而速, 故陽病曰急驚. 陰靜而緩, 故陰病曰慢驚. 此陰陽虛實寒熱之別, 治之不可悞也. 急驚由有熱, 熱卽生風, 又或因驚而發, 則目上目劄, 涎潮搐搦, 身體與口中氣皆熱, 及其發定, 或睡起卽了了如故, 此急驚證也. 當其搐勢漸減時, 與鎭心治熱藥一二服. 候驚勢已定, 須臾以藥下其痰熱. 利下痰熱, 心神安寧卽愈. 慢驚得於大病之餘, 吐瀉之後, 或誤取轉, 致脾胃虛損, 風邪乘之. 似搐而不甚搐, 似睡而精神慢, 四肢與口中氣皆冷, 睡露睛, 或胃痛而啼哭如鴉聲. 此證已危, 蓋脾胃虛損故也.

### 어린아이의 급·만경을 치료한다

　어린아이의 急慢驚은 古書에는 없었고 오직 陰陽癇으로 언급하였다. 소위 急慢驚이란 것은 후세에 이름 붙인 것일 따름이니, 바로 赤白痢와 같은 類가 그것이다. 陽은 움직이며 빠르므로 陽病을 急驚이라 말하고, 陰은 조용하고 완만하므로 陰病을 慢驚이라 말한다. 이는 陰陽과 虛實과 寒熱이 다른 것이니, 치료할 때에 그릇되게 해서는 안 된다. 急驚은 熱로 인해 발생되는 것으로 熱하면 風이 발생된다. 혹 놀라서 발생되는 경우에는 눈을 위로 치켜 뜨고 시선이 고정되어 있으며 침을 흘리고 경련을 일으키며 신체와 입 속의 氣가 모두 뜨거우며, 그 발작이 가라앉거나 혹은 잠에서 깨어나면 정신이 명료하여 그 전과 같으니, 이것이 急驚證이다. 마땅히 그 경련하는 증세가 점차 감소할 때에는 鎭心治熱藥을 주어 1~2회 복용하게 한다. 경련 증세가 이미 안정되기를 기다려 모름지기 약으로 그 痰熱을 없앤다. 痰熱을 진정시키고 심신이 안정되면 곧 낫는다. 慢驚은 큰 병을 앓은 후 토하고 설사한 후에, 혹은 잘못 치료하여 脾胃가 허약하게 된 틈을 타서 風邪가 침범하여 얻게 된다. 경련과 유사하나 경련이 심하지 않고, 잠을 덜 깬 듯하나 정신이 멍하고 사지와 입 속의 氣가 모두 차가우며, 잠잘 때 눈동자가 드러나고 혹 胃痛하며 까마귀 같은 소리를 내며 운다. 이러한 증세이면 이미 위험하니, 무릇 脾胃가 허약하기 때문이다.

## 治小兒吐瀉

凡小兒吐瀉, 當溫補之. 余每用理中圓以溫其中, 以五苓散導其逆, 連與數服, 兼用異功散等, 溫藥調理之, 往往便愈. 若已虛損, 當速生其胃氣, 宜與附子理中圓研金液丹末, 煎生薑米飮調灌之, 惟多服乃效. 候胃氣已生, 手足漸暖, 陰退陽回, 然猶瘈瘲, 卽減金液丹一二分, 增青州白圓子一二分, 同研如上服, 以意詳之. 漸減金液丹, 加白圓子, 兼用異功散・羌活膏・溫白圓・鉤藤飮子之類, 調理至安. 依此治之, 仍頻與粥, 雖至危者, 往往死中得生, 十救八九.

### 어린아이의 구토・설사를 치료한다

무릇 어린아이의 구토와 설사에는 마땅히 溫補해야 한다. 내가 매번 理中圓

을 이용하여 속을 따뜻하게 하고, 五苓散으로 구토하는 것을 진정시키기를 연달아 수 차례 했으며, 겸하여 異功散 등의 溫藥을 이용하여 調理하니 왕왕 곧 나았다. 만약 이미 虛損되면 마땅히 속히 그 胃氣를 발생하게 해야 한다. 마땅히 附子理中圓, 硏金液丹末을 생강을 넣은 미음으로 흘려 넣어주어야 하는데, 많이 복용해야 이에 효과가 있었다. 胃氣가 발생하기를 기다리면 손발이 점차 따뜻해지며 陰이 물러가고 陽이 돌아오게 된다. 그런데 오히려 瘈瘲하면 金液丹을 1~2푼 줄이고 靑州白圓子를 1~2푼 늘려 함께 갈아서 위와 같이 복용하고, 마음을 다해 살펴야 한다. 金液丹을 점차 줄이고 白圓子를 더하며 異功散・羌活膏・溫白圓・鉤藤飮子 등의 종류를 같이 써서 調理하고 안정시킨다. 이에 의거하여 치료하고 이에 자주 죽을 주면, 비록 위험에 이르렀더라도 왕왕 죽다 살아나는 경우가 십중팔구이다.

## 金液丹治小兒吐瀉虛極

金液丹治小兒吐瀉虛極最妙. 沈存中 『良方』 論金液丹云; 親見小兒吐利劇, 氣已絶, 服之復活者數人, 眞不妄也, 須多服方驗.

### 금액단은 어린아이가 토하고 설사하며 심하게 虛한 것을 치료한다

金液丹은 어린아이가 구토와 설사로 몸이 허한 상태가 심해진 것을 다스리는 데에 가장 뛰어나다. 沈存中이 『良方』에 金液丹을 論하기를, '어린아이의 구토와 설사가 심하여 氣가 이미 끊어졌는데 복용시켜 다시 살아나는 경우가 여러 사람인 것을 직접 보았으니, 진실로 잊지 말아야 할 것이며 많이 복용하면 바야흐로 효과가 있을 것이다' 하였다.

## 驚風或泄瀉 等

驚風或泄瀉等諸病, 煩渴者, 皆津液內耗也. 不問陰陽, 宜煎錢氏白朮散, 使滿意, 取足飮之, 彌多彌好.

### 경풍 혹은 설사 등

驚風 혹은 泄瀉 등 여러 가지 병에 煩渴하는 것은 모두 진액이 소모된 것이다. 陰陽을 불문하고 마땅히 錢氏白朮散을 달여 충분히 많이 마시게 해야 하니 많으면 많을수록 좋다.


## 治小兒急驚方搐

凡小兒急驚方搐, 不用驚擾, 此不足畏. 慢驚雖靜, 乃危病也. 急驚方搐, 但扶持不可擒捉, 蓋風氣方盛, 恐流入筋脈, 或致手足拘攣.

### 어린아이가 急驚하여 막 경련하는 것을 치료한다

무릇 어린아이가 急驚하여 막 경련하는 것은 놀라거나 두려워할 필요가 없으니, 이는 두려워할 만한 것이 못된다. 慢驚은 비록 조용하나 위급한 병이다. 急驚하여 막 경련하는 것은 다만 오래 지니고 있어서는 안 되니, 대개 風氣가 方盛하여 筋脈에 유입되어 손발이 떨리는 것에 이를까 하여 두려운 것이다.


## 治急慢驚

治急慢驚, 世人多用一藥. 有性溫性凉, 不可泛用, 宜審別之. 又治慢驚, 藥宜去龍腦, 縱須合用, 必以溫藥爲佐, 或少用之.

### 급·만경을 치료한다

急慢驚을 다스리는 데에 세상사람들은 한 가지 종류의 약을 많이 쓴다. (약에는) 따뜻한 성질과 차가운 성질이 있어 함부로 써서는 안 되니 마땅히 살펴 구별해야 한다. 또한 慢驚을 다스릴 때 약은 마땅히 龍腦를 제거하여 같이 써야 하고 반드시 溫藥을 佐로 하거나 혹 조금 사용해야 한다.

## 治小兒實熱疏轉

凡小兒實熱疏轉後, 如無虛證, 不可妄溫補, 熱必隨生.

### 어린아이의 實熱이 사라진 후의 치료

무릇 어린아이의 實熱이 사라진 후에는, 만약 虛證이 없더라도 함부로 溫補 해서는 안 된다. (그렇지 않으면) 熱이 반드시 좇아서 발생하게 된다.


## 治小兒驚風痰熱

治小兒驚風·痰熱·堅癖, 能不用水銀·輕粉甚便, 如不得已用之, 僅去 疾卽止, 蓋腸胃易傷, 亦損口齒.

### 어린아이의 驚風·痰熱을 치료한다

어린아이의 驚風·痰熱·堅癖을 치료할 때에는 水銀·輕粉을 쓰지 않는 것 이 매우 안전하다. 만약 부득이하게 쓸 때에는 거의 병이 물러나면 곧 그쳐야 하니, 무릇 腸胃가 쉽게 상하고 口齒에도 역시 손상이 있기 때문이다.


## 治小兒瘡疹傷食相似

治小兒壯熱昏睡, 傷風風熱, 瘡疹傷食, 皆相似, 未能辨認間, 服升 麻葛根湯·惺惺散·小柴胡湯甚驗. 蓋此數藥通治之, 不致悞也. 惟 傷食, 則大便酸臭不消化, 畏食或吐食, 宜以藥下之.

### 어린아이의 瘡疹·傷食을 치료하는 것은 서로 유사하다

어린아이의 고열로 인한 혼수, 傷風風熱, 瘡疹 및 음식에 상한 경우를 다스리 는 것은 모두 서로 유사하여, 능히 그 사이를 변별하여 인식하지 않아도 升麻葛 根湯·惺惺散·小柴胡湯을 복용시키면 매우 효과가 있다. 무릇 이 약들은 두루 다스리니 그릇되게 이르지는 않는다. 오직 음식에 상한 것은 대변에서 시큼한 냄새가 나고 소화가 되지 않고, 음식을 두려워하거나 혹은 토하니 마땅히 약으로 瀉下해야 한다.

## 治小兒瘡疹

小兒耳冷䯚冷, 手足乍冷乍熱, 面赤, 時嚏噴, 驚悸, 此瘡疹欲發也. 未能辨認間, 服升麻葛根湯·消毒散. 已發未發, 皆宜服, 仍用胡荽酒·黃蘗膏. 暑月煩躁, 食後與白虎湯·玉露散. 熱盛與紫雪, 咽痛或生瘡, 與甘桔湯·甘露飮子. 餘依錢氏說, 大人同.

### 어린아이의 瘡疹을 치료한다

어린아이의 귀 및 꼬리뼈부위가 차갑고 손발이 차가웠다 뜨거웠다 하며 얼굴이 붉고 때때로 재채기를 하며 驚悸가 있는 것은 모두 瘡疹이 생기려 하는 것이다. 아직 식별하기 어려운 경우에는 升麻葛根湯·消毒散을 복용시킨다. 이미 발생했거나 아직 발생치 않았거나 간에 모두 복용해야 하고 이에 胡荽酒·黃蘗膏를 사용한다. 여름철에 煩躁한 경우에는 식후에 白虎湯·玉露散을 준다. 이 왕성한 경우에는 紫雪을 주고, 인후에 통증 혹은 瘡이 생긴 경우에는 甘桔湯·甘露飮子를 준다. 錢氏의 말에 의하면 어른에게도 마찬가지이다.

## 治小兒脾胃虛弱

小兒多因愛惜過當, 往往三二歲未與飮食, 致脾胃虛弱, 平生多病. 自半年以後, 宜煎陳米稀粥, 取粥面時時與之. 十月以後, 漸與稠粥爛飯, 以助中氣, 自然易養少病, 惟忌生冷·油膩·䶃物等.

### 어린아이의 脾胃가 허약한 것을 치료한다

어린아이를 너무 애지중지하여 종종 2~3세에도 음식을 주지 않아 脾胃가 허약해지게 되고 평생 병에 많이 걸리는 경우가 있다. 반년 이후가 되면 마땅히 묵은 쌀을 달여 묽은 죽을 만들어 때때로 주고, 10개월 이후에는 점차 걸쭉한 미음이나 무른 밥을 주어 中氣를 도와주게 해야 자연히 잘 크고 병이 적게 된다. 다만 차가운 음식, 기름진 음식, 단 음식을 피하게 해야 한다.

## 小兒治法

小兒治法大槪與大人同, 惟劑料小耳. 如升麻葛根湯·惺惺散等, 雖人皆知之, 倉卒亦難檢, 今並載於下. 錢氏已有方者, 今不復錄.

### 어린아이의 치료법

어린아이의 치료법은 대개 어른과 같다. 오직 분량이 적을 뿐이다. 升麻葛根湯·惺惺散 등은 비록 사람들이 모두 알고는 있더라도 갑작스럽게 닥치면 역시 잘 쓰지 않게 되니, 여기 아울러 아래에 실어둔다. 錢氏의 책에 이미 있는 처방은 지금 다시 싣지 않는다.

# 약방(藥方)

### 升麻葛根湯

治傷寒溫疫, 風熱壯熱, 頭痛肢體痛, 瘡疹已發未發, 並宜服之.

乾葛 細剉 升麻 芍藥 甘草 剉, 炙. 各等分

右同爲麤末, 每服四錢, 水一盞半, 煎至一盞, 量大小與之, 溫服無時.

### 승마갈근탕

傷寒 및 溫疫, 風熱로 인한 고열 및 두통, 팔다리 및 몸이 아픈 것을 치료한다. 瘡疹이 이미 나타났건 아니건 간에 아울러 복용해야 한다.

乾葛(잘게 썰어서)·升麻·芍藥·甘草(썰어 구워서) 각각 같은 양

위의 약들을 함께 거칠게 가루내어 매번 4돈을 물 한 대접 반이 한 대접이 되게끔 달여 복용한다. 아이의 성장정도를 헤아려서 때에 상관없이 따뜻하게 복용한다.

**惺惺散**

治傷寒時氣, 風熱痰壅咳嗽, 及氣不和.

桔梗 細辛 去葉 人參 切去頂, 焙 甘草 剉, 炒 白朮 白茯苓 去皮 瓜蔞根 各一兩

右同爲細末, 每服二錢, 水一盞, 入薄荷五葉, 煎至七分, 溫服不拘時. 如要和氣, 入生薑五片同煎. 一法用防風一分, 用川芎一分.

### 성성산

傷寒 및 계절성 질환, 風熱로 인해 가래가 가득하고 기침을 하는 경우 및 氣가 조화롭지 못한 것을 치료한다.

桔梗·細辛(잎을 제거하여)·人參(뇌두를 제거하고 불에 쬐어 말려서)·甘草(썰어 볶아서)·白朮·白茯苓(껍질을 제거하여)·瓜蔞根 각 1냥

위의 약들을 함께 곱게 가루내어 매번 2돈을 물 한 대접에 薄荷葉 5장을 넣고 7푼이 되게 달여 따뜻하게 복용하는데 시간에 구애받지 않는다. 만약 氣를 조화롭게 할 필요가 있으면 생강 5조각을 함께 달인다. 어떤 방법으로는 防風 1푼, 川芎 1푼을 사용한다.


**消毒散**

治瘡疹未出, 或已出未能勻遍. 又治一切瘡, 凉膈去痰, 治咽痛.

牛蒡子 二兩, 炒 甘草 半兩, 剉, 炒 荊芥穗 一分

右同爲麤末, 每服三錢, 水一盞半, 煎至一盞, 溫服不拘時.

### 소독산

瘡疹이 아직 나타나지 않았거나 혹 나타났지만 많이 퍼지지 못한 것을 치료한다. 또한 일체의 瘡을 다스리고, 凉膈去痰하며 인후 부위의 통증을 치료한다.

牛蒡子(볶아서) 2냥, 甘草(썰어 볶아서) 반 냥, 荊芥穗 1푼

위의 약들을 함께 거칠게 가루내어 매번 3돈을 복용하는데, 물 한 대접 반이

한 대접이 되도록 달여 시간에 구애받지 않고 따뜻하게 복용한다.

## 黃蘗膏

治瘡疹已出, 用此塗面, 次用胡荽酒.

黃蘗 去粗皮, 一兩 甘草 四兩 新綠豆 一兩半

右同爲細末, 生油調, 從耳前至眼輪, 並厚塗之, 日三二次. 如早用, 瘡不上面, 縱有亦少.

### 황벽고

瘡疹이 이미 나타난 것을 다스리는데, 이를 써서 얼굴에 바르고 다음으로 胡荽酒를 쓴다.

黃蘗(거친 껍질부분을 제거하여) 1냥, 甘草 4냥, 新綠豆 1냥 반

위의 약들을 함께 곱게 가루내어 生油에 섞어 귀 앞에서 눈 주위에 이르기까지 두텁게 펴 바른다. 하루에 2~3회 하는데, 만약 일찍 쓰면 瘡이 얼굴에 생기지 않고 생긴다 하더라도 역시 적다.

## 胡荽酒

胡荽 細切四兩, 以好酒二盞, 煎一兩, 沸, 入胡荽再煎少許, 用物合定, 放冷

右每吸一二口, 微噴, 從頂至足勻遍, 勿噴頭面. 病人左右常令有胡荽, 卽能辟去汗氣, 瘡疹出快.

瘡疹忌外人, 及穢觸之物, 雖不可受風冷, 然亦不可擁遏, 常令衣服得中, 並虛凉處坐臥.

### 호유주

胡荽(4냥을 가늘게 잘라 좋은 술 2대접으로 1냥이 되도록 끓이고 胡荽를 넣어 잠

시 끓인 후 뚜껑을 덮어 서늘한 곳에 둔 것)

　　위의 약을 매번 한두 입 머금고 약간 뿜어내는데, 정수리에서 발에 이르기까지 두루 하며 머리와 얼굴에는 뿜지 말아야 한다. 병자 좌우에 항상 胡荽를 두게 하여 능히 汗氣를 물리치고 瘡疹이 빨리 나오도록 한다.

　　瘡疹에는 외부인 및 지저분한 것을 꺼리니 비록 風冷에 손상되는 것은 안 되지만 역시 꼭꼭 막아놓는 것도 불가하니, 항상 의복을 적당히 입도록 하고 아울러 약간 서늘한 곳에 눕거나 앉게 한다.

## 治瘡疹出不快及倒黶四聖散

紫草茸　木通 剉　甘草 剉, 炒　枳殼 麩炒, 去瓢秤　黃耆 切焙. 各等分

右同爲麤末, 每服一錢, 水一中盞, 煎八分, 溫服無時.

### 瘡疹出不快 및 손으로 퍼져나가는 것을 다스리는 四聖散

紫草茸・木通剉・甘草(불에 쬐어 말려서 무게를 잼)・枳殼(밀기울과 같이 볶아서 속을 제거하고 무게를 잼)・黃耆(자르고 불에 쬐어 말려서) 각각 같은 양

　　위의 약들을 함께 거칠게 가루내어 매번 1돈을 복용하는데, 중간크기의 대접으로 하나만큼 물을 달여 8푼이 되게 하여 때에 상관없이 따뜻하게 복용한다.

## 又方 藍根散

板藍根 一兩　甘草 三分, 剉炒

右同爲細末, 每服半錢或一錢, 取雄雞冠血三二點, 同溫酒少許, 食後, 同調下. 二方無證勿服.

### 다른 처방(남근산)

板藍根 1냥, 甘草(썰어 볶아서) 3푼

　　위의 약들을 함께 곱게 가루내어 반 돈 혹 1돈을 늘 복용하는데, 수탉 벼슬의

피 2~3방울을 취하여 함께 더운 술을 조금 넣어 식후에 함께 마신다. 위의 두 처방은 證이 없으면 복용하지 말라.

## 治瘡疹倒靨黑陷

人牙 燒存性, 硏入麝香少許

右每服三錢, 溫酒少許調下, 無時.

### 瘡疹이 도리어 꺼멓게 함몰되는 것을 다스린다

人牙(약성이 남을 정도로만 태우며, 사향을 약간 갈아서 넣어도 좋음)

위의 약들을 매번 3돈 복용하는데, 더운 술을 조금 넣어 때에 상관없이 먹는다.

## 又方

小猪兒尾尖 取血三五點, 硏入生龍腦少許

右新水調下, 食後.

### 다른 처방

小猪兒尾尖(피 3~5방울을 취하며, 龍腦를 약간 갈아서 넣어도 좋음)

위의 약들을 깨끗한 물로 식후에 마신다.

治伏熱在心, 昏瞀不省, 或誤服熱藥, 搐熱冒昧不知人, 及瘡疹倒靨黑陷.

生梅花腦子 硏, 半字或一字

右取新殺猪心一個, 取心中血同硏, 作大圓, 用新汲水少許化下. 未省, 再服.

如瘡疹陷伏者, 溫酒化下.

熱이 心에 잠복하여 인사불성이거나 혹 熱藥을 잘못 복용하여 경련하고 열이 나며 정신이 어지러워 사람을 알아보지 못하는 것 및 瘡疹이 꺼멓게 함몰되어 속으로 퍼지는 것을 치료한다.

生梅花腦子(갈아서) 1푼 2리 5모 혹은 2푼 5리

위의 약을 새로 잡은 돼지의 심장 하나를 취하여 심장 속의 피와 함께 갈아서 환약을 크게 만든다. 새로 길은 물을 조금 이용하여 마시게 한다. 회복되지 않으면 다시 복용한다.

만약 瘡疹이 깊게 들어간 경우에는 더운 술로 마신다.


## 甘露飲子

治心胃熱, 咽痛, 口舌生瘡, 並瘡疹已發未發, 並可服. 又治熱氣上攻, 牙齦腫, 牙齒動搖.

生乾地黃 焙, 秤 熟乾地黃 焙, 秤 天門冬 麥門冬 各去心, 焙·秤 枇杷葉 去毛 黃芩 去心 石斛 去苗 枳殼 麩炒, 去瓤 甘草 剉, 炒 山茵陳葉

右各等分, 爲麤末, 每服二錢, 水一盞, 煎八分, 食後溫服. 牙齒動搖, 牙齦腫熱, 含漱渫, 並服

### 감로음자

心胃熱로 인후부가 아프고 입과 혀에 瘡이 생긴 것을 다스리고, 아울러 瘡疹이 이미 나타났거나 아직 아니거나 간에 가히 복용할 수 있다. 또한 熱氣가 위로 올라와서 잇몸이 붓고, 치아가 흔들리는 것을 치료한다.

生乾地黃(불에 쬐어 말려서 무게를 잼)·熟乾地黃(불에 쬐어 말려서 무게를 잼)·天門冬·麥門冬(각각 심지를 제거하여 불에 쬐어 말려서 무게를 잼)·枇杷葉(털을 제거하여)·黃芩(심지를 제거하여)·石斛(싹을 제거하여)·枳殼(밀기울과 같이 볶아서 속을 긁어내고·甘草(썰어 볶아서)·山茵陳葉

위의 약들을 같은 양으로 나누어 거칠게 가루내어 매번 2돈을 복용하는데, 물 한 대접이 8푼이 되게 달여 식후에 따뜻하게 복용한다. 어금니가 흔들리고 어금니 쪽 잇몸이 붓고 열이 나는 경우에는 입에 머금고 양치하고 아울러 복용한다.

## 白虎湯

解暑毒煩躁, 身熱痰盛, 頭痛, 口燥大渴.

知母 一兩半, 焙乾秤 甘草 半兩, 剉炒 石膏 四兩 白粳米 八錢

右同爲麤末, 每服三錢, 水一盞, 煎至八分, 食後溫冷隨意服. 氣虛人, 加人參少許同煎.

### 백호탕

暑毒으로 煩躁하고 몸에 열이 나며, 痰盛하고, 머리가 아프고 입이 매우 마르는 것을 치료한다.

知母(불에 쬐어 말려서 무게를 잼) 1냥 반, 甘草(썰어 볶아서) 반 냥, 石膏 4냥, 白粳米 8푼

위의 약들을 함께 거칠게 가루내어 매번 3돈을 복용하는데, 물 한 대접이 8푼이 되게 달여 식후에 뜻에 따라 따뜻하게 혹은 차갑게 복용한다. 氣가 虛한 사람에게는 인삼을 조금 더하여 같이 달인다.


瘡疹太盛, 宜服此調肝散, 令不入眼

生犀 剉, 取末一分 草龍膽 半錢 黃耆 半兩, 切 大黃 去皮, 二錢 石膏 半兩 桑白皮 自採, 焙乾 鉤藤鉤子 麻黃 去節. 各一分 瓜蔞 去皮 甘草 炙. 各等分

右爲麤末, 每服二錢, 水一盞, 煎半盞, 食後時時溫服少許.

瘡疹이 매우 심하면 마땅히 이 調肝散을 복용하여 눈으로 들어가지 않게 해야 한다.

生犀(썰어 가루를 취함) 1푼, 草龍膽 반 돈, 黃芪(黃芪)(잘라서) 반 냥, 大黃(껍질을 제거하여) 2돈, 石膏 반 냥, 桑白皮(스스로 채취하여, 불에 쬐어 말려서 무게를 잼)·鉤藤鉤子·麻黃(마디를 제거하여) 각 1푼, 瓜蔞(껍질을 제거하여)·甘草(구워서) 각각 같은 양

위의 약들을 거칠게 가루내어 매번 2돈을 복용하는데, 물 한 대접이 반 대접이 되게 달여 식후에 때때로 따뜻하게 복용한다.


## 治瘡疹入眼

馬屁勃 半兩　皂角子 十四個　蛇皮 半兩

右入小罐子內, 鹽泥固濟, 燒存性, 硏細, 溫酒調下一二錢, 食後服.

### 瘡疹이 눈으로 들어간 것을 치료한다

馬屁勃 반 냥, 皂角子 14개, 蛇皮 반 냥

위의 약들을 작은 두레박에 넣고 갯벌흙으로 입구를 막아 약성이 남을 정도로만 태우고 곱게 갈아서 더운 술에 타서 1~2돈을 식후에 복용한다.


治瘡疹入眼成翳.

瓜蔞根 半兩　蛇皮 二錢

右同爲細末, 用羊子肝一個, 劈開入藥末二錢, 麻纏定, 米泔煮熟, 頻與食之.

未能食, 肝令乳母多食.

瘡疹이 눈으로 들어가 翳를 이룬 것을 치료한다.

瓜蔞根 반 냥, 蛇皮 2돈

위의 약들을 함께 곱게 가루내어, 羊子肝 1개를 써서 썰어 약 분말 2돈을 넣어 麻로 묶어두고 쌀뜨물에 삶아 익혀서 자주 먹게 한다. 아직 먹을 수 없으면

肝을 乳母로 하여금 많이 먹이게 한다.

## 又方

蟬殼 末

右用水煎, 羊子肝湯, 調服二三錢.

凡豆瘡才欲着痂, 卽用酥, 或面油, 不住潤之, 可揭卽揭去. 若不潤及遲揭, 瘡痂硬, 卽隱成瘢痕.

### 다른 처방

蟬殼(가루)

위의 약을 써서 물로 달이는데 羊子肝湯에 타서 2~3돈을 복용한다.

무릇 痘瘡이 겨우 딱지가 앉으려 할 때에는 연유나 밀기름을 이용하여 윤기가 없게 해야 하니, 들리게 하면 곧 들려 떨어진다. 만약 윤기가 없거나 들리는 것이 지연되어 瘡이 딱딱하게 되면 서서히 흉터가 생기게 된다.


## 治口瘡

大天南星 去皮, 只取中心如龍眼大, 爲細末

右用醋調, 塗脚心

### 구창을 치료한다

大天南星(껍질을 제거하고 중심부분을 龍眼肉 부분만큼 취해서 고운 가루로 만든 것)

위의 약들을 식초에 타서 脚心에 바른다.


## 治膿耳

白礬 火飛, 一錢  麝香 一字  坏子胭脂 染胭脂也, 一錢

右同研勻, 每用少許. 先用綿裹杖子, 捵淨摻之.

### 膿耳를 치료한다

白礬(가루를 내어 불에 구워서) 1돈, 麝香 2푼 5리, 坯子胭脂(돼지기름에 담가서) 1돈

위의 약들을 함께 곱게 갈아서 매번 조금씩 쓴다. 먼저 면봉에 약을 묻혀서 약을 바르고, 맑은 물로 씻어낸다.


治畜熱在中, 身熱狂躁, 昏迷不食.

豆豉 半兩 大梔子仁 七個, 槌破

右共用水三盞, 煎至二盞, 看多少服之, 無時. 或吐, 或不吐, 立效.

熱이 몸 안에 축적되어, 몸에 열이 나면서 狂躁하고, 정신이 혼미하고 음식을 먹지 않는 것을 치료한다.

豆豉 반 냥, 大梔子仁(방망이로 두드려 깨드린 것) 7개

위의 약들을 함께 물 세 대접이 두 대접이 되도록 달여, 많고 적음을 살펴 때에 상관없이 먹인다. 토하거나 토하지 않거나 간에 곧 효과가 있다.


治蟲咬心痛欲絶.

五靈脂 末, 二錢匕 白礬 火飛, 半錢匕

右同研, 每服一二錢, 水一盞, 煎伍分, 溫服無時, 當吐出蟲.

### 벌레에 물려 心痛이 있으며 숨이 끊어질 듯한 것을 치료한다

五靈脂(가루) 2돈, 白礬(가루를 내어 불에 구워서) 반 돈

위의 약들을 함께 갈아서 매번 1~2돈을 복용하는데, 물 한 대접이 5푼이 되게 달여 때에 상관없이 따뜻하게 복용한다. 마땅히 벌레를 토해내야 한다.

### 治脾胃虛寒吐瀉等病, 及治冷痰.

齊州半夏 湯浸七次, 切焙一兩　陳粟米 三分, 陳粳米亦得

右㕮咀, 每服三錢, 水一大盞半, 生薑十片, 同煎至八分, 食前, 溫熱服.

### 脾胃의 虛寒, 吐瀉 등의 병 및 冷痰을 치료한다

齊州半夏(끓는 물에 7회 담갔다가 잘라 불에 쬐어 말려서) 1냥, 陳粟米(묵은 좁쌀; 묵은 쌀도 가능함) 3푼

위의 약들을 갈아 매번 3돈을 복용하는데, 물 한 대접 반에 생강 10조각을 넣고 함께 달여 8푼이 되면 식전에 따뜻하고 뜨겁게 복용한다.


### 治外腎腫硬成疝

乾蚯蚓 爲細末

右用唾調塗, 常避風冷濕地.

### 성기 부위가 부어오르면서 딱딱해져 疝痛이 생기는 경우를 치료한다

乾蚯蚓(곱게 가루내어)

위의 약들을 타액을 이용하여 섞어 바르고, 항상 바람과 차가운 것 및 습한 지역을 피한다.


### 小兒腹中極痛, 乾啼後偃名盤腸內吊: 鉤藤膏

沒藥 研　好乳香 水中坐乳鉢, 研細, 秤　木香　薑黃 各四錢　木鱉子仁 十二個

右先將下三味同爲細末, 次研入上二味, 煉蜜和成劑收之, 每一歲兒, 可服半皂子大, 餘以意加減, 煎鉤藤湯化下, 無時, 次用魏香散.

어린아이가 배가 매우 아프며 눈물이 마를 정도로 울면서 쓰러지는 것을 이

름하여 盤腸內吊라 한다. **釣藤膏**(로 다스린다).

沒藥(갈아서)·好乳香(물에 가라앉혔다가 막자사발에서 곱게 갈아 무게를 잼)·木香·薑黃 각 4돈, 木鱉子仁 12개

위의 약들에서 우선 끝의 세 가지 약물을 같이 곱게 가루로 하고, 다음으로 처음의 두 가지 약물을 갈아넣어 煉蜜로 약을 짓는데, 매번 1세 아이에게는 쥐엄나무열매 크기 반만큼 복용시키고 다른 이는 경우에 따라 가감하여 釣藤煎湯으로 마시는데 때에 상관없이 하며, 다음으로 魏香散을 쓴다.

## 魏香散

蓬莪茂 半兩 眞阿魏 一錢

右先用溫水化阿魏, 浸蓬莪茂一晝夜, 焙乾爲細末, 每服一字或半錢, 煎紫蘇米飮, 空心調下.

### 위향산

蓬莪茂 반 냥, 眞阿魏 1돈

위의 약들을 우선 더운물을 써서 阿魏를 녹이고 蓬莪茂을 하루 동안 담가둔다. 불에 쬐어 말린 다음 곱게 가루로 하고 매번 2푼 5리 혹 반 돈을 복용하는데, 紫蘇를 달인 미음으로 공복에 타서 마신다.

## 地黃散

治心肝壅熱, 目赤腫痛, 生赤脈, 或白膜遍睛, 四邊散漫者, 猶易治. 若暴遮黑睛, 多致失明, 宜速用此方. 亦治瘡疹入眼.

生乾地黃 切焙, 秤 熟乾地黃 切焙, 秤 當歸 去蘆頭, 切焙, 秤. 各一分 黃連 去須, 一錢 木通 一錢半 玄參 半錢 甘草 一錢半, 剉, 炒 防風 去蘆頭, 焙 羌活 生犀 末 蟬殼 去土 木賊 穀精草 白蒺藜 去尖 沙苑蒺藜 各一錢 大黃 去

皮, 取實者, 剉, 略炒一錢

右爲細末, 每服一字或半錢, 量大小加減, 煎羊肝湯, 食後調下, 日三夜一, 忌口將息. 亦治大人.

### 지황산

心肝에 열이 뭉쳐서 눈이 붉게 부어오르며 아프고 실핏줄이 생기는 것을 치료하는데, 혹 흰 막이 눈동자에 생기거나 주변에 퍼지는 경우 오히려 잘 치료된다. 만약 갑자기 검은자위를 가로막으면 실명에 이르는 경우가 많은데, 속히 이 처방의 약을 복용해야 한다. 또한 瘡疹이 눈에 들어간 것을 치료한다.

生乾地黃(잘라 불에 쬐어 말려서 무게를 잼)·熟乾地黃(잘라 불에 쬐어 말려서 무게를 잼)·當歸(蘆頭를 제거하고 잘라 불에 쬐어 말려서 무게를 잼) 각 1푼, 黃連(잔뿌리를 제거하여) 1돈, 木通 1돈 반, 玄參 반 돈, 甘草(불에 쬐어 말려서 무게를 잼) 1돈 반, 防風(蘆頭를 제거하고 불에 쬐어 말려서)·羌活·生犀(가루)·蟬殼(흙을 제거하여)·木賊·穀精草·白蒺藜(끝부분을 제거하여)·沙苑蒺藜 각 1돈, 大黃(껍질을 제거하고 충실한 것을 취하여 잘라서 간단하게 볶은 것) 1돈

위의 약들을 곱게 가루내어 매번 2푼 5리 혹 반 돈을 먹는데 大小를 헤아려 가감한다. 羊肝을 煎湯하여 식후에 타서 마시는데, 낮에 3회 밤에 1회 복용하며, 음식을 가려 먹이고 잘 쉬게 해야 한다. 또한 (이 처방으로) 어른도 치료할 수 있다.

### 治熱痢下血

黃蘗 去皮, 半兩 赤芍藥 四錢

右同爲細末, 飯和圓, 麻子大, 每服一二十圓, 食前, 米飮下. 大者加圓數.

### 열로 인한 설사와 허혈을 치료한다

黃蘗(껍질을 제거하여) 반 냥, 赤芍藥 4돈

위의 약들을 함께 곱게 가루내어 밥으로 환약을 삼씨 크기로 만든다. 매번 10~20알을 식전에 미음과 함께 마신다. 큰 아이에게는 알 개수를 더한다.


治心氣不足 五六歲不能言: **菖蒲圓**

石菖蒲 二錢 丹參 二錢 人參 切去頂, 焙, 半兩 赤石脂 三錢 天門冬 去心, 焙·秤 麥門冬 去心, 焙秤. 各一錢

右同爲細末, 煉蜜圓綠豆大, 或麻子大, 溫水下五七圓, 至一二十圓, 不計時, 日三四服, 久服取效. 又有病後腎虛不語者, 宜兼服錢氏地黃圓.

心氣가 부족하여 5~6세에도 말을 못하는 것을 치료한다 : **菖蒲圓**

石菖蒲 2돈, 丹參 2돈, 人參(뇌두를 제거하고 불에 쬐어 말려서) 반 냥, 赤石脂 3돈, 天門冬(심지를 제거하고 불에 쬐어 말려서 무게를 잼) 麥門冬(심지를 제거하고 불에 쬐어 말려서 무게를 잼) 각 1돈

위의 약들을 함께 곱게 가루내어 煉蜜로 환약을 녹두 크기 혹은 삼씨 크기로 만들어 더운물로 5~7알에서 10~20알을 먹는데, 시간을 재지 않고 하루에 3~4회 복용하며 오래 복용하면 효과를 볼 수 있다. 또한 병 후에 腎이 虛하여 말하지 못하는 경우에는 마땅히 錢氏地黃圓과 겸하여 복용한다.


## 雞頭圓

治諸病後不語

雄雞頭 一個, 炙 鳴蟬 三個, 炙 大黃 一兩, 取實處, 濕紙裏, 煨熟 甘草 一兩, 剉炒 木通 半兩 當歸 去蘆頭, 切焙, 三分 黃蓍 切焙 川芎 遠志 去心 麥門冬 去心, 焙. 各三分 人參 切去頂, 焙, 半兩

右同爲細末, 煉蜜圓, 小豆大. 平旦, 米飮下五圓. 空心, 日三四, 兒

大者加之, 久服取效. 雞·蟬二物, 宜求死者用之, 不可旋殺. 孫眞人 所謂 '殺生求生, 去生更遠' 不可不知也.

### 계두원

병을 앓고 난 후에 말 못하는 여러 증세를 치료한다.

雄雞頭(구워서) 1개, 鳴蟬(구워서) 3개, 大黃(충실한 부위를 골라 젖은 종이에 싸서 불에 구워 익혀서) 1개, 甘草(썰어 볶아서) 1냥, 木通 반 냥, 當歸(蘆頭를 제거하고 잘라 불에 쬐어 말려서) 3푼, 黃芪(잘라 불에 쬐어 말려서)·川芎·遠志(심지를 제거하여)·麥門冬(심지를 제거하고 불에 쬐어 말려서) 각 3푼, 人參(뇌두를 제거하고 불에 쬐어 말려서) 반 냥

위의 약들을 함께 곱게 가루내어 煉蜜로 환약을 小豆 크기로 만든다. 보통 아침에는 마음으로 5알을 空心에 먹고, 낮에 서너 번 먹는다. 큰 아이는 더 알 개수를 늘려 먹고, 오래 복용하면 효과가 있다. 雞·蟬 두 가지 약물은 마땅히 죽은 이를 살리려는 자가 쓸 것이니, 不可旋殺한다. 孫眞人이 말한 바 '殺生求生, 去生更遠'을 알지 않으면 안 된다.

治腎虛, 或病後筋骨弱, 五六歲不能行, 宜補益肝腎: **羚羊角圓**.

羚羊角 尖細而節密者是, 剉, 取末 生乾地黃 焙, 秤 虎脛骨 敲破, 塗酥, 炙黃 酸棗仁 去皮, 秤, 炒 白茯苓 各半兩 桂 去皮, 取有味處, 不見火 防風 去蘆頭, 切 焙 當歸 同上 黃芪 切焙. 各一分

右同爲細末, 煉蜜和成劑, 每服一皂子大, 兒大者加之. 食前, 溫水化下, 日三四服, 取效.

腎가 虛하거나 혹 病後에 筋骨이 약해진 것, 5~6세에도 걷지 못하는 것을 다스리며, 마땅히 肝과 腎을 補益해야 한다: **羚羊角圓**.

羚羊角(끝이 가늘고 마디가 촘촘한 것을 쓴다. 썰어서 가루낸 것)·生乾地黃(불에 쬐어 말려서 무게를 잰 것) 虎脛骨(두드려 부순 후 연유를 발라 노랗게 구운 것)·酸

棗仁(껍질을 제거하여 무게를 재고 말린 것)·白茯苓 각 반 냥, 桂(껍질을 제거하여 맛이 있는 부분을 선택한 것. 불에 볶거나 구워서는 안 됨)·防風(蘆頭를 제거하고 잘라 불에 쬐어 말려서)·當歸(같은 방법으로)·黃芪(잘라 불에 쬐어 말려서) 각 1푼

위의 약들을 함께 곱게 가루내어 煉蜜로 환약을 만들고 매번 쥐엄나무열매 크기 하나만큼 먹는데, 아이가 큰 경우에는 숫자를 늘린다. 식전에 더운물로 삼키며, 하루에 3~4회 복용하면 효과가 있다.

治驚風, 中風, 口眼喎斜, 語不正, 手足偏廢不擧: **全蝎散**.

全蝎 去毒, 炒 僵蠶 直者, 炒 甘草 赤芍藥 桂枝 不見火 麻黃 去節 川芎 黃芩 去心, 各三錢 天麻 六錢 大天南星 湯浸七次, 去皮臍, 切焙, 三錢

右爲麤末, 每服三錢, 水一盞半, 薑七片, 煎七分, 溫服無時, 量大小與之, 日三四服, 忌羊肉.

驚風·中風·口眼喎斜·말이 정확하지 못하고 반신불수로 수족을 움직이기 힘든 것을 치료한다: **全蝎散**.

全蝎(독을 제거하고 볶아서)·僵蠶(진품을 볶아서)·甘草·赤芍藥·桂枝(불에 볶거나 구워서는 안 됨)·麻黃(마디를 제거하여)·川芎·黃芩(심지를 제거하여) 각 3돈, 天麻 6돈, 大天南星(끓는 물에 7회 담갔다가 껍질과 배꼽 부분을 제거하여 잘라서 불에 쬐어 말린 것) 3돈

위의 약들을 거칠게 가루내어 매번 3돈을 복용한다. 물 한 대접 반에 생강 7조각을 넣어 7푼이 되도록 달여 때에 상관없이 따뜻하게 복용하는데, 아이의 성장정도를 헤아려 복용시키고 하루에 3~4회 복용한다. 양고기는 가급적 피한다.

### 和中散

和胃氣, 止吐瀉, 定煩渴, 治腹痛, 思食.

人參 切去頂, 焙 白茯苓 白朮 甘草 剉, 炒 乾葛 剉 黃芪 切焙 白扁豆 炒

藿香葉 各等分

　右爲細末, 每服三錢, 水一盞, 乾棗二個去核, 薑五片, 煎八分, 食前溫服.

### 화중산

　　胃氣를 조화롭게 하고, 구토와 설사를 멈추고 煩渴을 진정시키고, 배가 아픈 것을 다스리며, 식욕이 생기게 한다.

　　人參(잘라 뇌수를 제거하여 불에 쬐어 말려서)·白茯笭·白朮·甘草(불에 쬐어 말려서 무게를 잼)·乾葛(썰어서)·黃芪(잘라 불에 쬐어 말려서)·白褊豆(볶아서)·藿香葉 각각 같은 양

　　위의 약들을 곱게 가루내어 매번 3돈을 복용하는데, 물 한 대접에 씨를 제거한 말린 대추 2개와 생강 5쪽을 넣어 달여 8푼이 되게 하고, 식전에 따뜻하게 복용한다.

## 紫蘇子散

　治咳逆上氣, 因乳哺無度, 內挾風冷, 傷於肺氣, 或啼氣未定, 與乳飮之, 乳與氣相相逆, 氣不得下.

　紫蘇子 訶子 去核, 秤 蘿葍子 杏仁 去皮·尖, 麩炒 木香 人參 切去鬚. 各三兩 青橘皮 甘草 剉炒. 各一兩半

　右爲細末, 每服一錢, 水一小盞, 入生薑三片, 煎至五分, 去滓, 不計時候, 溫服, 量大小加減.

### 자소자산

　　咳逆으로 氣가 위로 올라가는 것을 치료하는데, 아이가 젖을 지나치게 많이 먹어서 안으로 風冷이 발생하여 肺氣가 손상되며, 혹 아이가 우는 것이 안정되지 않은데 젖을 주어 마시게 하면 젖과 氣가 서로서로 엉키게 되어 氣가 하강할 수 없게 된다.

紫蘇子・訶子(씨를 제거하고 무게를 잼)・蘿蔔子・杏仁(껍질과 끝부분을 제거하고 밀기울과 같이 볶아서)・木香・人參(잘라 수염을 제거하여) 각 3냥, 靑橘皮・甘草(썰어 볶아서) 각 1냥 반

위의 약들을 곱게 가루내어 매번 1돈을 복용하는데, 작은 물대접 하나에 생강 3쪽을 넣어 5푼이 되게 달여 찌꺼기를 버리고, 시간과 계절에 상관없이 따뜻하게 복용한다. 크기를 헤아려 가감한다.


## 赤石脂散

治痢後䐶氣下, 推出肛門不入.

眞赤石脂 揀去土 伏龍肝 各等分

右爲細末, 每用半錢, 傅腸頭上, 頻用.

### 적석지산

이질을 앓고 난 후 氣가 아래로 쳐져서 항문이 빠져나와 들어가지 않는 것을 치료한다.

眞赤石脂(흙을 털어내어)・伏龍肝 각각 같은 양

위의 약들을 곱게 가루내어 매번 반 돈을 써서 항문 위에 붙인다. 자주 쓴다.


## 蘗墨散

治斷臍後, 爲水濕所傷, 或襁袍濕氣, 傷於臍中, 或解脫, 風冷所乘, 故令人小兒四肢不和, 臍腫多啼, 不能乳哺, 宜速療之.

黃蘗 炒 釜下墨 亂髮 燒. 各等分

右爲細末, 每用少許傅之.

### 벽묵산

탯줄을 자른 후 물기에 손상된 것을 치료한다. 혹 포대기가 濕하여 배꼽을 상

하거나 혹은 배꼽이 떨어지고 이에 風冷이 침범하여 어린아이의 팔다리 움직임이 원활하지 못하고 배꼽에 부스럼이 나며 많이 울고 젖을 빨 수 없으니, 마땅히 신속히 치료해야 한다.

　　黃蘗(볶아서)·釜下墨·亂髮(태워서) 각각 같은 양
　　위의 약들을 곱게 가루내어, 매번 조금씩 붙인다.


## 至寶丹

治諸癎, 急驚心熱, 卒中客忤, 不得眠睡, 煩躁, 風涎搐搦, 及傷寒狂語, 伏熱嘔吐, 並宜服之

生烏犀屑 生玳瑁屑 琥珀 研 硃砂 細研, 水飛 雄黃 以上各一兩, 細研, 水飛 金箔 五十片, 一半爲衣 銀箔 五十片, 硏 龍腦 一分, 硏 麝香 一分 牛黃 半兩, 硏 安息香 一兩半, 爲末, 以無灰酒飛過, 濾淨, 去砂石, 約取一兩, 慢火熬成膏

右生犀·玳瑁搗羅爲細末, 硏入餘藥, 令勻, 將安息香膏, 以重湯煮, 凝成和搜爲劑. 如乾, 卽入少熟蜜, 盛不津器中, 旋圓如桐子大. 二歲兒, 服二圓, 人參湯化下, 大小以意加減. 又治大人卒中不語, 中惡氣絶, 中諸物毒, 中熱暗風, 産後血運, 死胎不下, 並用童子小便一合, 生薑自然汁三五滴, 同溫過化下五圓, 立效.

　　지보단
　　　모든 癎證 및 急驚, 心熱로 인해 갑자기 놀라며 안정되지 않고, 잠을 자지 못하고 煩躁하며, 침을 많이 흘리고 경련하는 증상 및 傷寒으로 인해 헛소리를 하고 熱이 잠복되어 구토하는 경우를 치료하니, 모두 마땅히 복용해야 한다.
　　　生烏犀屑·生玳瑁屑·琥珀(갈아서)·硃砂(곱게 갈아서 물에 뜨는 것)·雄黃(곱게 갈아서 물에 뜨는 것) 이상 각 1냥, 金箔(하나 반으로 옷을 입힌 것) 50쪽, 銀箔(갈아서) 50쪽, 龍腦(갈아서) 1푼, 麝香 1푼, 牛黃(갈아서) 반 냥, 安息香(1냥 반, 가루내어 찌꺼기가 없는 술로 투과하여 깨끗하게 한 후 모래 및 돌을 제거하여 한 냥의 양을

취해 약한 불에 졸여 고약을 만듦)

　위의 生犀·玳瑁를 찧어서 곱게 가루를 내어, 나머지 약을 갈아서 넣고 균일하게 하여 安息香膏로 중탕하여 달여서 응결되면 골라서 만든다. 만약 건조하면 少熟蜜을 넣고, 물기가 없는 그릇에 담아 환약을 오동나무씨 크기와 같게 만든다. 2세의 아이는 2알을 人參湯으로 복용하고, 아이의 성장정도에 따라 임의로 가감한다. 또한 어른의 경우 갑자기 말을 못하거나 中惡로 인해 기절하고, 각종 중독증 및 산후 어지럼증, 죽은 태아가 나오지 않는 것을 치료하니, 아이의 소변 一合을 같이 써서 생강즙 3~5방울을 넣고 함께 따뜻하게 하여 5알을 먹으면 곧 효과가 있다.

## 紫雪

　治驚癇百病, 煩熱涎厥, 及傷寒胃熱發斑, 一切熱毒喉痺腫痛, 又治瘡疹毒氣上攻咽喉, 水漿不下.

　黃金 十兩 寒水石 磁石 滑石 石膏 各四兩八錢, 並搗碎

　已上用水五升, 煮至四升, 去滓, 入下項藥;

　玄參 一兩八錢, 搗碎 木香 搗碎 羚羊角屑 犀角屑 沈香 各半兩, 搗碎 升麻 一兩六錢, 搗碎 丁香 一錢, 搗碎 甘草 八錢, 炙·剉

　已上八味, 入前藥汁中再煮, 取一升五合, 去滓, 入下項藥;

　消石 三兩一錢, 芒硝亦得 朴消 一斤, 精者

　已上二味, 入前汁中, 微火上煎, 柳木篦攪不住手, 候有七合, 投在木盆中, 半日欲凝, 入下項藥;

　朱砂 三錢, 飛研 麝香當門子 一錢一字, 研

　已上二味, 入前藥中攪勻, 寒之兩日.

　右件成紫色霜雪, 每服一字至半錢, 冷水調下, 大小以意加減. 咽喉危急病, 捻少許, 乾嚥立效. 又治大人脚氣, 毒遍內外, 煩熱不解, 口

中生瘡, 狂易叫走, 瘴疫毒癘, 卒死·溫瘧·五尸·五疰, 大能解諸藥毒. 每服一錢至二錢, 冷水調下, 並食後服.

## 자설

驚癇의 모든 병으로 煩熱하여 침이 마르고, 傷寒 및 胃의 열로 인해 斑疹이 돋아나고, 일체의 熱毒으로 인해 인후가 붓고 아픈 것을 치료한다. 또한 瘡疹으로 독기가 위의 인후로 침범하여 물도 삼키지 못하는 것을 치료한다.

黃金 10냥, 寒水石·磁石·滑石·石膏(함께 찧어서 잘게 부수어) 각 4냥 8돈

이상을 물 5되를 이용하여 달여 4되가 되면 찌꺼기를 버리고 아래 항목의 약에 넣는다.

玄參(찧어서 잘게 부수어) 1냥 8푼, 木香(찧어서 잘게 부수어)·羚羊角屑·犀角屑·沈香(찧어서 잘게 부수어) 각 반 냥, 升麻(찧어서 잘게 부수어) 1냥 6푼, 丁香이상의 여덟 가지 약물을 앞의 약물즙 안에 넣고 다시 달여 一升五合을 취하고, 찌꺼기를 버려 아래 항목의 약에 넣는다.

消石(芒硝도 가능함) 3냥 1돈, 朴消(정제한 것) 1근

이상의 두 가지 약물을 앞의 즙 안에 넣고 약한 불로 달여 버드나무 가지로 계속 저어서 七合이 되기를 기다려 나무그릇에 넣고, 반나절 동안 응고되기를 기다려 아래 항목의 약에 넣는다;

朱砂(물에 뜨는 것, 갈아서) 3돈, 麝香當門子(갈아서) 1돈 2푼 5리

이상의 두 약물을 앞의 약에 넣고 뒤섞어 고르게 하여 이틀간 식힌다.

위의 약들이 紫色의 성에를 이루면, 매번 2푼 5리에서 반 돈을 찬물에 타서 먹으며 아이의 성장정도에 따라 임의로 가감한다. 인후 부위의 위급한 병에는 손가락으로 약간 집어서 침으로 꿀꺽 삼키면 곧 효과가 있다. 또한 어른의 脚氣 및 독이 온몸에 퍼져 煩熱이 사라지지 않고, 입안에 瘡이 생기고 미쳐서 소리지르고 날뛰는 것, 口中生瘡·狂易叫走·瘴疫毒癘·卒死·溫瘧·五尸·五疰 등을 다스리며 크게 여러 가지 藥毒을 해독할 수 있다. 매번 1돈에서 2돈을 찬물에 타서 식후에 복용한다.

**理中圓**

治吐利不渴, 米穀不化, 手足厥冷.

人參 去蘆, 剉 白朮 剉 乾薑 炮 甘草 炙, 剉. 各一兩

右爲末, 煉蜜和圓, 雞黃大, 每服一圓, 水一大盞化開, 煎及七分, 連滓放溫服, 小兒分爲三服, 大小以意加減, 食前.

**이중원**

토하고 설사하지만 갈증이 없고, 음식이 전혀 소화되지 않으며, 손발이 차가운 것을 치료한다.

人參(蘆頭를 제거하고 썰어서)·白朮(썰어서)·乾薑(구워서)·甘草(굽고 썰어서) 각 1냥

위의 약들을 가루내어 煉蜜로 환약을 계란노른자 크기로 만들어 매번 1알을 복용하는데, 큰 그릇으로 물 한 대접을 뚜껑을 열고 7푼 정도가 되게 달여 찌꺼기는 버리고 따뜻하게 복용한다. 어린아이는 나누어 세 차례 먹이고, 아이의 성장정도에 따라 임의로 가감하여 식전에 먹는다.


**五苓散**

治霍亂吐瀉, 躁渴飮水, 小便不利.

澤瀉 二兩, 半剉 木豬苓 去皮, 剉, 一兩半 官桂 去皮, 一兩 白茯苓 一兩半, 剉 白朮 一兩半, 剉

右爲細末, 每服一錢, 溫湯調下, 渴躁, 新水調服. 大小以意加減, 不以時候.

**오령산**

곽란으로 토하고 설사하면서 躁渴로 인해 계속 물을 마시고, 소변을 시원하게 보지 못하는 것을 치료한다.

澤瀉(반으로 썰어서) 2냥, 木豬苓(껍질을 제거하고 썰어서) 1냥 반, 官桂(껍질을 제거하여) 1냥 白茯苓(썰어서) 1냥 반, 白朮(썰어서) 1냥 반

위의 약들을 곱게 가루내어 매번 1돈을 복용하는데 따뜻한 물에 타서 마시며, 渴躁에는 깨끗한 물에 타서 먹는다. 아이의 성장정도에 따라 임의로 가감하며 때에 상관없이 먹는다.

## 附子理中圓

治脾胃寒弱, 風冷上乘, 心痛, 霍亂吐利轉筋.

人參 去蘆. 剉 白朮 剉 乾薑 炮 甘草 炙, 剉 黑附子 炮去皮臍. 各一兩

右爲細末, 煉蜜和一兩作十圓, 每服一圓, 水一中盞化開, 煎及七分, 稍熱服, 食前. 小兒分作三二服, 大小以意加減.

### 부자이중원

脾胃가 차고 허약하며, 風冷이 위로 침범하여 心痛 및 곽란으로 토하고 설사하며 근육이 뒤틀리는 것을 치료한다.

人參(蘆頭를 제거하고 썰어서) 白朮(썰어서) 乾薑(구워서) 甘草(굽고 썰어서) 黑附子(굽고 껍질과 배꼽 부분을 제거하여) 각 1냥

위의 약들을 곱게 가루내어 煉蜜 1냥으로 환약 10알을 만들어 매번 1알을 복용하는데, 중간 크기의 대접으로 물을 받아 뚜껑을 열고 달여 7푼이 되면 조금씩 뜨겁게 복용한다. 식전에 먹으며, 어린아이는 나누어 두세 차례 먹이고 아이의 성장정도에 따라 임의로 가감한다.

## 金液丹

治吐利日久, 脾胃虛損, 手足厥逆, 精神昏塞, 多睡露睛, 口鼻氣凉, 欲成慢驚風者. 又治大人陽虛陰盛, 身冷脈微, 自汗吐利, 小便不禁.

舶上硫黃 十兩, 先飛煉去砂石, 秤, 硏爲細末, 用砂合子盛, 令八分滿, 水和赤石脂

封縫, 鹽泥固濟.

曬乾露地, 先埋一水罐子, 盛水滿, 坐合子在上. 又以泥固濟訖, 常以三斤火, 養三日三夜足, 加頂火一斤煅成, 候冷取藥

右以柳木槌, 乳鉢內硏爲細末, 每服二錢, 生薑·米飮調下. 大小以意加減, 多服取效. 大人, 藥末一兩, 蒸餅一兩, 水浸去水脈, 和圓桐子大, 曬乾, 每服五十圓至百圓, 米飮下, 並空心, 連倂服.

### 금액단

토하고 설사하는 것이 오래되어 脾胃가 허약하고 손발이 차며, 정신이 혼미하고, 눈을 뜨고 잠을 많이 자며, 콧김과 입김이 차고 慢驚風이 되려는 것을 치료한다. 또한 어른이 陽虛陰盛으로 몸이 차갑고 맥이 약하며 自汗이 나고 토하고 설사하며 소변을 참지 못하는 것도 치료한다.

舶上硫黃(먼저 水飛하여 정제하고, 모래와 돌을 털어내어 무게를 잰다. 갈아서 곱게 가루를 내어 사기그릇에 8할 정도 채운 다음 물을 넣고 赤石脂로 봉합하고, 갯벌흙으로 단단하게 한다. 빈터에 물항아리 하나를 묻고, 물을 가득 채우고, 사기그릇을 올려놓는다. 갯벌흙으로 다시 한 번 단단하게 한 다음 3근 정도의 숯불로 3일 밤낮으로 불 위에 땔감 1근 정도를 계속 넣어 달인 후 식기를 기다려 약을 꺼낸다) 10냥

위의 약을 버드나무 가지로 두드려 막자사발에 넣고 곱게 가루를 내어 매번 2돈을 복용하는데 생강·미음에 타서 마신다. 아이의 성장정도에 따라 임의로 가감하며, 많이 복용하면 효과가 있다. 어른은 약가루 1냥으로 떡 1냥을 쪄서 물에 담갔다가, 물은 다 빼버리고 환약을 오동나무씨 크기로 만들어 햇볕에 말려서 매번 50알에서 100알을 미음으로 공복에 마시는데, 잇달아 같이 복용한다.

### 又方 范文正宅

硫黃 不以多少, 淡黃通明者爲上. 飛, 煉去砂石, 硏爲細末, 用有蓋砂罐子一個, 取水中田字草, 或益母草, 搗潄土成泥, 更入紙筋同搗, 固濟, 罐子貴不破, 曬乾, 盛硫黃末在

內, 可不滿二指, 於露地深畫十字, 放罐子在中心, 使底下通透, 四面用炭約四五斤, 勻火簇, 不蓋罐子頂, 時時揭覷, 候化爲汁, 速去四面火, 用濕土埋一宿, 次日取出, 於北蔭下, 不見日氣處, 撅一坑子, 約一二尺, 將罐子去蓋, 倒埋一宿, 次日取出, 和罐子入湯內, 煮五十沸, 濾出取藥

右以柳木槌, 乳鉢內硏如粉麵相似. 小兒因吐瀉之後, 變成慢驚風者, 每服一二錢, 生薑米飮調下, 倂服取效. 大人陰證傷寒, 脈微欲絶, 以水浸無鹽蒸餠, 和圓桐子大, 曬乾, 每服五十圓或百圓, 米飮下, 並空心服.

### 다른 처방 (범문정택)

硫黃(적당량을 취한다. 담황색의 투명한 것이 최상물이다. 水飛하여 정제한 후 모래와 돌을 제거하고, 고운 분말로 간다. 뚜껑이 있는 사기항아리 1개를 준비하고, 물 속의 四字草 혹은 益母草를 충적토와 함께 찧어 진흙을 만든 것에 종이를 넣고 다시 찧어 단단하게 다진 후, 항아리를 깨지지 않게 하고 말려서 硫黃으로 그 안을 손가락 두 개만큼만 남겨두고 채운다. 빈 터에 십자를 긋고 항아리를 그 중심에 두고, 바닥이 사방으로 잘 통하게 하고, 숯 약 4~5근으로 태워 불이 골고루 퍼지게 한다. 항아리의 뚜껑을 덮지 않고, 때때로 세심하게 살펴보다가, 녹아서 즙이 되기를 기다렸다가 불을 신속하게 다 끈 후 습한 땅에 하루 동안 묻어둔다. 그 다음날 꺼내 북쪽의 햇빛 비치지 않는 그늘 아래 1~2척 깊이의 구덩이를 파서 항아리의 뚜껑을 연 채로 거꾸로 하루 동안 묻어두고 그 다음날 꺼낸다. 항아리를 끓는 물에 넣어 50번 끓을 만큼 달여서 약을 걸러낸다)

위의 약을 버드나무로 두들겨 막자사발에 넣고 갈아서 밀가루처럼 만든다. 어린아이가 토하고 설사한 후에, 慢驚風으로 변하는 경우에는 매번 1~2돈을 생강미음에 타서 마시는데, 아울러 복용하면 효과가 있다. 어른의 陰證傷寒으로 맥이 약해 끊어지려 하는 경우 물에 담가 소금기 없이 떡을 쪄서 환약을 오동나무씨 크기로 만들어 햇볕에 말려서 매번 50알 혹은 100알을 미음으로 공복에 먹는다.

## 青州白圓子

治小兒驚風, 大人諸風.

半夏 七兩, 生 天南星 三兩, 生 白附子 二兩, 生 川烏頭 半兩, 生, 去皮臍

右搗羅爲細末, 以生絹袋盛, 用井花水擺, 未出者, 更以手揉令出, 如有滓, 更研, 再入絹袋擺盡爲度, 放磁盆中, 日晒夜露至曉, 棄水, 別用井花水攪, 又晒至來日早, 再換新水攪, 如此春五日, 夏三日, 秋七日, 冬十日 (一法: 四時只浸一宿), 去水晒乾後如玉片, 研細, 以糯米粉煎粥淸, 圓綠豆大, 每服三五圓, 薄荷湯下. 大人每服二十圓, 生薑湯下. 癱瘓風溫, 酒下, 並不以時候服.

### 청주백원자

어린아이의 驚風 및 어른의 모든 風證을 치료한다.

半夏(생것) 7냥, 天南星(생것) 3냥, 白附子(생것) 2냥, 川烏頭(생것, 껍질과 배꼽 부분을 제거하여) 반 냥

위의 약들을 찧어서 곱게 가루로 하고, 비단 주머니에 담아서 정화수를 써서 여과하고, 나오지 않는 것은 다시 손으로 문질러서 나오게 하며, 만약 찌꺼기가 있으면 다시 갈아서 다시 비단 주머니에 넣고 여과하여 다 나올 때까지 한다. 사기그릇에 넣고 낮에는 햇볕에 말리고 밤에는 이슬을 받게 하고 새벽이 되면 물을 버리고 별도로 정화수를 써서 뒤섞고, 또 다음날 아침까지 햇볕에 말려 다시 깨끗한 물로 바꾸어 잘 뒤섞는데, 이와 같은 일을 봄에는 5일, 여름에는 3일, 가을에는 7일, 겨울에는 10일간 한다.

물을 버리고 햇볕에 말린 후에 玉片과 같이 된다. 가늘게 갈아서 찹쌀가루로 죽을 맑게 달여, 환약을 녹두 크기로 만들어 매번 3~5알을 박하 달인 물로 마신다. 어른은 매번 20알을 生薑湯으로 마시고, 癱瘓風溫에는 술로 때에 상관없이 복용한다.

## 小柴胡湯

治傷寒溫熱病, 身熱惡風, 頭痛項强, 四肢煩疼, 往來寒熱, 嘔噦痰實, 中暑瘧病, 並宜服.

柴胡 去蘆, 八錢　半夏 湯洗, 切焙, 二錢半　黃芩 去心　人參 去蘆　甘草 炙·剉. 各三錢

右爲麤末, 每三錢, 水一盞半, 生薑五片, 棗一枚, 擘破, 同煎及八分, 濾去滓, 放溫, 分作三二服. 大小以意加減, 並不以時候, 日三夜二.

### 소시호탕

傷寒 및 溫熱病에 몸에 열이 나고 바람을 싫어하고 머리가 아프며, 목 뒷부분이 뻣뻣하고, 팔다리가 쑤시며, 寒熱이 往來하며, 구토하거나 딸꾹질하고 가래가 그득한 것을 다스리며, 더위를 먹어 학질이 생긴 경우에도 함께 마땅히 복용해야 한다.

柴胡(蘆頭를 제거하여) 8돈, 半夏(끓는 물에 씻어 잘라서 말린다) 2돈 반, 黃芩(심지를 제거하여)·人參(蘆頭를 제거하여)·甘草(굽고 썰어서) 각 3돈

위의 약들을 거칠게 갈아서 매번 3돈을 물 한 대접 반에 생강 5조각, 대추 1개를 서로 부수어 넣고, 함께 달여 8푼이 되게 하여 찌꺼기를 걸러내고 따뜻하게 하여 나누어 2~3회에 나누어 복용한다. 연령에 따라 그 양을 가감하고, 아울러 때에 상관없이 낮에 3번, 밤에 2번 복용한다.

■ 부방(附方)

# 동씨소아반진비급방론

# 董氏小兒斑疹備急方論

# 서문〔董氏小兒斑疹備急方論序〕

　　世之人有得一奇方, 可以十全愈疾者, 恐恐然惟慮藏之不密, 人或知之, 而使其藥之不神也, 其亦陋矣. 夫藥之能愈病, 如得, 人人而告之, 使無夭橫, 各盡其天年以終, 此亦仁術也. 吾友董及之, 少擧進士不第, 急於養親, 一日盡棄其學, 而從事於醫. 然醫亦非鄙術矣, 古之人未嘗不能之, 如張仲景·陶隱居·葛洪·孫思邈, 皆名於後世. 但昧者爲之, 至於異貴賤, 別貧富, 自鄙其學, 君子不貴也. 及之則不然, 凡人之疾苦, 如己有之. 其往來病者之家, 雖祁寒大暑, 未嘗少憚. 至於貧者, 或昏夜自惠薪粲, 以周其乏者多矣. 他日, 携『小兒斑疹方』一秩, 見過, 求序於余, 因爲引其略, 亦使見及之所存, 知世之有奇方, 可以療疾者, 不足貴也. 如此

　東平十柳居士孫準平甫序

　　세상 사람들이 하나의 기이한 처방을 얻어 질병을 온전히 낫게 하면 공공연하게 어떻게 하면 더 잘 감출까 하는 생각만 하고, 다른 사람이 알게 되면 그 약이 뛰어나지 않다고 하니 그 역시 좁은 소견이다. 무릇 병을 낫게 할 수 있는 약을 얻으면 사람마다 말해주어 일찍 죽는 것이 없게 하여, 각기 그 수명을 다하고 죽게 하는 것도 역시 仁術이다. 내 벗인 董及之는 어릴 때 進士에 나아갔으나 양친을 모시는 데에 급하여, 어느 날 그 학문을 버리고 醫에 종사하였다. 그러나 醫術은 鄙術인 것은 아니지만, 張仲景·陶隱居·葛洪·孫思邈과 같이 이름을 후세에 남긴 옛 의사들은 하지 못함이 없었다. 다만 우매한 자들이 그 의술을 할 때 貴賤을 달리 여기고 빈부를 차별하여 스스로 그 학문을 천하게 하니, 君子들이 그 학문을 귀하게 여기지 않은 것이다. 及之는 그렇지 않아, 무릇 사람이 질병으로 고통스러워하는 것을 자기가 가진 듯하게 여겼고, 병자의 집에 왕진 가는 것을 비록 아무리 춥고 더울지라도 조금도 꺼리지 않았다. 가난한 이에게는 몰래 어두운 밤에 땔나무를 가져다주고, 가난한 이에게 두루 마음을 써 준 것이 많았다. 어느 날 『小兒斑疹方』 한 권을 가지고 나에게 序를 써줄 것을 부탁하여, 그 대략을 보니 역시 及之의 가진 처방을 널리 알리고 세상에 뛰어난 처방이 있어 질병을 치료할 수 있게 하는 것이 貴하지 않더라도 가능함을 알게 하니 이와 같다.

 東平의 十柳居士인 孫準平이 서문을 쓰다.

# 추가서문〔又〕

　夫上古之世, 事質民淳, 稟氣全粹, 邪不能干, 縱有疾病, 祝由而已. 雖大人方論, 尙或未備, 下逮中古, 始有巫妨氏者, 著『小兒顱顖經』, 以卜壽夭, 別死生, 歷世相援, 於是小兒方論興焉. 然在襁褓之時, 臟腑嫩弱, 脈促未辨, 癢不知處, 痛亦難言, 秪能啼叫. 至於變蒸·驚風·客忤·解顱, 近世巢氏一一明之. 然於斑疹欲出證候, 與傷寒相類, 而略無辨說, 致多謬誤. 而復醫者, 不致詳愼, 或乃虛者下之, 實者益之, 疹者汗之, 風者溫之, 轉生諸疾, 遂致夭斃, 噓可歎也. 今採摭經效秘方, 詳明證候, 通爲一卷, 目之曰『斑疹備急方』. 非敢謂有補於後世, 意欲傳諸好事者, 庶幾鞠育之義存焉.

　東平董汲及之序

　무릇 상고시기에는 백성들이 순박하고 타고난 기운이 순수하여 邪가 능히 간섭할 수 없었고 질병이 들면 기도하기만 하면 되었다. 많은 사람들이 모여 의논한다 하더라도 미비한 점이 많았는데, 中古에 이르러 비로소 巫醫인 妨氏가 있어 『小兒

顱顖經』을 지어서 壽夭를 점치게 되고 死生을 변별케 하였고, 역사가 거듭되며 서로 보완되어서 小兒方論이 興하게 되었다. 그러나 업혀 다니는 어린 시기에는 臟腑가 아직 어려 약하고 脈促하여 변별이 잘 안 되며, 여기저기 가렵고 아파도 어디인지 말하지 못하고 다만 울기만 할 뿐이다. 變蒸・驚風・客忤・解顱에 이르러서는 近世 巢氏가 하나하나 밝혀놓았다. 그러나 斑疹이 막 나오려고 하는 증후는 傷寒과 비슷한 종류여서 분별한 학설이 없고 오류가 많다. 醫를 하는 자가 상세하고 신중히 하지 않고, 혹은 虛한데 그것을 下하고 實한데 그것을 益하며 疹이 생긴 경우에 그것을 汗하고 風으로 인한 경우에 그것을 溫하여, 여러 질병이 생기게 하고 마침내 일찍 죽는 데에 이르게 하니 가히 탄식할 일이다. 지금 효과가 있는 秘方을 모아, 상세히 증후를 밝혀 한 권으로 통하게 하고, 제목을 달아『斑疹備急方』이라 하였다. 감히 후세에 보탬이 있을 것이라 말하지는 않겠지만, 이것을 널리 전하고자 한다면 아이를 기르는 데에 많은 보탬이 될 것이다.

東平의 及之인 董汲이 서문을 쓰다.

# 총론(總論)

論曰; 夫生民之道, 自微而著, 由小而大, 此物理灼然, 不待經史證據可知. 然小兒氣稟微弱, 故 『小品方』云; 人生六歲以上爲小, 六歲以下經不全載, 所以乳下嬰兒有疾難治者, 皆爲無所依據. 至如小兒斑疹一候, 不惟脈理難辨, 而治療最比他病尤重. 始覺證與傷寒·陰癇相近, 通都輔郡, 名醫輩出, 則猶能辨其一二, 遠地左邑, 執病不精, 失於詳審, 投藥暴妄, 加之小兒臟腑嬌嫩, 易爲傷動. 斑疹未出, 往往疑爲傷風, 卽以麻黃等藥, 重發其汗, 遂使表虛里實. 若爲陰癇治之, 便用溫驚藥品, 則熱勢愈盛, 直至三四日, 證候已定, 方得以斑瘡藥治之, 則所失多矣. 大率世俗醫者, 斑疹欲出, 多以熱藥發之, 遂使胃中熱極. 其初作時, 卽斑疹見於皮下. 其已出者, 變黑色而內陷. 旣見不快, 尤用熱藥薰蒸其疾, 斑疹得熱則出愈難, 轉生熱證. 大小便不通, 更以巴豆取積藥下之, 則使兒臟腑內虛熱又不除, 邪氣益深, 變爲喘滿·便血, 或爲疱疱癬, 身體裂破, 遂使百年之壽, 一旦爲俗醫所誤者, 可不痛哉. 大抵斑疹之候, 始覺多咳嗽, 身體溫壯, 面色與四肢俱赤, 頭痛腰疼, 眼睛黃色, 多睡, 睡中瘈瘲, 手足厥, 耳尖及尻冷, 小便赤大便秘, 三部脈洪數絶大不定, 是其候也. 其乳下兒, 可兼令乳母服藥. 其證候未全, 或未明者, 但可與升麻散解之. 其已明者, 卽可用大黃靑黛等凉藥下之. 次卽與白虎湯. 如秋冬及春寒, 未用白虎湯之時, 但加棗煎服, 不必拘常法. 仲景云; 四月後, 天氣大熱, 卽可服白虎湯. 特言其梗槪耳. 大率疹疱未出, 卽可下. 已出, 卽不可下. 出足, 卽宜利大小便. 其已出未快者, 可與紫草散·救生散·玳瑁散之類. 其重者, 以牛李膏散之. 或毒攻咽喉者, 可與少紫雪及如聖湯, 無不效也. 其餘熱不解, 身熱煩渴及病疹兒母, 俱可與甘露飮. 或便血者, 以牛黃散治之, 兼宜常平肝臟, 解其敗熱, 慮熱毒攻肝, 卽衝於目, 內生障翳. 不急醫治, 瞳人遂損, 尤宜愼之. 然已出未平, 切忌見雜人, 恐勞力之人及狐臭薰觸故也. 未愈, 不可當風, 卽成瘡痂. 如膿疱出, 可燒黑丑糞灰, 隨瘡貼之, 則速愈而無瘢也. 及左右不可闕胡荽, 蓋能禦汗氣, 辟惡氣故也. 如兒能食物, 可時與少葡萄, 蓋能利小便, 及取如穗出快之義也. 小兒斑疹, 本以胎中赤熱, 及將養溫厚, 偶胃中熱, 故乘時而作. 『外臺方』; 胃爛卽發斑. 微者, 赤斑出. 極者, 黑斑出. 赤斑出五死一生, 黑斑出十死一生, 其腑熱卽爲疹, 蓋熱淺也. 臟熱卽爲瘡, 蓋熱深也. 故證色論云; 大者屬陰, 小者屬陽. 汲總角而來, 以多病之故, 因而業醫. 近年累出諸處治病, 當壬申歲, 冬無大雪, 天氣盛溫, 逮春初, 見小兒多病斑疹, 醫者頗如前說, 如投以白虎湯之類. 卽竊笑云; 白虎湯本治大人, 蓋不知孫眞人所論, 大人小兒爲治不殊, 但用藥劑有多少爲異耳. 則是未知用藥之法, 故多失誤. 今博選諸家, 及親經用有效者, 方備錄爲書.

論하여 가로되, 무릇 백성을 살리는 도리는 사소한 것에서부터 시작하고 작은 것에서부터 크게 되니 이 이치는 당연한 것으로, 經史에서 證據를 찾지 않더라도 가히 알 수 있다. 그러나 어린아이는 타고난 기운이 약하므로『小品方』에 이르기를 사람이 태어남에 있어 6세 이상을 아이라 하고 6세 이하는 經에 온전히 싣지도 않았으니, 그러므로 젖먹이 아이의 난치질환은 근거를 삼을 만한 것이 없다. 어린아이 斑疹의 하나의 증후에 이르러서는 脈理를 변별하기 어려울 뿐만 아니라, 치료가 다른 병에 비해 더욱 어렵다. 처음에 나타나는 증상이 傷寒, 陰㿗과 서로 비슷하여 사방의 도시에 명의들이 있다고 하지만 제대로 판별하는 사람은 한둘에 불과하고 지방에 있는 의사들은 정확히 병을 관찰하지 않고 상세하게 판별하지 않은 채로 함부로 투약하여 어린아이의 연약한 臟腑에 충격을 주어 쉽게 손상을 준다. 斑疹이 아직 나타나지 못했는데 왕왕 傷風으로 의심하여 곧 麻黃 등의 약으로 發汗을 심하게 하면, 마침내 表虛里實하게 한다. 만약 陰㿗으로 여겨 다시 溫驚藥品을 쓰면 熱勢가 더욱 왕성하게 되어 곧바로 3~4일에 이르러 증후가 이미 다 드러난 상태에서 斑瘡藥으로 다스리면 치료에 실패하는 경우가 많다. 세속의 의사들 대부분이 斑疹이 돋아나려 할 때 熱藥을 써서 그것을 발산시켜 마침내 胃 속의 熱이 극성하게 하는 경우가 많다. 초기에 생길 때에는 곧 斑疹이 皮下에서 보이기 시작한다. 이미 나타난 것은 검은색으로 변하여 안으로 들어가게 된다. 이미 斑疹이 나타나 깨끗하게 사라지지 않은 상태에서 더욱 熱藥으로 그 상태를 뜨겁게 하면, 斑疹이 熱을 얻어 밖으로 나오기가 더욱 어려워지며, 변하여 熱證을 생기게 한다. 대소변이 통하지 않아 다시 巴豆와 같은 약으로 瀉下시키면 즉 아이의 臟腑 속의 虛熱이 더욱 제거되지 못하고, 邪氣가 더욱 깊어져 변하여 喘滿・便血이 생기게 되고, 혹 疱癰이 되게 하여 신체가 망가져 마침내 100년의 나이를 하루아침에 俗醫가 그르치게 하니 가슴 아픈 일이다. 대저 斑疹의 징후는 처음에는 咳嗽가 많아짐을 느끼고, 신체가 따뜻하게 되어 얼굴색과 사지가 모두 붉은색이 되며, 머리와 허리가 아프고 눈동자가 누렇게 되며, 잠이 많고 자다가 발작하고, 손발이 차고 耳尖 및 꼬리뼈 부위가 차가워지며, 소변이 붉고 변비가 생기며 三部脈이 洪數하여 맥이 끊어질 듯이 불안하게 되니 이것이 그 징후이다.

젖먹이 아이의 경우라면 가히 乳母에게 약을 복용케 할 수 있다. 그 증후가 아직 완전치 않거나 혹 명백하지 못한 경우 다만 升麻散을 주어 解할 수 있다. 증세가 명백한 경우라면 곧 大黃·靑黛 등의 차가운 약을 사용해서 瀉下시키고, 다음으로 白虎湯을 줄 수 있다. 만약 가을과 겨울 및 차가운 봄철이라서 아직 白虎湯을 사용하는 때가 아니라면 다만 대추를 더하여 끓여 복용할 수 있고 일반적인 법칙에 얽매일 필요는 없다. 仲景이 말하기를 4월 후에는 날씨가 무더우니 즉 白虎湯을 복용할 수 있다고 했으니 그 대략을 말했을 따름이다. 疹疱가 아직 돋아나지 않았을 때에는 가히 下法을 쓸 수 있다. 이미 돋아나면 下法을 쓰는 것이 불가하다. 완전히 돋아 나왔을 경우에는 마땅히 대소변을 잘 통하게 해야 한다. 이미 돋아났지만 완전치 못한 경우에는 紫草散·救生散·玳瑁散의 類를 주는 것이 좋다. 그 중한 경우에는 牛李膏로 발산한다. 혹 毒이 咽喉를 침범한 경우에는 少紫雪 및 如聖湯을 줄 수 있으니 효과를 보지 못한 적이 없다. 그 남은 熱이 풀어지지 않아 몸에 열이 나고 煩熱하고 斑疹이 나면 아이와 어머니 모두에게 甘露飮을 줄 수 있다. 혹 便血이 있는 사람이라면 牛黃散으로 치료하며 겸하여 肝臟을 편안하게 하고 그 敗熱을 풀어줌이 마땅하니, 열독이 肝을 공격하여 눈에 영향을 미쳐 障翳가 생길 수도 있다. 급히 의사의 치료를 받지 않으면 눈동자에 손상을 미칠 수 있으니 더욱 신중해야 한다. 그런데 이미 돋아났으나 아직 안정되지 못하였을 때에는 다른 여러 사람들과 접촉하는 것을 피해야 하니, 일하는 사람들의 몸에서 나는 악취에 접촉되는 것을 두려워하는 까닭이다. 아직 낫지 않았을 때에는 바람을 쐬지 말아야 하니 그런 즉 딱지가 생기게 된다. 만약 膿疱가 돋아나면 黑丑糞을 태운 채로 瘡에 붙이는 것도 가능하니, 그리하면 빨리 낫고 반흔을 남기지 않는다. 보조적으로 胡荽를 빠뜨리지 말아야 하니, 무릇 능히 汗氣를 제어하고 惡氣를 물리치기 때문이다. 만약 아이가 음식을 먹을 수 있으면 때로 포도를 소량씩 줄 수 있으니, 무릇 능히 소변을 잘 보게 하고 (斑疹의) 순이 잘 배출되게 하는 것과 같은 뜻을 취하는 것이다. 어린아이 斑疹은 본래 태중에 있을 때 熱이 쌓인 것과. 너무 따뜻하게 키워서 胃에 熱이 발생한 것이 기회를 틈타 생긴 것이다.『外臺方』에 이르기를, 胃가 헐면 발진이 생기니 약한 경우에는 붉은 반점이 나타나고 심하면 검은 반점이 나타난다고 하였다. 붉은 반점이 돋아나면 다섯 중 하나는 살고 검은 반점이 돋아나면 열 중 하나는 사니, 그 腑가 熱한즉 疹이 되는데 무릇 熱이 약하기 때문이고, 臟이 熱한즉 瘡이 되는데 무릇 熱이 심하기 때문이다. 옛날에 證色論에 이르기를 큰 것은 陰에 속하고 작은 것은 陽에 속한다고 하였다. 어린 시절부터 병이 많아서 의사를 業으로 삼았다. 최근에 나오는 여러 처방이나 병 치료를 보면 壬申年 겨울에는 눈이 많이 내리지 않았고 기후가 따뜻하여 초봄에 이르러 어린아이가 斑疹을 앓는 것이 많이 보이니, 의사들은 자못 앞서 말한 바와 같이 白虎湯 같은 類로 투여해야 하지만 속으로 말하기를, '白虎湯은 본래 어른을 치료하는 것이다'라고 비웃을 뿐이다. 무릇 孫眞人이 論한 바를 알지 못하고 어른과 어린아이를 치료함에 차이가 없고 다만 이용하는 藥劑의 多少에만 차이가 있을 따름이다. 즉 이는 藥을 사용하는 법을 알지 못하여 실수와 잘못을 많이 저지르게 되는 것이다. 지금 諸家에 널리 알리니, 친히 경험하여 써보고 효과가 있는 것을 바야흐로 갖추어 기록하여 책으로 만든다.

## 약방(藥方)

**升麻散**

治疹疱未出, 疑貳之間, 身熱與傷寒溫疫相似, 及瘡子已出發熱, 並可服之方.

升麻 芍藥 葛根 剉, 炒 甘草 炙. 各一兩

右爲細末, 每二歲兒服二錢. 水一盞, 煎至五分, 去滓, 溫服, 不以時, 日三夜一服.

### 승마산

疹疱가 아직 돋아나지 않는 것을 다스리며, 둘 사이의 구분이 어려운데, 身熱 및 傷寒溫疫과 서로 유사한 경우 및 瘡이 이미 돋아나고 發熱하는 것에도 아울러 가히 복용할 수 있다.

升麻·芍藥·葛根(썰어 볶아서) 甘草(구워서) 각 1냥

위의 약들을 곱게 가루내어 매번 2세의 아이에게는 2돈을 복용시킨다. 물 한 대접을 5푼이 되게 달여 찌꺼기를 제거하고 하고 따뜻하게 복용하는데 시간에 구애받지 않고 3일에 한 번 복용한다.

## 白虎湯

治痘疱·麩疹·斑瘡赤黑, 出不快, 及疹毒餘熱, 並溫熱病中暑氣, 煩躁熱渴方.

石膏 四兩 知母 一兩半, 剉 甘草 炙, 三兩 人參 半兩

右爲細末, 每服二錢, 水一盞, 入粳米二十粒, 同煎至七分, 去滓, 溫服, 不以時. 小兒減半服. 春冬秋寒, 有證亦服, 但加棗煎, 並乳母亦令服之.

### 백호탕

痘疱·麩疹·斑瘡이 赤黑色이면서 시원하게 돋아나지 않는 경우 및 疹毒을 다스리며 아울러 溫熱病 및 더위를 먹어서 煩躁하고 열이 나며 갈증이 나는 경우에도 쓰는 처방이다.

石膏 4냥, 知母(썰어서) 1냥 반, 甘草(구워서) 3냥, 人參 반 냥

위의 약들을 곱게 가루내어 매번 2돈을 복용하는데, 물 한 대접에 쌀 20알을 넣어 함께 달여 7푼이 되게 하고 찌꺼기를 제거하여 시간에 상관없이 따뜻하게 복용한다. 어린아이는 줄여서 반만 복용한다. 봄, 겨울, 가을의 차가운 시절에도 證이 있으면 역시 복용하는데, 다만 대추를 더하여 끓여서 아울러 乳母도 복용케 한다.

## 紫草散

治伏熱在胃經, 暴發痘疱瘡疹, 一切惡候, 不出快, 小便赤澁, 心腹脹滿方.

紫草 去苗, 一兩 甘草 生用, 半兩 木通 去根節, 細剉 枳殼 麩炒, 去瓤 黃芪 各半兩, 炙, 剉

右爲細末, 每服二錢, 水一盞, 煎至六分, 去滓, 溫, 時時呷之.

### 자초산

잠복된 熱이 胃經에 있어 痘疱瘡疹이 갑자기 나타나고 일체의 악성 증후가 나타나면서 시원하게 돋아나지 않고, 소변이 붉고 시원하지 않으며 心腹 부위가 빵빵한 것을 다스리는 처방.

紫草(싹을 제거하여) 1냥, 甘草(생것) 반 냥, 木通(뿌리와 마디를 제거하고 얇게 썰어서)·枳殼(밀기울과 같이 볶아서 속을 긁어내고)·黃芪(굽고 썰어서) 각 반 냥

위의 약들을 곱게 가루내어 매번 2돈을 복용하는데 물 한 대접이 6푼이 되도록 달여 찌꺼기를 제거하고 따뜻하게 하여 때때로 마신다.


## 抱龍圓

治一切風熱·中暑·驚悸, 瘡疹欲出, 多睡咳嗽, 涎盛面赤, 手足冷, 發溫壯, 睡中驚搐搦不寧, 脈洪數, 頭痛嘔吐, 小便赤黃方.

天南星 剉開裏白者, 生爲末, 臘月內, 取黃牛膽汁, 和爲劑, 却入膽內陰乾, 再爲末, 半斤 天竺黃 二兩, 別硏 硃砂 二錢, 硏, 水飛 雄黃 半兩, 硏, 水飛 麝香 好者一錢, 別硏 牛黃 一字, 別硏

右同硏極細末, 甘草水和圓, 雞子大, 窨乾. 二歲兒, 竹葉或薄荷湯化下一圓, 不拘時候. 一方不用牛黃.

### 포룡원

일체의 風熱·中暑·驚悸, 瘡疹이 돋아나려 하는 것, 잠이 많고 기침을 하며 침을 많이 흘리고 얼굴이 붉으며 손발이 찬 것, 체온이 높고 잠자다가 갑자기 경련하며 불안하고 脈이 洪數하고, 머리가 아프고 구토하며 소변이 적황색인 것을 다스리는 처방.

天南星(쪼개어 속이 흰색인 것을 분말로 하여 음력 섣달에 황소의 담즙을 취해 같이 약으로 만든 후 다시 쓸개 안에 넣고 말린 다음 재차 분말로 만든 것) 반 근, 天竺

黃(별도로 갈아서) 2냥, 硃砂(갈아서 물에 뜨는 것) 2돈, 雄黃(갈아서 물에 뜨는 것) 반 냥, 麝香(好者, 별도로 갈아서) 1돈, 牛黃(별도로 갈아서) 2푼 5리

위의 약들을 함께 갈아서 아주 곱게 가루를 내고, 甘草水로 환약을 雞子 크기로 만들어 증기를 쏘여 말린다. 2세의 아이에게는 竹葉 혹 박하 달인 물로 1알을 시간과 계절에 상관없이 복용케 한다. 어떤 처방에는 牛黃을 쓰지 않았다.

### 救生散

治瘡疹膿疱, 惡候危困, 陷下黑色方.

獖猪血 臘月內, 以新瓦罐子盛, 掛於屋東山陰乾, 取末一兩 馬牙硝 一兩, 研 硼砂 研 硃砂 水飛 牛黃 研 龍腦 研 麝香 各一錢, 別研

右同研極細, 每二歲兒, 取一錢, 新汲水調下. 大便下惡物, 瘡疱紅色爲度, 不過再服, 神驗無比.

### 구생산

瘡疹과 膿疱가 악성 증후로 위태하고 속으로 함몰되어 검은색이 된 것을 다스리는 처방.

獖猪血(음력 섣달에 새 항아리에 가득 담고 동쪽 산을 향한 처마에 매달아 말린 것) 1냥, 馬牙硝(갈아서) 1냥, 硼砂(갈아서) · 硃砂(물에 띄워서) · 牛黃(갈아서) · 龍腦(갈아서) · 麝香(별도로 갈아서) 각 1돈

위의 약들을 함께 아주 곱게 갈고 매번 2세의 아이에게는 1돈의 양을 새로 길은 물로 먹게 한다. 대변에 악취가 나는 것이 섞여 있고 瘡疱가 황색인 경우인 것을 기준 삼아 두 번 복용할 필요가 없으니 그 효과의 뛰어남이 비할 바가 없다.

### 牛李膏

治瘡疹痘疱惡候, 見於皮膚下不出, 或出而不長, 及黑紫內陷, 服之卽順, 救危急候. 愚小年病此, 危惡殆極, 父母已不忍視, 遇今太醫丞

錢公乙, 下此藥得安, 因懇求眞法, 然此方得於世甚久, 惟於收時不知早晚, 故無全效, 今並收時載之, 學者宜依此方.

牛李子 九月後取, 研, 絹濾汁, 不以多少, 於銀石器中熬成膏, 可圓. 每膏二兩, 細研好麝香, 入半錢

右每二歲兒, 服一圓, 如桐子大, 漿水煎, 杏膠湯化下. 如瘡疱紫黑內陷者, 不過再服, 當取下惡血及魚子相似, 其已黑陷於皮下者, 卽紅大而出, 神驗.

### 우이고

瘡疹痘疱의 악성 증후로가 피부 밑에 보이지만 돋아나지는 않는 것, 혹은 돋아났으나 오랫동안 지속되지 않는 것 및 흑자색으로 안으로 함몰된 것을 다스리니, 이를 복용하면 순하게 되어 위급한 증후를 구할 수 있게 된다. 소년이 이 병을 앓아 극도로 위험하게 되어 부모가 차마 눈뜨고 보지 못할 상태였으나 지금 太醫丞 錢乙이 약으로 치료하였으니, 간절히 眞法을 알려주기를 요청하였다. 이 처방이 세상에 나오기는 매우 오래되었으나 사용해야 할 적절한 시기를 알지 못하여 온전한 효과를 얻기 어려웠다. 지금 아울러 사용하는 시기를 실어두니, 학자는 이 처방에 의거함이 마땅하다.

牛李子(9月 이후에 채취하여, 갈아서 비단으로 그 즙을 여과하여, 적당량을 銀石器에 담아 쪄서 고약을 만들고 환약을 만듦)

위의 약은 매번 2세의 아이에게 1알을 복용시키는데, 오동나무씨 크기로 식촛물로 달여 杏膠湯으로 마신다. 만약 瘡疱가 자흑색으로 안으로 함몰되면 다시 복용하지 않아도 마땅히 물고기 알과 비슷한 惡血을 배설하게 되며 그 이미 피부 밑에 흑색으로 함몰한 것은 곧 홍색으로 커져서 돋아나게 되니 그 효과가 뛰어나다.

### 玳瑁散

治瘡疹熱毒內攻, 紫黑色, 出不快.

生玳瑁 水磨濃汁一合, 獖猪心一個, 從中取血一皂子大, 同硏

右以紫草嫩茸濃汁煎湯調, 都作一服.

### 대모산

瘡疹 열독이 속으로 퍼져서 紫黑色이 되고 돋아나는 것이 시원하지 않은 것을 다스린다.

生玳瑁(물에 갈아서 진한 즙을 내고, 거세한 돼지의 심장 하나를 그 속의 피를 쥐엄나무열매 크기로 취해서 같이 간 것)

위의 약들을 紫草의 어린 싹의 농축즙을 달여 타서 마시는데, 모두 한 번에 복용한다.

## 利毒圓

治瘡疹欲出前, 胃熱發溫壯, 氣麤腹滿, 大小便赤澁, 睡中煩渴, 口舌乾, 手足微冷, 多睡, 時嗽涎實, 脈沈大滑數, 便宜服之方.

大黃 半兩 黃芩 去心 靑黛 各一錢 膩粉 抄一錢 檳榔 生牽牛 取末. 各一錢半 大靑 一錢 龍腦 硏 硃砂 各半錢, 硏

右杵硏爲細末, 麵糊爲圓, 如黃米大, 每二歲兒服八圓, 生薑蜜水下, 不動再服. 量兒大小虛實加減.

### 이독원

瘡疹이 돋아나려 하기 전에 胃가 熱이 있어 몸에 열이 나고, 숨이 거칠고 배가 빵빵하며 대소변이 붉고 시원하지 않으며, 잠자는 중에 煩渴하고, 입과 혀가 건조하고 수족이 약간 차며 잠이 많고 때때로 기침하고 침이 가득하며 脈이 沈大滑數한 것을 다스리니, 편리하게 복용할 수 있는 처방이다.

大黃 반 냥, 黃芩(심지를 제거하여)·靑黛 각 1돈, 膩粉(1돈만큼 숟가락으로 떠서)·檳榔·生牽牛(가루내어) 각 1돈 반, 大靑 1돈, 龍腦(갈아서)·硃砂(갈아서) 각 반 돈

위의 약들을 곱게 가루를 내어 밀가루풀로 환약을 쌀알 크기로 만든다. 매번 2세의 아이에게 8알을 복용시키는데 생강과 꿀을 넣은 물로 마시며 변화가 없으면 다시 복용케 한다. 아이의 성장정도와 虛實을 헤아려 가감한다.

## 如聖湯

治咽喉一切疼痛, 及瘡疹毒攻, 咽喉腫痛有瘡, 不能下乳食方.

桔梗 剉 甘草 生用 惡實 微炒. 各一兩 麥門冬 去心, 半兩

右爲細末, 每二歲兒服一錢, 沸湯點, 時時呷服, 不以時.

### 여성탕

목구멍의 일체 통증 및 瘡疹의 毒이 침범하여, 인후가 붓고 아프고 瘡이 생겨 젖을 먹을 수 없는 것을 다스리는 처방.

桔梗(썰어서)·甘草(생것)·惡實(약간 볶아서) 각 1냥, 麥門冬(심지를 제거하여) 반 냥

위의 약들을 곱게 가루내어 매번 2세의 아이에게 1돈을 복용시키는데 끓어 넘칠 때까지 끓여 때때로 마신다.


## 甘露飮

解胃熱, 及瘡疹已發, 餘熱溫壯, 齦齒宣腫, 牙痛不能嚼物, 饑而不欲食, 煩熱身面黃, 及病瘡疱, 乳母俱可服之.

生乾地黃 切, 焙 熟乾地黃 切, 焙 天門冬 去心 麥門冬 去心 枇杷葉 去毛 黃芩 去心 石斛 去根, 剉 枳實 麩炒, 去瓤 山茵陳葉 各一兩, 去土

右爲散, 每服二錢, 水一盞, 煎至七分, 去滓溫服, 不以時候, 量力與服.

## 감로음

胃의 熱을 풀어주며, 瘡疹이 이미 돋아난 것이나 餘熱로 몸이 뜨겁고 잇몸이 부어오르며 치통으로 음식을 씹을 수 없는 것이나 굶주려 식욕이 사라진 것, 煩熱하고 몸과 얼굴이 누른 것 및 瘡疱病에, 젖먹이와 어머니가 모두 복용할 수 있다.

生乾地黃(잘라 불에 쬐어 말려서)·熟乾地黃(잘라 불에 쬐어 말려서)·天門冬(심지를 제거하여)·麥門冬(심지를 제거하여)·枇杷葉(털을 제거하여)·黃芩(심지를 제거하여)·石斛(뿌리를 제거하고 썰어서) 枳實(밀기울과 같이 볶아서 속을 긁어내고) 山茵陳葉(흙을 털어내고) 각 1냥

위의 약들을 가루로 만들어 매번 2돈을 복용하는데, 물 한 대접이 7푼이 되게 달여 찌꺼기를 버리고 따뜻하게 복용하는데, 시간과 계절에 구애받지 않고 아이의 힘을 헤아려 복용시킨다.


## 神仙紫雪

治大人小兒, 一切熱毒, 胃熱發斑, 消痘疱,·麩疹, 及傷寒熱入胃發斑, 並小兒驚癎涎厥, 走馬急疳·熱疳·疳黃·疳瘦, 喉痺腫痛, 及瘡疹毒攻咽喉, 水漿不下方.

黃金 一伯兩 寒水石 石膏 各三斤 犀角 屑 羚羊角 各十兩, 屑 玄參 一斤 沈香 鎊 木香 丁香 各五兩 甘草 八兩 升麻 六兩 皆咬咀

右以水五斗, 煮金至三斗, 去金不用, 入諸藥再煎至一斗, 濾去滓, 投上好芒硝二斤半, 微火煎, 以柳木篦攪勿停手, 候欲凝, 入盆中, 更下硏硃砂, 眞麝香各三兩, 急攪勻, 候冷貯於密器中, 勿令見風. 每服一錢, 溫水化下, 小兒半錢一字. 咽喉危急病, 捻少許乾嚥之, 立效.

## 신선자설

어른과 어린아이의 일체의 열독, 胃의 熱로 斑疹이 돋아나는 것을 다스리고,

痘疱・麩疹 및 傷寒으로 熱이 胃에 들어가 斑疹이 생기는 것을 제거한다. 아울러 어린아이의 驚癎涎厥, 走馬急疳・熱疳・疳黃・疳瘦, 喉痺腫痛 및 瘡疹의 독이 인후를 침범하여 물을 잘 삼키지 못하는 것을 다스리는 처방.

黃金 100냥, 寒水石・石膏 각 3근, 犀角(가루내어)・羚羊角(가루내어) 각 10냥, 玄參 1근, 沈香(깎아서)・木香・丁香 각 5냥, 甘草 8냥, 升麻(모두 입으로 씹어서) 6냥

위의 약들을 물 5되로 3되가 되도록 金을 끓이고, 金은 제거하고 사용하지 않으며 여러 약을 넣고 다시 달여 1되가 되게 하여 걸러서 찌꺼기를 버리고 좋은 芒硝 2근 반을 넣어 약한 불로 달인다. 버드나무 막대로 손을 쉬지 말고 저어서 응고되기를 기다려 그릇에 넣고, 다시 硃砂・眞麝香 간 것을 각 3냥씩 넣고 급히 고르게 섞어 식기를 기다려 밀봉용기에 저장하고 바람에 닿지 않게 한다. 매번 1돈을 더운물로 복용하는데 어린아이에게는 반 돈 2푼 5리를 먹인다. 인후의 위급한 병에는 소량을 갈아 마른 채로 삼키면 즉시 효과가 있다.

## 調肝散

散肝臟邪熱, 解散斑疹餘毒, 服之瘡疹不入眼目.

犀角 屑, 一分 草龍膽 半分 黃蓍 半兩, 剉炙 大黃 一分, 炒過 桑白皮 一分, 炙剉 鉤藤鉤子 一分 麻黃 一分, 去根節 石膏 別研 瓜蔞實 各半兩, 去瓤皮 甘草 一分, 炙

右爲散, 每服二錢, 水一盞, 煎至五分, 去滓溫服, 量兒大小加減, 不以時候

### 조간산

肝臟의 邪熱을 제거하고 斑疹의 餘毒을 풀어주며, 복용하여 瘡疹이 눈에 들어가지 못하게 한다.

犀角(가루내어) 1푼, 草龍膽 반 푼, 黃芪(썰어 구워서) 반 냥, 大黃(많이 볶아서) 1푼, 桑白皮(구워 썰어서) 1푼, 鉤藤鉤子 1푼, 麻黃(뿌리와 마디를 제거하여) 1푼,

石膏(별도로 갈아서)·瓜蔞實(속을 긁어내고 껍질을 제거하여) 각 반 냥, 甘草(구워서) 1푼

위의 약들을 가루로 만들어 매번 복용할 때 2돈에 물 한 대접을 넣어 달여서 5푼에 이르면 찌꺼기를 버리고 따뜻하게 복용한다. 아이는 성장정도를 헤아려 가감하되, 시간과 계절에 관계치 않는다.

## 護目膏

治疹痘出後, 卽須愛護面目, 勿令沾染. 欲用胡荽酒噴時, 先以此藥塗面上, 然後方可以胡荽酒噴四肢. 大人小兒有此, 悉宜用之方.

黃蘗 一兩, 去皮剉  綠豆 一兩半, 揀淨  甘草 四兩, 剉, 生用

右爲細末, 以生油調爲膏, 從耳前眼眶, 並厚塗目三五遍, 上塗面後, 可用胡荽酒微噴, 勿噴面也. 早用此方塗面, 卽面上不生疹痘, 如用此方塗遲, 縱出亦少.

### 호목고

疹痘가 돋아난 후에는 곧 모름지기 얼굴과 눈을 보호해야 하니 물에 젖게 해서는 안 된다. 胡荽酒를 뿜어 사용하고자 할 때에는 먼저 이 약을 얼굴에 바르고 그 후에 胡荽酒로 사지에 뿜는다. 어른과 어린아이에게 이것이 있으면 모두 이용할 수 있는 처방이다.

黃蘗(껍질을 제거하고 썰어서) 1냥, 綠豆(깨끗한 것을 골라서) 1냥 반, 甘草(썰어서, 생것) 4냥

위의 약들을 곱게 가루내어 기름을 타서 고약을 만들고 귀 앞에서부터 눈자위를 따라 꼼꼼히 두껍게 3~5차례 눈 주위에 바른다. 위로 얼굴에 바른 후에 胡荽酒를 약간 뿌리는데 얼굴에는 뿌리지 않는다. 이 처방을 일찍 얼굴에 바르면 얼굴에 疹痘가 생기지 않고, 이 처방을 바르는 것을 늦더라도 따라 발생하는 疹豆가 적어진다.

## 胡荽酒方

治斑痘欲令速出, 宜用此.

胡荽 三兩

右細切, 以酒二大盞, 煎令沸, 沃胡荽, 便以物合定, 不令氣出, 候冷去滓, 微微從頂已下噴背及兩脚·胸腹令徧, 勿噴頭面

### 호유주방

斑痘를 다스리니, 빨리 나타나게 하고자 할 때 이 처방을 쓴다.

胡荽 3냥

위의 약들을 가늘게 잘라서 술 두 그릇으로 달여서 끓이고, 胡荽에 물을 붓고 뚜껑을 닫아 김이 새지 않게 한다. 식기를 기다려 찌꺼기를 버리고 미미하게 정수리에서부터 그 아래로 등 및 양다리·가슴과 배에 뿜어 두루 미치게 하되 머리와 얼굴에는 뿜지 않는다.


治瘡疹陽毒入胃, 便血, 日夜無節度, 腹痛啼哭: **牛黃散方**

鬱金 一兩  牛黃 一錢

右硏爲末, 每二歲兒, 服半錢, 以漿水半盞, 煎至三分, 和滓溫服. 大小以此增減之, 日二服.

瘡疹으로 陽毒이 胃를 침범하여 便血이 밤낮으로 계속 나고, 배가 아파 우는 것을 다스리는 처방 : **우황산방**

鬱金 1냥, 牛黃 1돈

위의 약들을 갈아서 가루로 만들어 매번 2세 된 아이에게는 반 돈을 먹이는데, 식촛물 반 대접이 3푼이 되게 달여서 찌꺼기와 같이 따뜻하게 복용한다. 아이의 성장정도에 따라 증감하고, 하루에 두 번 복용한다.

## 蛇蛻散

治斑疹入眼, 翳膜侵睛成珠子方.

馬勃 一兩　皂莢子 二七個　蛇退皮 全者一條

右入小罐子內, 封泥燒, 不得出煙, 存性. 研爲末, 溫水調下一錢, 食後.

### 사태산

斑疹이 눈으로 들어가 翳膜이 눈동자를 침범하여 구슬 같은 덩어리를 이룬 것을 다스리는 처방.

馬勃 1냥, 皂莢子 2~7개, 蛇退皮(전체를 사용) 1개

위의 약들을 작은 두레박에 넣고 진흙으로 밀봉하여 태워서 연기가 나오지 못하게 하여 약성만 남을 정도로 태운다. 갈아서 가루를 만들고 더운물에 타서 1돈을 식후에 먹는다.


## 眞珠散

治斑疱瘡疹入眼疼痛, 翳膜眼赤羞明方.

瓜蔞根 一兩　蛇退皮 全炙, 一錢

右爲末, 用羊子肝一枚, 劈開, 去筋膜, 摻入藥二錢, 用麻縷纏定, 以米泔內煮熟, 任意與喫. 如少小未能喫羊肝, 以熟羊肝硏和爲圓, 如黃米大, 以生米泔下十圓, 乳頭上與亦可. 日三服

### 진주산

斑疱瘡疹이 눈으로 들어가 疼痛하고 翳膜이 생기고, 눈이 붉고 부시는 증상을 다스리는 처방.

瓜蔞根 1냥, 蛇退皮(통째로 구워서) 1돈

위의 약들을 가루로 만들어, 羊의 肝 1줄기를 잘라서 筋膜을 제거한 후 藥 2

돈에 같이 집어넣어, 삼베실을 써서 얽어매고, 쌀뜨물에 넣고 푹 끓여서 임의로 마신다. 만약 어려서 아직 羊肝을 먹을 수 없으면 익힌 羊肝을 갈아서 함께 환약을 쌀알 크기로 만들어 생쌀뜨물로 10알을 먹는데, 젖꼭지 위에 발라주는 것도 역시 가능하다. 하루에 세 번 복용한다.

# 찾아보기(처방명·약재명)

## ㄱ

訶黎勒  174, 175
訶子  126, 218, 219
訶子肉  165, 166, 186
葛根  127, 240
蝎  150, 151
蝎尾  121, 122, 128, 134, 145, 146, 153
蝎梢  187
甘桔湯  40, 67, 68, 129, 200
甘露散  141
甘露飮  238, 246
甘露飮子  200, 207
甘草  124, 125, 126, 127, 129, 130, 131, 134, 140, 141, 143, 153, 154, 155, 156, 158, 159, 162, 163, 166, 168, 178, 179, 184, 185, 186, 188, 189, 202, 203, 204, 205, 207, 208, 209, 213, 214, 215, 216, 217, 218, 219, 221, 223, 224, 228, 240, 241, 242
羌活  123, 129, 159, 160, 188, 196, 213, 214
羌活膏  159, 197
僵蠶  217
薑黃  212, 213
乾葛  131, 172, 188, 202, 217, 218
乾蝎  150, 160, 167
乾薑  134, 223, 224
乾山藥  124, 129, 130
乾蟾  150, 151
乾蟾頭  169, 170
乾漆  115, 143, 144, 173, 174
乾蚯蚓  212
牽牛  132, 141, 143, 147, 152, 184, 189, 245
輕粉  131, 132, 136, 143, 145, 148, 152, 160, 173, 176, 187, 199
桂  216, 217

桂府白滑石　167
桂枝　217
雞頭圓　215
雞舌香　160
苦楝根　144
苦楝根皮　175
苦楝子　169
高良薑　183
穀精草　214
瓜蔞　208, 209
瓜蔞根(栝蔞根)　133, 203, 209, 251
瓜蔞實　248, 249
瓜蔞湯(括蔞湯, 括蔞湯, 栝蔞湯, 苦蔞湯)　50, 51, 57, 96, 97, 133
瓜蒂　143, 144
藿香葉　126, 127, 156, 160, 162, 163, 218
官桂　166, 223, 224
貫衆　155
救生散　238, 243
鉤藤　122, 153, 212, 213
鉤藤膏　212, 213
鉤藤鉤子　178, 208, 209, 248
鉤藤飮子　153, 196, 197
橘連圓　171
橘皮　76
金箔　149, 220
金箔圓　149
金星石　156
金牙石　144, 156
金液丹　196, 197, 224
金銀花　122, 133, 146, 173
金華散　173
桔梗　129, 130, 179, 188, 203, 246
桔梗湯　116

### ㄴ

蘿蔔子　218, 219
糯米　125, 132, 227
亂髮　219, 220
蘭香散　68, 70, 136
蘭香葉　136
南木香　164
南陽圓　142
藍根散　205
蘆薈　135, 139, 143, 144, 169, 170, 171, 187
綠豆　249
綠豆粉　158, 159
綠礬　174, 175
腦麝　143, 144, 145, 149, 150
腦子　110, 111, 158, 159
雷丸　170, 171
磠砂　115

### ㄷ

丹參　215
膽礬　174, 175
膽礬圓　174
當歸　123, 130, 166, 213, 214, 215, 216, 217
當歸散　130, 166
代赭石　137, 138
大乾蟾　151
大蘆薈圓　170
大豆黃卷　155
大惺惺圓　144
大棗　174, 175

大靑　245
大靑膏　40, 48, 49, 57, 58, 59, 62, 63, 96, 121
大靑龍湯　41
大梔子仁　211
大胡黃連圓　169
大黃　69, 71, 156, 161, 173, 180, 185, 186, 189, 208, 209, 213, 214, 215, 216, 236, 238, 245, 248
大黃瓜　139
大黃圓　40, 58, 104, 105, 185, 189
玳瑁　221
玳瑁散　238, 244
塗顖法　96, 128
導赤散　42, 43, 44, 45, 46, 47, 48, 106, 107, 125
桃符湯　152
桃枝圓　152
銅靑　136
豆卷散　155
豆蔲　76, 135, 164, 166, 167
豆蔲散　167
豆蔲肉　160
豆蔲香連圓　164
豆豉　211
燈花　139

## ㅁ

馬勃　251
馬牙硝　129, 130, 243
馬屁勃　209
麻黃　98, 99, 150, 153, 160, 177, 184, 185, 188, 208, 209, 217, 235, 237, 248
麻黃湯　67, 184
硵砂　187
麥冬湯　160
麥門冬　110, 111, 129, 130, 159, 162, 163, 207, 215, 216, 246, 247
麥煎散　110
鳴蟬　215, 216
母猪糞　145
牡丹皮　124
牡蠣　181
木瓜　188
木瓜圓　61, 188
木鱉子仁　212, 213
木賊　213, 214
木通　125, 126, 205, 213, 214, 215, 216, 241, 242
木香　76, 127, 134, 135, 143, 160, 164, 165, 166, 168, 170, 171, 176, 188, 189, 212, 213, 218, 219, 221, 222, 247, 248
木香圓　66, 69, 70, 72, 134
木猪苓　223, 224
沒石子　166
沒石子圓　166
沒藥　212, 213
蕪荑散　115, 174

## ㅂ

朴消　221, 222
舶上硫黃　167, 224, 225
薄荷　132, 133, 135, 140, 141, 143, 144, 148, 149, 150, 151, 152, 157, 158, 160,

161, 178, 187, 188, 203, 227, 242
薄荷葉　128, 203
半夏　131, 132, 147, 149, 152, 156, 157, 172, 178, 179, 227, 228
半夏圓　98, 99
半夏麴　162, 163
防己圓　116
防風　122, 123, 126, 127, 129, 149, 153, 156, 157, 160, 188, 203, 213, 214, 216, 217
坏子胭脂　122, 123, 210, 211
白甘遂　133
白粳米　208
白牽牛　145, 146
白麵　187
白蕪荑　143, 144, 163, 168, 169, 170, 171, 174
白蕪荑湯　144
白礬　128, 137, 210, 211
白餠子　49, 60, 67, 68, 73, 74, 75, 76, 110, 111, 113, 114, 117, 118, 131
白茯苓(白茯笭)　124, 127, 129, 130, 203, 216, 217, 218, 223, 224
白附子　122, 148, 149, 159, 160, 164, 167, 227
白附子香連圓　163
白粉散　68, 70, 136
白祥圓　53, 55, 56, 106
白玉散　79, 140
白圓子　196
白芍藥　130
白丁香　187
白朮　127, 134, 162, 168, 203, 217, 218, 223, 224

白朮散　59, 62, 70, 72, 107, 108, 117, 127, 198
白土　140
白虎湯　110, 111, 200, 208, 236, 238, 239, 241
白花蛇　160
白滑石　176
白僵蠶　150, 151, 153, 160, 167
白芨　136
白蒺藜　213, 214
白褊豆　217, 218
百部　177
百部圓　177
百祥圓　53, 67, 68, 104, 105, 142
范文正宅　225
蘖墨散　219
鱉甲　139
補脾散　116, 126
補脾藥　101
補肺散　113, 114, 125
補肺阿膠散　41
補肺湯　116
伏龍肝　219
服升麻葛根湯　199
茯笭　25, 28, 110, 111, 149, 162, 188
封法　96
蓬莪茂　213
釜下墨　219, 220
附子理中圓　224
粉霜　145, 146, 171, 187
粉紅圓　52, 54, 122
獖猪血　243
不灰木　156
硼砂　145, 146, 187, 243

枇杷葉　207, 246, 247
砒霜　171
檳榔　135, 137, 143, 161, 188, 189, 245

## ㅅ

使君子圓(史君子圓)　51, 97, 101, 112, 113, 186
使君子(史君子)　163, 174, 175, 186, 187

沙苑蒺藜　213, 214
瀉肝丸　114
瀉白散　40, 41, 44, 67, 68, 124
瀉脾散　126
瀉心湯　42, 108, 109, 130
瀉淸圓　40
瀉靑圓　40, 43, 44, 45, 46, 47, 93, 94, 98, 99, 106, 107
瀉靑圓方　123
瀉肺散　124
瀉肺湯　93, 94
瀉黃散　43, 44, 79, 126
蛇退皮　251
蛇皮　209
蛇黃　144, 145, 146, 150, 151
蛇黃圓　146
蛇蛻散　251
麝蟾圓　151
麝香(麝)　21, 100, 103, 121, 122, 128, 133, 135, 143, 144, 146, 150, 151, 153, 154, 158, 160, 163, 168, 169, 170, 171, 172, 173, 188, 189, 206, 210, 211, 220, 242, 243, 244, 247, 248
麝香當門子　221, 222

麝香圓　117, 118, 143
山茰肉　124
山茵陳葉　207, 246, 247
山梔子仁　123, 126, 127
散肺瀉白散　41
酸棗仁　216, 217
三聖圓　146
三黃圓　130, 180
桑白皮　124, 208, 209, 248
生薑湯　227
生乾地黃　207, 213, 214, 216, 246, 247
生玳瑁　245
生玳瑁屑　220
生梅花腦子　206, 207
生犀　131, 149, 150, 208, 209, 213, 214, 221
生犀角　57, 161
生犀磨汁　185
生犀散　43, 44, 108, 109
生烏犀屑　220
生牛黃　100
生地黃　125, 126, 181
犀角(犀)　21, 100, 247, 248
犀角屑　221, 222
犀角圓　161
黍粘子　125
石膏　126, 127, 141, 162, 163, 208, 209, 221, 222, 241, 247, 248, 249
石膏湯　110, 112, 113
石斛　207, 246, 247
石菖蒲　215
宣風散　51, 53, 56, 143
蟬殼　143, 150, 151, 153, 210, 213, 214
蟬花　153

蟬花散　153
蟬蛻　182, 188
蟬蛻散　182
蟾灰　144
蟾酥　171
惺惺散　199, 201, 203
惺惺圓　103, 104
細墨　176, 177
細辛　203
小惺惺圓　145
小柴胡湯　199, 228
小猪兒尾尖　206
小靑圓　147
小香連圓　165
小紅圓　147
小黃圓　147
少紫雪　236, 238
消堅圓　176
消毒散　200, 203
消石　221, 222
消積圓　73, 111, 112, 117, 118, 136
續隨子　135
松子仁　177
水銀　112, 113, 133, 145, 146, 148, 150, 158, 172, 173, 183, 184, 199
水銀砂子　148, 150, 176, 177
熟乾地黃　207, 213, 214, 246, 247
熟地黃　124, 159
升麻　129, 202, 221, 222, 236, 240, 247, 248
升麻葛根湯　200, 201, 202
升麻散　238, 240
柴胡　139, 188, 228
柴胡根　131

新綠豆　204
神仙紫雪　247

ㅇ

牙硝　69, 71, 187
阿膠　125, 142
阿膠散　67, 68, 98, 99, 106, 107, 108, 125
惡實　246
安息香　220
安息香膏　221
安神圓　49, 68, 70, 129
安神丸　78
安蟲散　73, 74, 137
安蟲圓　173
夜明砂　175
凉驚圓　47, 48, 52, 54, 93, 94, 106, 107, 122
羊肝散　182
羊子肝湯　182
如聖圓　70, 72, 163
如聖湯　129, 236, 238, 246
延胡索　153, 181, 182
軟金丹　152
鉛　133
捻頭散　181
捻頭湯　182
羚羊角　183, 216, 247, 248
羚羊角屑　221, 222
羚羊角圓　216
五靈脂　150, 151, 211
五福化毒丹　159
五色圓　133
五苓散　196, 197, 223

烏梅肉　136, 137, 172
烏蛇肉　128
烏蛇梢肉　121, 122
烏藥散　183
蜈蚣　128
玉露散　65, 103, 104, 141, 200
玉餠子　131
溫驚圓　58, 122
溫白圓　166, 196, 197
溫中圓　168
硇砂　69, 71, 115, 152, 176, 177
浴法　96
浴體法　49, 81, 82, 128
龍骨(龍)　100, 103, 171
龍骨散　171
龍腦　21, 122, 123, 129, 130, 140, 144, 146, 149, 150, 151, 156, 160, 171, 187, 198, 206, 220, 243, 245
龍腦散　156
龍膽　123
龍粉圓　172
龍齒　149
又牛黃膏　158
牛蒡子　203
牛李膏　53, 55, 104, 105, 142, 243
牛李子　142, 244
牛黃　103, 110, 111, 122, 128, 143, 144, 145, 149, 150, 151, 160, 220, 236, 238, 242, 243, 250
牛黃膏　100, 122, 140
牛黃圓　108, 109, 117, 118, 141
禹餘粮　156
郁李仁　145, 146, 160, 161
郁李仁圓　160

鬱金　146, 158, 159, 250
雄黃　133, 140, 141, 144, 149, 151, 154, 158, 160, 173, 174, 220, 242, 243
雄雞頭　215, 216
元參　159
魏香散　213
楡仁　170
硫黃　112, 113, 183, 184, 225, 226
肉桂　184, 185
銀箔　220
銀砂圓　145
銀星石　156
銀液圓　148
銀州柴胡　178, 179
二氣散　183
二聖圓　165
利驚圓　50, 132
利毒圓　245
理中圓　223
異功散　162, 196, 197
膩粉　147, 188
益脾散　113, 114
益黃散　44, 47, 48, 58, 60, 61, 62, 63, 65, 66, 69, 70, 72, 73, 74, 80, 97, 101, 106, 107, 110, 126
人參(人蔘)　127, 130, 134, 149, 153, 159, 160, 161, 162, 163, 166, 168, 178, 179, 188, 203, 208, 215, 216, 217, 218, 219, 220, 221, 223, 224, 228, 241
人參生犀散　179
人牙　206
一物瀉心湯　109

## ㅈ

磁石  221, 222
紫霜圓  75, 76, 137
紫雪  200, 221
紫蘇子  218, 219
紫蘇子散  218
紫草  241, 242
紫草散  177, 238, 241
紫草茸  178, 205
芍藥  188, 202
梓州厚朴  157
猪懸蹄甲  182
赤茯苓(赤茯笭)  159, 160, 178, 179
赤石脂  137, 138, 215, 224, 225
赤石脂散  219
赤芍藥  131, 183, 214, 217
全蝎  128, 149, 217
全蝎散  217
翦刀股圓  150
前胡  179, 188
丁香  76, 126, 136, 137, 160, 167, 172, 176, 187, 221, 222, 247, 248
丁香散  110, 111
定粉  171, 172, 187
葶藶圓  67, 68, 184
齊州半夏  212
調肝散  208, 248
調中圓  58, 72, 73, 134
皂角子  209
皂莢子  251
朱砂(硃砂)  121, 122, 123, 128, 129, 130, 133, 135, 140, 144, 145, 147, 148, 149, 150, 151, 220, 221, 222, 242, 243, 245, 247, 248
竹葉湯  100, 110, 111
地骨皮  124, 131, 178, 179, 188
地骨皮散  178
地黃散  213
地黃圓  43, 44, 45, 46, 47, 63, 64, 68, 69, 70, 94, 97, 98, 124, 215
枳殼  188, 205, 207, 241, 242
枳實  161, 174, 175, 246, 247
止渴乾葛散  117, 118
止汗散  78, 138
知母  178, 179, 208, 241
眞珠(珍珠, 珠)  21, 100, 160
眞阿魏  213
眞赤石脂  219
眞珠散  251
眞珠圓  176
秦艽  178
秦艽散  178
辰砂  144, 145, 146, 149, 150, 154, 160, 168
辰砂圓  150
鎭心圓  148
陳橘皮  171, 172
陳粟米  212
陳皮  126, 130, 143, 162, 186

## ㅊ

菖蒲圓  215
天南星(南星, 大天南星)  122, 123, 131, 132, 147, 148, 149, 150, 154, 155, 156, 157, 167, 180, 210, 217, 227, 242
天麻  121, 122, 128, 150, 153, 159, 160,

167, 188, 217
天門冬　159, 207, 215, 246, 247
天竺黃　110, 111, 121, 122, 123, 132, 141, 150, 151, 152, 154, 242, 243
天台烏藥　183
川甜硝　158
川苦楝　181, 182
川芎　123, 153, 159, 160, 188, 189, 203, 215, 216, 217
川大黃　123, 139, 152, 160, 161
川附子　160
川黃連　135, 163, 165
川楝子　137
鐵粉　145, 146, 148, 149, 151
鐵粉圓　98, 99, 107, 108, 147
甜硝　140, 159
甜葶藶　184
青橘皮　170, 171, 218, 219
青金膏　117
青金丹　187
青黛　121, 122, 128, 132, 135, 143, 144, 147, 152, 159, 169, 186, 187, 236, 238, 245
靑州白圓子　227
靑皮　126, 139
靑蛤粉　156
靑礞石　144, 151
嚔驚圓　106, 107
草龍膽　122, 143, 172, 208, 209, 248
縮砂仁　136, 137
取霜　147
沈香　160, 221, 222, 247, 248

## ㅌ

塌氣圓　58, 59, 75, 76, 77, 134
澤瀉　124, 223, 224

## ㅍ

巴豆　50, 69, 71, 115, 131, 132, 136, 137, 138, 147, 158, 161, 162, 169, 175, 176, 235, 237
巴豆霜　152, 173, 174, 176, 177
板藍根　155, 205
八正散　97
敗毒散　188
褊銀圓　67, 68, 98, 99, 116, 157
抱龍圓　102, 103, 104, 105, 154, 242
蒲扇灰　138
必勝膏　103, 104, 142

## ㅎ

下地黃　93
蝦蟆　135, 163
蝦蟆灰　175
鶴蝨　137
鶴虱　170, 171
寒水石　129, 130, 140, 141, 156, 158, 221, 222, 247, 248
漢防己　184
海螵蛸　136
杏仁　125, 137, 138, 142, 177, 179, 180, 184, 185, 218, 219
香瓜圓　78, 110, 117, 139

香附子　183
香銀圓　172
玄參　213, 214, 221, 222, 247, 248
荊芥穗　203
好臘茶　145, 146
好墨　158
好乳香　212, 213
好醋　174, 175
琥珀　220
胡粉　137
胡椒　134
胡黃連　135, 139, 143, 163, 168, 169, 170, 171
胡黃連麝香圓　168
胡黃連圓　66, 67, 69, 70, 72, 79, 109, 135
胡荽　204, 250
胡荽酒　204
虎脛骨　216
虎杖　181
虎杖散　181
護目膏　249
紅芽大戟　142
和中散　217

花火膏　78, 139
滑石　131, 132, 140, 160, 161, 167, 221, 222
黃芩　110, 111, 125, 126, 129, 173, 180, 185, 186, 188, 207, 217, 228, 245, 246, 247
黃金　221, 222, 247, 248
黃丹　173
黃連　130, 131, 139, 161, 164, 165, 166, 168, 169, 170, 171, 172, 173, 174, 175, 180, 213, 214
黃明膠　176, 177
黃柏　139
黃蘗　147, 152, 165, 173, 200, 204, 214, 219, 220, 249
黃蘗膏　204
黃芪(黃耆, 黃蓍)　181, 205, 208, 209, 215, 216, 217, 218, 241, 242, 248
黃芪散　181
厚朴　157, 186
黑附子　224
黑鉛　158

## 역자약력

**안홍식**
경희대학교 한의과대학 | 청담아이누리한의원 원장

**오현성**
경희대학교 한의과대학 | 청담아이누리한의원 원장

**유은경**
경희대학교 한의과대학 | 경희대학교 한의과 대학원 | 청담아이누리한의원 원장

**황만기**
경희대학교 한의과대학 | 경희대학교 한의과 대학원 | 연세대학교 심리학과 대학원 | 청담아이누리한의원 원장

**김시혜**
경희대학교 한의과대학 | 경희대학교 한의과 대학원 | 청담아이누리한의원 원장

---

### 原文對譯 小兒藥證直訣
### 소아약증직결

2002년 11월 5일 인쇄
2002년 11월 15일 발행

저자 • 전 을(錢乙)
역자 • 안홍식 · 오현성 · 유은경 · 황만기 · 김시혜
(청담아이누리한의원)
추천 • 김덕곤(경희대 한의과대학 교수)
발행인 • 이 재 연
발행처 • 여강출판사

121-856
서울시 마포구 신수동 340-1
전화 • 02) 3274-0037~8
전송 • 02) 3274-0039
이메일 • saenalbk@kornet.net
등록 • 제10-1978호 (2000. 6. 3)

---

ⓒ 2002 안홍식 · 오현성 · 유은경 · 황만기 · 김시혜
ISBN 89-7448-202-9    92510
값 25,000원